前言

我第一次接觸到免疫學是在37年前的大學課堂上。免疫學的教授在課堂的一開始就劈頭這麼說：「由於免疫學是一門日新月異的學問，我們現在講的東西，以後可能就會變成『假的』。」我心想：「竟然有這種學問！」在感到震驚的同時，我也對免疫學產生了極大的興趣，直到今天，這件事都還歷歷在目。不過當時作夢也沒想到，自己竟然會成為免疫學的基礎研究者。

當時的免疫學就如同字面上的意思，是以「避免傳染病的二度感染（免疫的語源）」為核心，內容以解析免疫機制，也就是人體對感染症的防衛機制（先天性免疫）為主。從單株抗體問世開始，才知道T細胞有2種（當時還沒被稱為CD4及CD8），並為IL-1（當時稱為單核因子）及IL-2（當時稱為淋巴因子）命名。

而隨著接下來的免疫學發展，我們認識了造成記憶障礙的感染症的防衛機制，也發現許多細胞之間的網絡關係，現今許多發炎性疾病的症狀與免疫系統之間有什麼樣的關係，也有了詳細的了解。近來，因為本庶佑教授獲頒諾貝爾生理醫學獎而使免疫學受到矚目，透過操縱免疫系統來治療癌細胞的方式也開始應用在臨床上。

本書會盡可能地使用淺顯易懂的方式講解目前已知的免疫機制。但是，經過約30年後，書中的某些內容也可能會變成「非事實」。畢竟在免疫學的領域中還存在著許多未知的事物。

松本健治

目錄

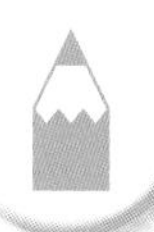

第2章 免疫的構造

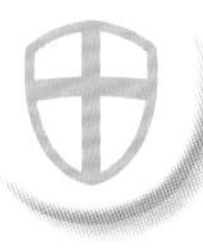

第3章　擊退外敵的過程

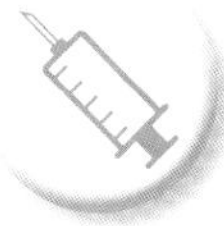

第4章 感染症及預防接種

第5章 免疫異常

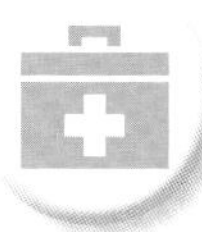

第6章　免疫與醫療

本書使用方法

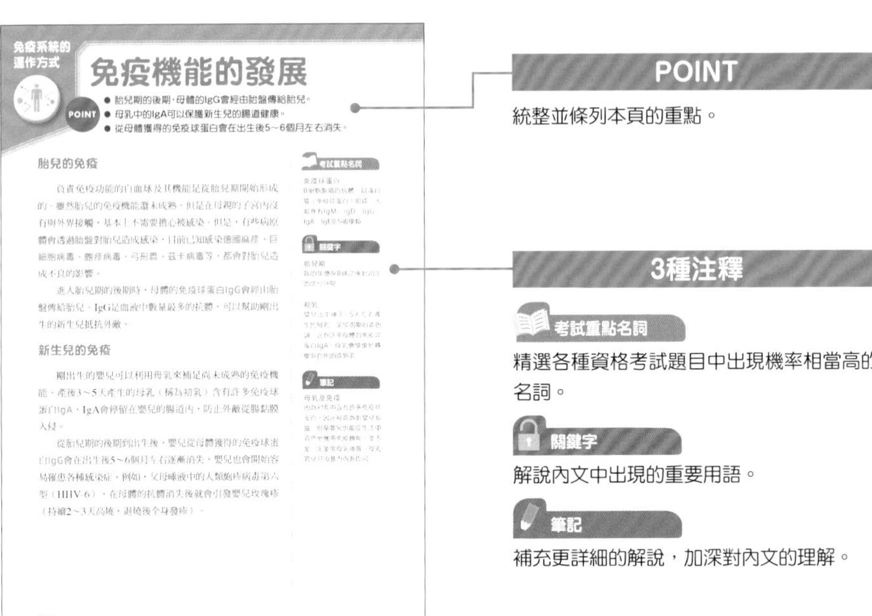

免疫系統的運作方式

免疫機能的發展

POINT
- 胎兒期的後期，母體的IgG會經由胎盤傳給胎兒。
- 母乳中的IgA可以保護新生兒的腸道健康。
- 從母體獲得的免疫球蛋白會在出生後5～6個月左右消失。

胎兒的免疫

負責免疫功能的白血球及其機能是從胎兒期開始形成的。雖然胎兒的免疫機能還未成熟，但是在母親的子宮內沒有與外界接觸，基本上不需要擔心被感染。但是，有些病原體會透過胎盤對胎兒造成感染，目前已知感染德國麻疹、巨細胞病毒、皰疹病毒、弓形蟲、茲卡病毒等，都會對胎兒造成不良的影響。

進入胎兒期的後期時，母體的免疫球蛋白IgG會經由胎盤傳給胎兒。IgG是血液中數量最多的抗體，可以幫助剛出生的新生兒抵抗外敵。

新生兒的免疫

剛出生的嬰兒可以利用母乳來補足尚未成熟的免疫機能。產後3～5天產生的母乳（稱為初乳）含有許多免疫球蛋白IgA，IgA會停留在嬰兒的腸道內，防止外敵從腸黏膜入侵。

從胎兒期的後期到出生後，嬰兒從母體獲得的免疫球蛋白IgG會在出生後5～6個月左右逐漸消失，嬰兒也會開始容易罹患各種感染症。例如，父母唾液中的人類皰疹病毒第六型（HHV-6），在母體的抗體消失後就會引發嬰兒玫瑰疹（持續2～3天高燒，退燒後全身發疹）。

考試重點名詞

免疫球蛋白

關鍵字

胎兒期

初乳

筆記

母乳及免疫

34

POINT

統整並條列本頁的重點。

3種注釋

考試重點名詞

精選各種資格考試題目中出現機率相當高的名詞。

關鍵字

解說內文中出現的重要用語。

筆記

補充更詳細的解說，加深對內文的理解。

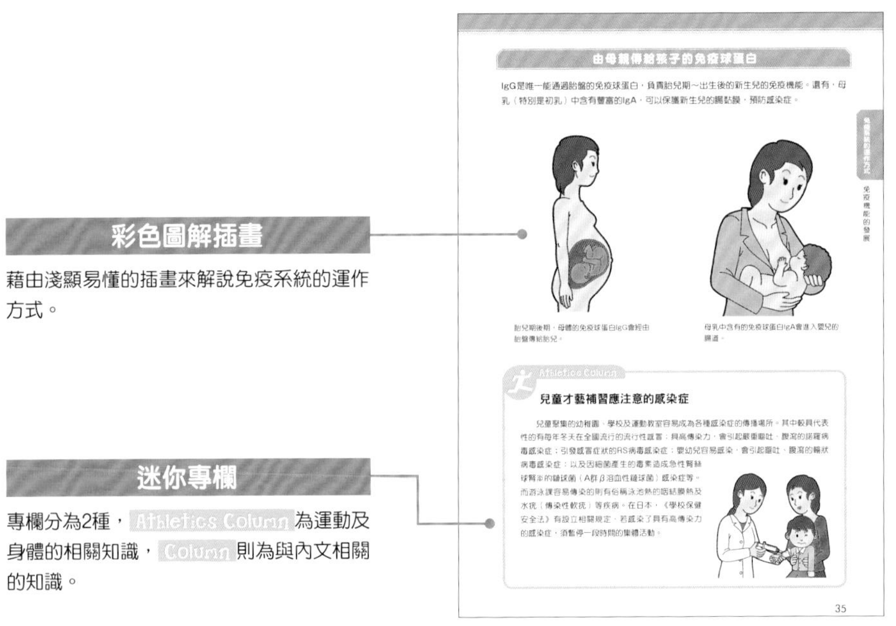

由母親傳給孩子的免疫球蛋白

IgG是唯一能通過胎盤的免疫球蛋白，負責胎兒期～出生後的新生兒的免疫機能。還有，母乳（特別是初乳）中含有豐富的IgA，可以保護新生兒的腸黏膜，預防感染症。

胎兒期後期，母體的免疫球蛋白IgG會經由胎盤傳給胎兒。

母乳中含有的免疫球蛋白IgA會進入嬰兒的腸道。

Athletics Column

兒童才藝補習應注意的感染症

兒童聚集的幼稚園、學校及運動教室容易成為各種感染症的傳播場所。其中較具代表性的有每年冬天在全國流行的流行性感冒；具高傳染力，會引起嚴重嘔吐、腹瀉的諾羅病毒感染症；引發感冒症狀的RS病毒感染症；嬰幼兒容易感染，會引起嘔吐、腹瀉的輪狀病毒感染症；以及因細菌產生的毒素造成急性腎絲球腎炎的鏈球菌（A群β溶血性鏈球菌）感染症等。而游泳課容易傳染的則有俗稱泳池熱的咽結膜熱及水疣（傳染性軟疣）等疾病。在日本，《學校保健安全法》有設立相關規定，若感染了具有高傳染力的感染症，須暫停一段時間的集體活動。

35

彩色圖解插畫

藉由淺顯易懂的插畫來解說免疫系統的運作方式。

迷你專欄

專欄分為2種，Athletics Column 為運動及身體的相關知識，Column 則為與內文相關的知識。

第 1 章

免疫系統的運作方式

何謂免疫

POINT
- 免疫是一種保護身體免於病原體侵害的機制。
- 人類自古便知道，得過一次的傳染病便不易二度感染。
- 將免疫的概念用於醫學是從詹納種痘開始的。

由經驗得知「不會二度感染」的現象

免疫的「免」指的是「避免」、「免於損害」；「疫」則是疫病，也就是傳染病的意思。因此，「免疫」就是指「免於傳染病侵害」之意。換句話說，免疫是一種保護身體免於受細菌及病毒等病原體（參照P.14）侵害的機制。

從很久以前開始人們就發現一種現象，只要得過一次某種病（感染症）之後就不會再得第二次，而就算再次染病，症狀也會比較輕微。這種現象又被稱為「不會二度感染」，被認為是免疫功效的表現。

18世紀末，免疫的概念開始被利用在醫學上。英國的愛德華．詹納（Edward Jenner）醫師為了預防高傳染力及高死亡率的天花，從感染牛痘（牛隻傳染病）的女性手臂上採集了與天花相似的牛痘病毒，以種痘的方式對人體進行實驗性的接種，這就是預防接種的開始。

人類在進化的過程中獲得了免疫機能，保護自身不受周圍無數的病原體侵害，藉以延續生命。舉例來說，除了皮膚及黏膜這些物理性的外牆可以阻擋病原體入侵之外，免疫系統還會辨識病原體的共通構造，進而對其發動攻擊（先天性免疫機制）。突破外牆進入體內的病原體，則是由血管及各組織中的白血球（參照P.46）共同攻擊。下次若有同樣的病原體入侵時，便能依照當初留下的記憶，從一開始就更有效率地排除病原體（適應性免疫機制）。

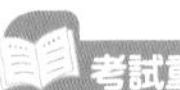

考試重點名詞

免疫
保護身體免於受細菌及病毒等病原體侵害的機制。

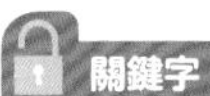

關鍵字

疫苗
為了預防傳染病，以無毒或是降低毒性的病原體製成疫苗，再對人體進行接種。接種之後體內便會產生特異性免疫。

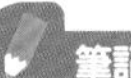

筆記

牛痘
牛隻的病毒性傳染病。雖然人類也會染病，但是症狀輕微。因為牛痘的病毒DNA和會為人類引起嚴重感染症的天花病毒相近，所以過去被用於天花的預防接種。

先天性免疫機制
跨越物種藩籬，即使是低等生物也有對抗病原體的防禦機制。除了透過辨識病原體的共通構造發動攻擊外，在細胞及組織受到傷害時也會觸發免疫機制。

適應性免疫機制
透過感染及預防接種等方式獲得的免疫機制。包括自行產生抗體的主動免疫，以及藉由其他個體製造的抗體產生的被動免疫。

免疫學的起源

愛德華・詹納注意到感染過牛痘的人就不會得到天花這個現象，於是在1798年透過接種牛痘來開發天花疫苗。因為疫苗接種的效果非常顯著，在那之後天花疫情便快速地獲得控制。這也被認為是免疫的概念被運用於醫學的開始。

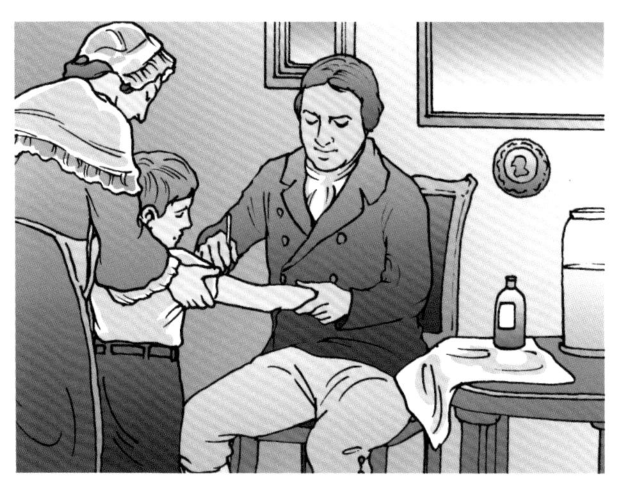

免疫的作用

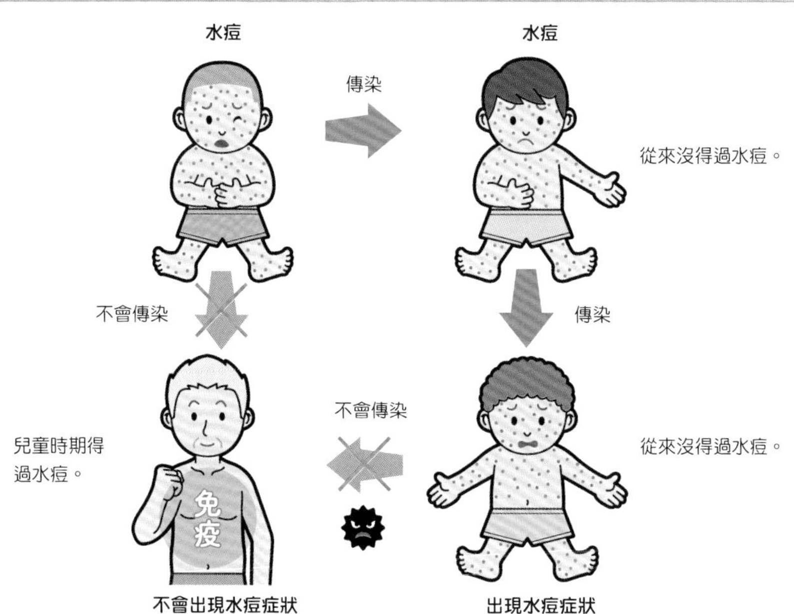

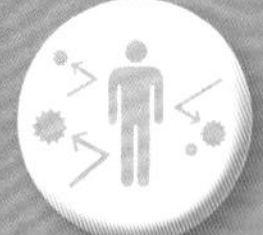

人類的外敵有哪些

POINT
- 肉眼看不見的微小生物稱之為微生物。
- 主要的微生物有細菌、病毒、黴菌（真菌）等。
- 微生物中會造成感染進而引發疾病的就稱為病原體。

無數的細菌、病毒及黴菌……

我們的周遭存在著無數的微生物，這些微生物是我們幾乎無法用肉眼看見的微小生物，其中包括細菌、病毒、黴菌（真菌）、眼蟲等微藻類，以及阿米巴原蟲等原生動物。除了會造成疾病的微生物之外，人體中也存在著一些有益身體健康的微生物，以及對人類不好也不壞的微生物。此外，同樣的細菌也會因為棲息的場所不同而變成有害或是無害。一般來說，會感染生物並引發疾病的微生物就稱為病原體，本書中將這些病原體比喻為「外敵」。而免疫就是擊退外敵的機制。

<主要的微生物及特徵>

我們周遭主要的微生物及其特徵如下：

○細菌（大小為1～5μm）

具有細胞膜，細胞膜中含有細胞質及細胞核，可以進行細胞分裂來增殖。細菌中的病原體有大腸桿菌、結核菌、沙門氏菌等。

○病毒（大小為0.02～0.1μm）

僅由一個外殼包覆著記錄遺傳訊息的DNA或RNA，因為不是細胞，所以無法自行增殖。病毒中的病原體包括流感病毒、諾羅病毒、肝炎病毒等。

○黴菌（真菌）（大小為數μm～數十μm）

不含葉綠素的植物性生物就稱為真菌（菌類），黴菌、菇類、酵母菌等都屬於真菌。真菌中的病原體包括白癬菌、念珠菌等。

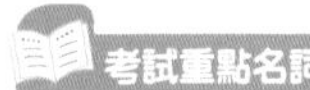

考試重點名詞

微生物
肉眼看不見的生物，包括細菌、病毒、黴菌（真菌）、微藻類、原生動物等。

細菌
具有細胞的型態，可以自行分裂增殖。有大腸桿菌，也有乳酸菌等對人體健康有益的細菌。

病毒
將DNA或RNA包覆在殼中的微生物，會侵入其他生物的細胞之中，製造自己的分身。如流感病毒等。

普利昂蛋白（Prion）
這是由蛋白質組成的傳染性因子。是造成牛海綿狀腦病（狂牛症）及庫賈氏病等神經病變的主因。

筆記

免疫的對象不限於外敵
原本不算是外敵的食物和花粉，以及體內形成的癌細胞等也是免疫系統的攻擊對象（請參照過敏及癌症免疫等章節）。

病原體的種類

會引發疾病的微生物就稱作病原體，病原體可大致分類為細菌、病毒、黴菌（真菌）等。

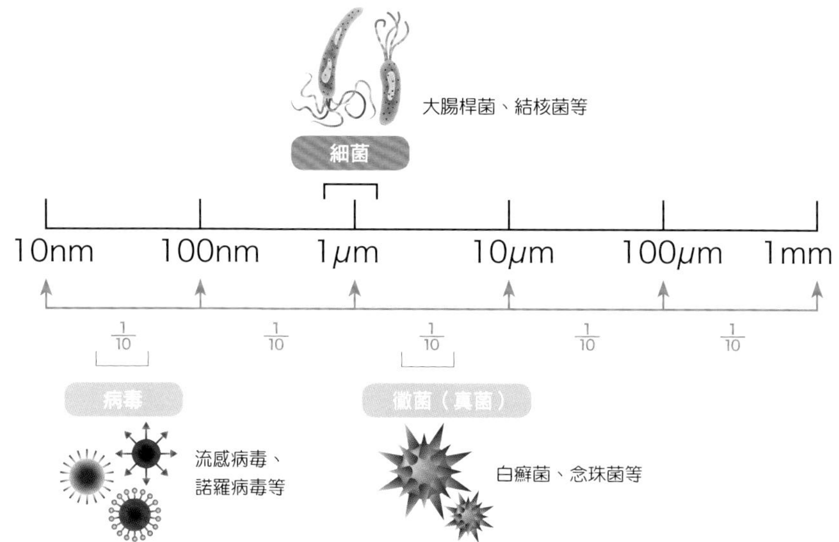

人類及病原體的大小對照

舉例來說，若將人類的身高（約150cm）換算成富士山的高度（3776m），則各種微生物的大小大約如下所示。

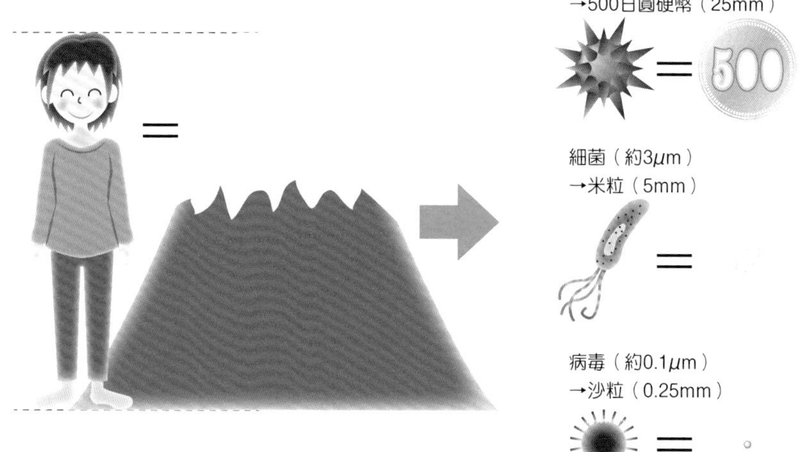

何謂感染

POINT
- 病原體在身體表面及體內增殖的狀態稱為感染。
- 因感染而引發的疾病稱為感染症。
- 病原體的侵入途徑稱為感染途徑。

感染指的是病原體在身體表面及體內增殖

感染是指病原體附著在身體表面，或是入侵體內，在人體增殖的狀態及其過程。因而引發的疾病就稱為感染症。

細菌因為可以自行增殖，所以只要附著、侵入的場所的溫度、濕度、有無氧氣等環境適宜，又有充分的營養，就能不斷地透過細胞分裂來增殖。

病毒會藉由黏膜及傷口等處入侵體內再潛入細胞中，利用細胞製造蛋白質的過程大量複製自己的分身。新的病毒會將細胞破壞，跑出來之後再潛入其他細胞中增殖。

被病原體感染後，身體的組織會受到破壞，也會因為免疫系統的攻擊引起發炎（參照P.118），出現疼痛、發熱、腹瀉、想吐、咳嗽等各種感染症的症狀。若是免疫系統順利擊退病原體，症狀就會隨著疾病痊癒而消失。但若免疫系統輸給病原體，讓對方占優勢的話，病原體就會擴散全身，最壞的情況有可能會導致死亡。

各種感染途徑

病原體的侵入途徑稱為感染途徑。主要的感染途徑有透過食物進入口中的經口感染；由手及器具的接觸造成的接觸感染；吸入由咳嗽等方式飄散出的飛沫造成的飛沫感染；飛沫乾掉之後飄散在空中，經由空氣吸入的空氣感染（飛沫感染）；還有透過輸血及注射針頭等傳染的血液感染。

考試重點名詞

感染
細菌及病毒等病原體在身體表面及體內增殖的狀態及其過程。

感染症
病原體在體內等處增殖而引發的疾病。感染之後會出現發熱、疼痛、咳嗽、想吐等症狀。

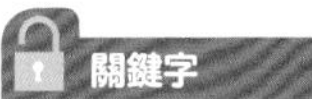

關鍵字

感染途徑
病原體侵入身體的途徑，包括經口感染、接觸感染、飛沫感染、空氣感染等。

筆記

母子感染
懷孕中的母體在生產時透過產道，或是產後哺乳時傳染給胎兒的情況就稱為母子感染（垂直感染）。例如，懷孕初期如果罹患德國麻疹，會對胎兒造成聽覺障礙等影響。德國麻疹的預防接種之所以重要，就是為了預防這種狀況。

主要的感染途徑

病原體有各式各樣的感染途徑，主要的感染途徑如下列所示。

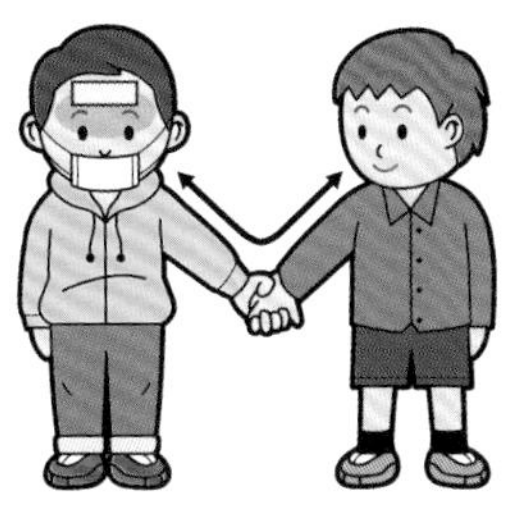

接觸感染

與感染者直接接觸而感染。
〈主要疾病〉
膿痂疹、淋病、梅毒、狂犬病、破傷風等

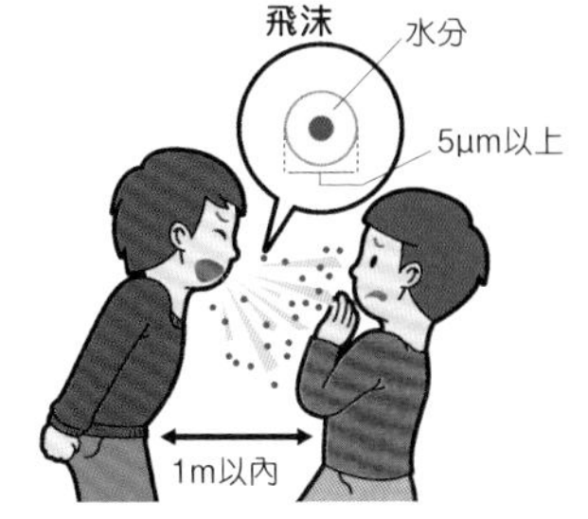

飛沫感染

吸入含有病原體的飛沫而感染。
〈主要疾病〉
流感、德國痲疹、流行性腮腺炎、百日咳、細菌性肺炎、黴漿菌肺炎

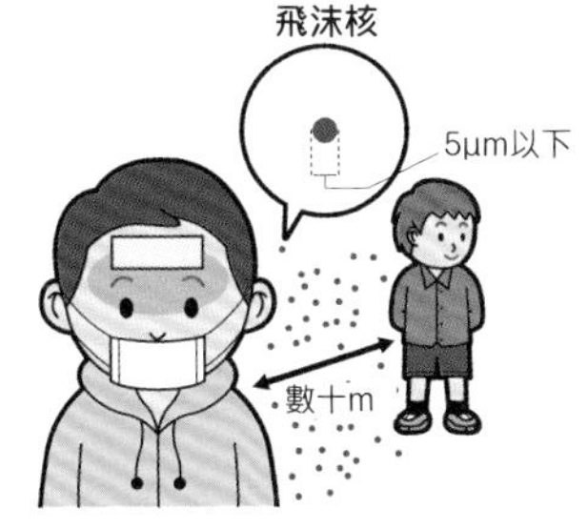

空氣感染

經由飄浮在空氣中的細微粒子感染。
〈主要疾病〉
結核病、痲疹、水痘

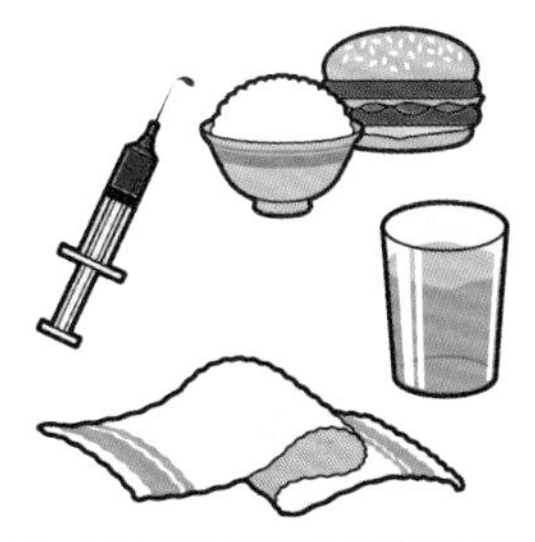

媒介物感染

經由汙染物感染。
〈主要疾病〉
食物中毒、HIV等

Athletics Column

預防食物中毒

外帶料理、團膳、餐廳的集體食物中毒，其感染的源頭大多來自於調理的人。負責調理食品的職業人士，如果手上有傷口且感染了金黃葡萄球菌，或是自己或家人患有感染性腹瀉（特別是諾羅病毒）等情況時，必須避免進行調理工作。此外，家中若有嘔吐、腹瀉症狀的患者，因為其嘔吐物及排泄物中也含有具病原性的細菌及病毒，所以必須進行妥善處理並徹底地洗手。

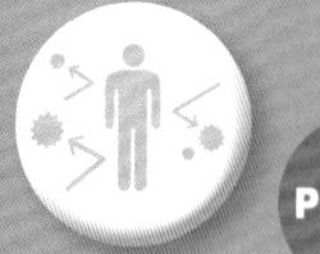

先天性免疫及適應性免疫

POINT

- 生來就具備的免疫功能稱為先天性免疫。
- 辨識抗原特有的細微構造並記錄下來，以因應下次病原體的入侵就稱為適應性免疫。
- 適應性免疫是依外敵種類量身訂做的。

生來就具備的先天性免疫

具有先天性免疫功能的物種不限於人類，許多生物生來都具有這種防禦功能，這是種可以偵測入侵的外敵，並且將其吞噬的機制。

哺乳類偵測外敵入侵時是透過TLR（類鐸受體，參照P.98）這種受體。TLR是種可以辨識微生物共通構造的受體，當外敵與它結合時，細胞就會發出「敵人來了！」的警報。人類的TLR存在於構成全身皮膚及黏膜的上皮細胞與白血球中。當TLR偵測到外敵入侵時，便會從細胞中釋放出某種生理活性物質，在組織中引起發炎反應並開始修復損傷，具有吞噬作用的白血球（吞噬細胞）會開始集結，陸續吞噬入侵的外敵。

此外，這種先天性免疫機制在細胞及組織受到傷害時也會發動反應。

從抵禦外敵的經驗中獲得的適應性免疫

脊椎動物除了先天性免疫之外，還具有適應性免疫功能。白血球的同伴淋巴球（參照P.54）會從負責先天性免疫的細胞中蒐集外敵的詳細情報，再依照這些情報發動總攻擊。它們會以某個淋巴球為司令塔，一部分的淋巴球負責破壞被感染的細胞，另一部分的淋巴球則以稱作抗體的武器進行攻擊。擊退外敵之後，參與戰役並生還的部分細胞就會留有外敵的相關記憶。這就是適應性免疫的記憶功能。

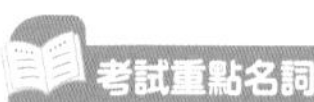

先天性免疫
許多生物都具備的機能，這是種透過辨識病原體的共通構造發動免疫反應的機制。細胞及組織損傷時也會引起反應。

適應性免疫
與病原體對抗之後，細胞便會留下和病原體相關記憶的功能。下次外敵入侵時就能迅速地發動免疫反應。主要是由淋巴球（T細胞、B細胞）負責這項工作，只有人類以至於鯊魚等軟骨魚類的脊椎動物才具備這種機能。

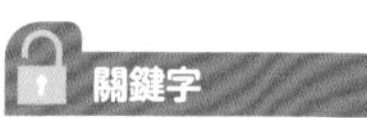

吞噬作用
白血球將入侵的細菌等病原體吞食並殺死的作用。

吞噬細胞
具有吞噬作用的白血球，包括嗜中性球、巨噬細胞、樹突細胞（參照P.52、P.68、P.70）。

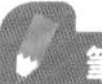

筆記

量身訂做的適應性免疫
適應性免疫是針對入侵的病原體量身訂做的，那些記憶對其他病原體沒有效果。像這樣針對特定的外敵進行防禦又稱為特異性防禦（參照P.24）

先天性免疫及適應性免疫

吞噬細胞的吞噬功能是與生俱來的免疫機制，又稱為先天性免疫。另一方面，記錄過去入侵外敵的特徵及攻擊方式，以預防下次入侵的功能就稱為適應性免疫。適應性免疫的機制是針對外敵特製的，對其他病原體並沒有效果。

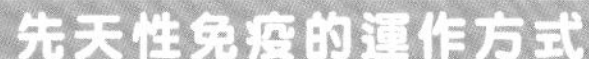

嗜中性球及巨噬細胞等吞噬細胞，對入侵體內的細菌發動攻擊。

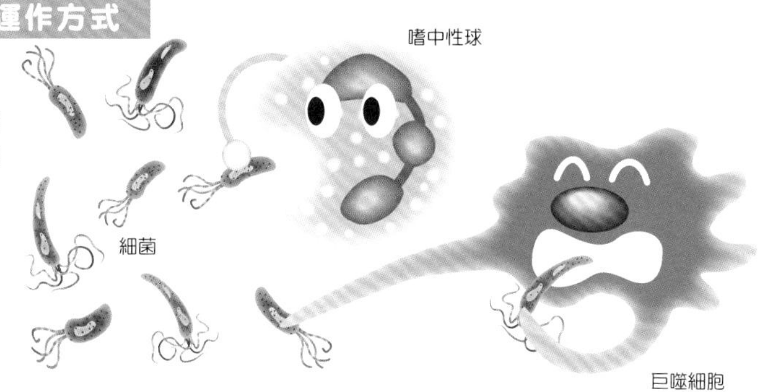

適應性免疫的運作方式

吞噬細胞會攻擊入侵體內的細菌，而免疫系統的司令塔T細胞及B細胞也會準備禦敵。

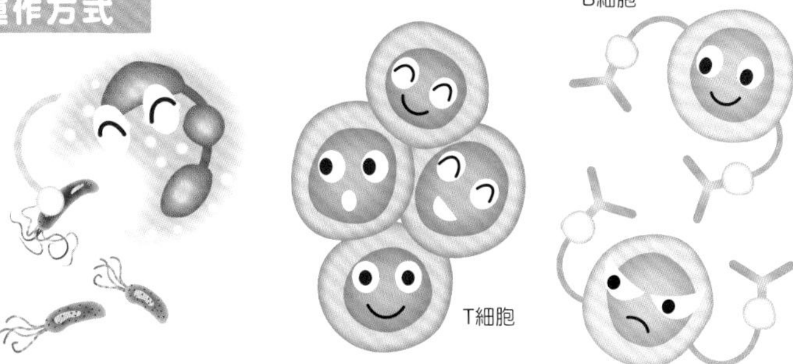

若過去曾有相同的細菌入侵，吞噬細胞及T細胞、B細胞就會共同聯手發動攻擊。

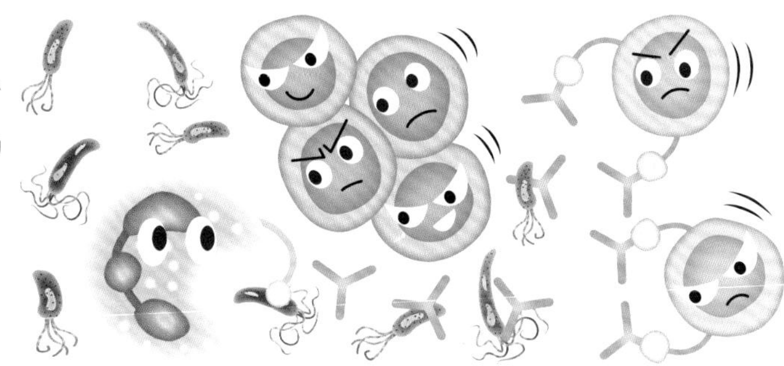

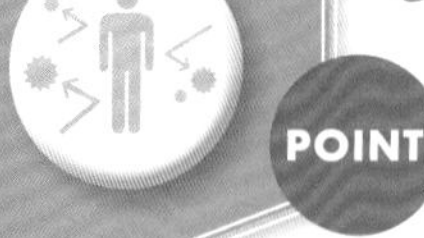

免疫機制的整體樣貌

POINT

- 皮膚及黏膜為物理性的外壁，可以抵擋外敵入侵。上皮細胞的微生物警報器發現病原體時，就會對病原體發動免疫反應。
- 外敵由傷口等處入侵時，吞噬細胞就會以吞噬作用抵擋外敵侵略。
- 吞噬細胞（樹突細胞）會將吞噬的病原體的抗原特徵傳達給T細胞，讓所有白血球聯合發動攻擊。

先以先天性免疫進行防禦

皮膚及黏膜對外敵而言，屬於物理上的防護壁（參照P.40），受傷時外敵就會由傷口入侵（也有外敵會從健康的皮膚等處入侵）。上皮細胞的TLR偵測到外敵入侵時，就會從細胞釋放出化學物質。另一方面，存在於皮膚及黏膜中的巨噬細胞與樹突細胞也會透過各自的TLR偵測敵人，將其吞食並殺死。尤其巨噬細胞是個大胃王，會不斷地吞噬外敵。接著，受到細胞釋放的化學物質召集而來的嗜中性球（參照P.52）也會開始吞噬入侵的敵人。

發動總攻擊將敵人擊退並記錄

吃下外敵的樹突細胞及巨噬細胞會移動到淋巴結，向在那裡的淋巴球——T細胞（T淋巴球）報告「我吃進這樣的東西了」（抗原呈現，參照P.100）。接著，T細胞便會活性化，對白血球發出攻擊的指示（參照P.102、P.104）。同樣屬於淋巴球的B細胞（B淋巴球）收到指示後，便會釋放出對抗外敵專用的武器——抗體（參照P.106），而其他的T細胞則會破壞被感染的細胞以防止外敵擴散（參照P.110）。消滅外敵之後T細胞就會發出勝利宣言，讓白血球停止攻擊（參照P.114）。

與外敵對戰之後，雖然死了大半的T細胞，但一部分的T細胞會繼續長時間（有時候是一輩子）地存活，（利用殘留的記憶）為下次的病原體入侵做準備。

考試重點名詞

T細胞
淋巴球的同伴，又稱作T淋巴球。在免疫系統中擔任核心角色（參照P.56）。

B細胞
淋巴球的同伴，又稱作B淋巴球。活性化後會產生並釋放出抗體（參照P.58）。

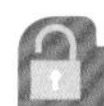

關鍵字

抗體
利用B細胞製造的蛋白質組成的武器。可以附著在外敵身上使其無力化，成為吞噬細胞進行攻擊的標記（參照P.108）。

筆記

不需要指示就能行動的NK細胞
NK細胞（自然殺手細胞）不需要T細胞的指示，就能獨自判斷並攻擊受到外敵感染的細胞及癌細胞，是淋巴球的同伴（參照P.66）。

免疫機制的整體樣貌

免疫的運作方式是由上皮細胞及吞噬細胞負責先天性免疫的工作，再透過一部分的吞噬細胞得來的情報發動適應性免疫反應，展開全面性的免疫機制。以下為免疫機制的整體樣貌。

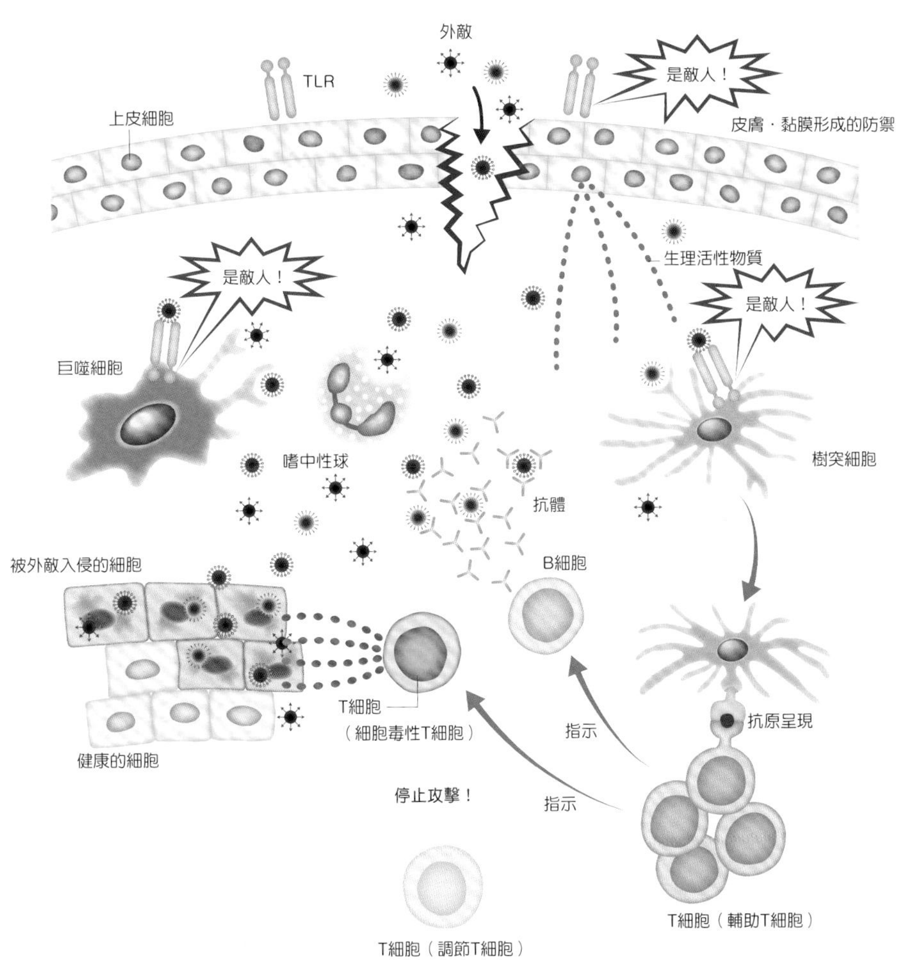

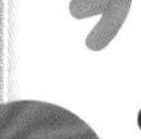

非特異性防禦

POINT

- 非特異性防禦即為先天性免疫。
- 無論對哪種外敵都不會針對其特徵進行攻擊，而是進行無差別攻擊，因此先天性免疫屬於「非特異性」的防禦。

「非特異性」是什麼意思呢？

當我們說「那個人有特異才能」時，指的是「那個人有不同於他人的特殊才能」。「特異」的意思就是特別的，和別人不同的，獨特的。那麼「非特異」又是什麼意思呢？「非」是一個否定詞，因此「非特異」就是「不特別」、「不獨特」的意思。「非特異性防禦」指的是負責先天性免疫的上皮細胞及白血球只要發現外敵，並不會針對其細微特徵進行攻擊，而是會進行無差別攻擊，這就是P.18解說過的先天性免疫。為什麼會說是非特異性呢？這是因為先天性免疫的運作方式並非針對外敵的特殊構造進行鎖定，而是對所有外敵進行相同的攻擊。

由巨噬細胞等吞噬細胞負責先天性免疫

非特異性防禦（先天性免疫）主要是由與外界接觸的上皮細胞，以及嗜中性球、巨噬細胞等吞噬細胞（參照P.96）負責，還有近年來新發現的先天性淋巴球。

嗜中性球約占整體白血球的60%，細菌入侵時特別能發揮它的能力。巨噬細胞可以說是專門負責吞噬的細胞，因為它的食量很大，所以中文才會命名為巨噬細胞。此外，辨識出外敵的細胞會釋放出某種生理活性物質引起發炎反應，來召集白血球。

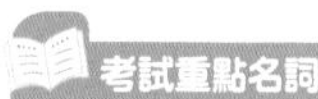

非特異性防禦
無論入侵的敵人為何，都會發動無差別攻擊的機制，屬於先天性免疫功能。

巨噬細胞
原文為「macrophage」，是種具有吞噬作用的吞噬細胞，因為食量特別大而以此命名。

先天性淋巴球
2008年首次在老鼠的腸繫膜細胞群中發現的細胞。在顯微鏡下看來與其他淋巴球並無區別，但因為沒有T細胞受體及B細胞受體，所以稱為Innate lymphoid cell（直譯的意思是先天類淋巴細胞，中文名稱為先天性淋巴球）。第二型先天性淋巴球（ILC2）在血液中的數量只有一般淋巴球的萬分之一，但是當上皮細胞受到傷害而產生IL-33時，便會刺激這種淋巴球產生大量（一般淋巴球的數千倍）的細胞激素，這在過敏疾病的症狀成因中扮演了很重要的角色。

由吞噬細胞負責的非特異性防禦

非特異性防禦包含以下2種運作方式：①無論是哪種敵人，只要認定是外敵就會將其吞食殺死（吞噬作用）。這項工作是由嗜中性球及巨噬細胞、樹突細胞等吞噬細胞負責。②透過TLR辨識病原體共通的構造，再產生抗菌胜肽（參照P.104）來抑制細菌及病毒增殖，並藉由干擾素（參照P.74）等蛋白質在細胞之間傳遞訊息，引起發炎反應，在局部召集嗜中性球及淋巴球。

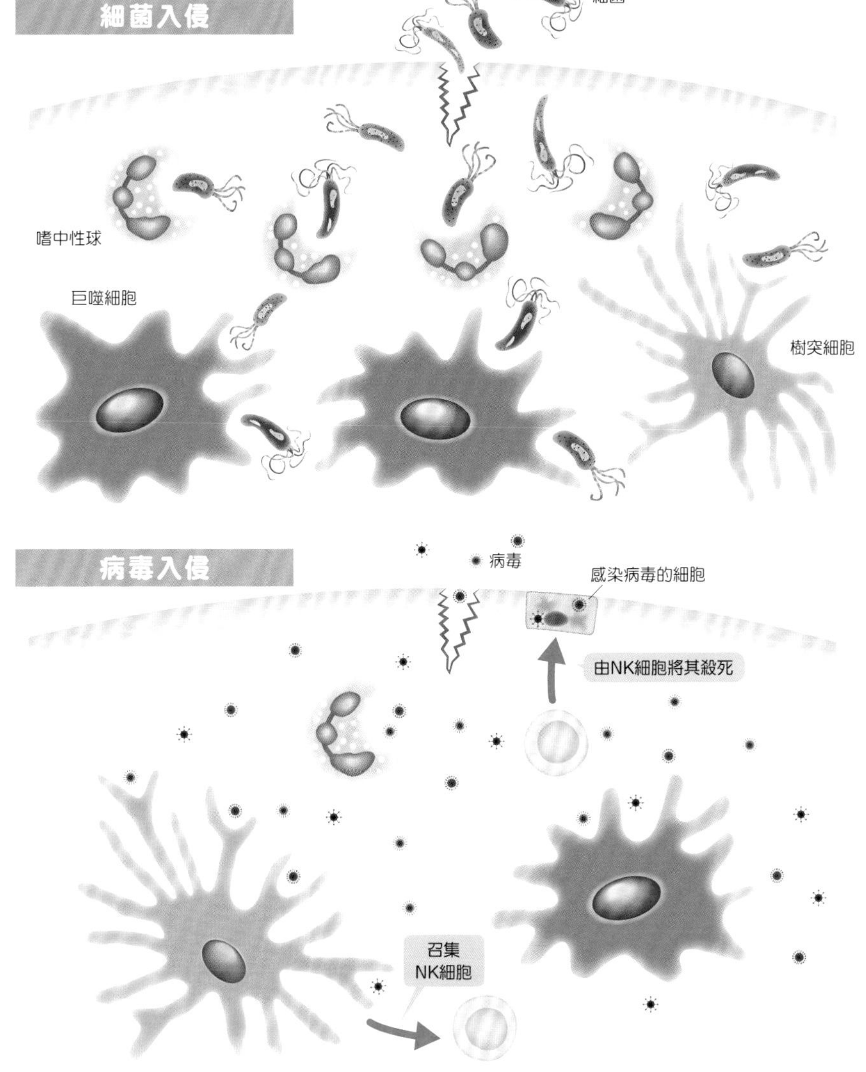

免疫系統的運作方式

特異性防禦

POINT
- 特異性防禦是指會對特定的外敵啟動特定的免疫功能。
- 外敵入侵時，可以辨識對方的T細胞會開始活動。
- 特異性防禦雖然是種高效率的戰略，但是作用時間較長。

針對特定外敵發動的特定免疫功能

P.22提到的「特異」指的是特別的，和別人不同的，獨特的意思。而「特異性防禦」指的則是針對特定的外敵發動的特定免疫功能，也就是P.18提到的適應性免疫。負責主導適應性免疫的T細胞只會針對自己能辨識的外敵發動攻擊。

在身體某處吞食外敵的樹突細胞（參照P.70）會將其中的碎片（抗原，參照P.28）提交給T細胞，告知「有這些東西入侵了」。這個動作稱為抗原呈現（參照P.100），而專門處理這項作業的樹突細胞就被稱為抗原呈現細胞。

接受樹突細胞傳來抗原呈現的T細胞會活性化，成為免疫系統的司令塔。不過，能夠產生反應並活性化的，只有那些原本就具有辨識抗原能力的T細胞而已。舉例來說，樹突細胞呈遞的抗原若為「X」，無法辨識「X」的T細胞就不會產生反應，只有能辨識X的T細胞會活性化，發動針對X的免疫反應。此外，無論哪種外敵入侵，我們的體內都還備有多種可以對付它們的T細胞（初始T細胞，參照P.56）。

由活化的T細胞主導，將外敵擊退之後，存活下來的T細胞則為下次的入侵做準備也是特異性防禦的重點。將初次面對外敵時引起的特異性免疫反應記下來，並在下次敵人入侵時立即做出反應的狀態稱為致敏化作用。

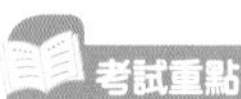
考試重點名詞

特異性防禦
可以辨識特定外敵並啟動防禦的機制，屬於適應性免疫功能。

抗原呈現
樹突細胞等細胞將吞食外敵後剩下的碎片呈遞給T細胞的動作。

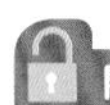
關鍵字

T細胞
淋巴球的同伴，這是從胸腺中篩選出來的成熟細胞。因為一個T細胞只有一種受體（receptor），所以只能辨識一種外敵。

致敏化作用
T細胞將初次面對外敵時引起的免疫反應記下來，並在下次敵人入侵時立即做出反應的狀態。

筆記

樹突細胞
存在於皮膚及黏膜上皮中的細胞。具有吞噬作用，還有一個重要的工作是將入侵外敵的殘骸交給T細胞。

T細胞的多樣性
因為一個T細胞只能辨識一種外敵，為了能抵禦各種外敵，身體會製造受體種類繁多的T細胞。

特異性防禦

因為一個T細胞只能辨識一種外敵，為了能抵禦各種外敵的入侵，身體會預先準備多樣化的T細胞。只有和外敵相符的T細胞才會接受樹突細胞的抗原呈現並增殖。

各種類型的T細胞在等待接收抗原。

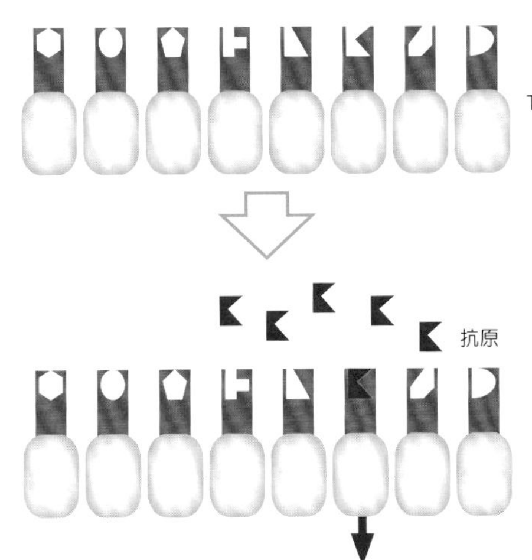

樹突細胞等抗原呈現細胞交出的異物中，特殊部分會與T細胞結合，使其開始增殖並進行免疫反應。

特異性防禦的高效率運作方式

非特異性防禦

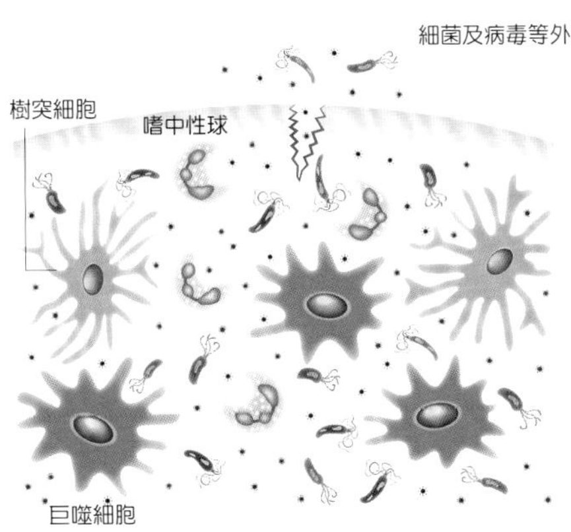

如果只有非特異性防禦機制負責應對，便會需要數量龐大的吞噬細胞，而且還不一定能徹底防禦。

特異性防禦

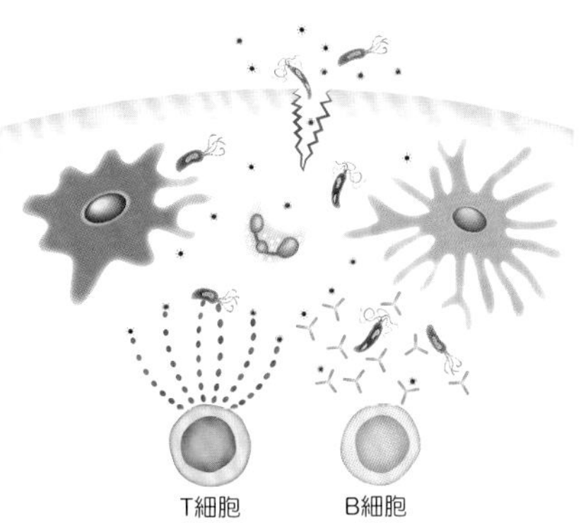

當有特異性防禦機制進行應對時，T細胞及B細胞會趁前線的吞噬細胞吞食外敵時分析敵人，並且準確地將其擊退。外敵第二次入侵時就能利用抗體等預防感染。

體液免疫及細胞免疫

POINT
- 適應性免疫機制中包含了體液免疫及細胞免疫。
- 體液免疫可以利用抗體擊退尚未潛入細胞內的外敵。
- 細胞免疫是將潛入細胞內的外敵連同細胞一起破壞之後，再將其擊退。

由抗體負責的體液免疫

適應性免疫可分為體液免疫及細胞免疫。

體液免疫是利用淋巴球B細胞製造的抗體來擊退外敵。由蛋白質構成的抗體是以混合的狀態存在於血液、唾液、黏液等體液中，所以才會稱為「體液免疫」。

收到外敵入侵報告的T細胞會通知B細胞製造抗體。接著B細胞釋放出的抗體會附著在外敵身上，使其無力化，並且成為吞噬細胞吞食外敵的標記（參照P.108）。

體液免疫這種攻擊方式是對付細菌等不會潛入人體細胞中的外敵。

由細胞毒性T細胞等負責的細胞免疫

適應性免疫還有一種方式是細胞免疫，因為是由細胞毒性T細胞（參照P.110）、NK細胞（參照P.112）這兩種淋巴球，以及名為巨噬細胞的白血球（吞噬細胞）負責的，所以被稱為「細胞免疫」。

細胞免疫對付的是病毒及結核菌等會潛入人體細胞中增殖的外敵。被敵人入侵的細胞會發出「已被感染」的信號，細胞毒性T細胞便會以此為標的破壞細胞。細胞雖然是自己身體的一部分，但是抗體無法附著在潛入細胞中的外敵上，所以只能將細胞一起破壞來預防感染擴大。

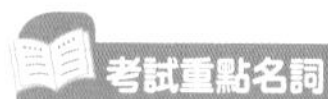

考試重點名詞

體液免疫
使用抗體對外敵進行攻擊的免疫機制，這種攻擊方式針對的是不會潛入人體細胞中的外敵，如細菌等。

細胞免疫
由細胞毒性T細胞及巨噬細胞破壞受感染的細胞並擊退外敵的機制，這種攻擊方式是針對會潛入人體細胞中的外敵，如病毒等。

關鍵字

適應性免疫
由T細胞主導，針對特定外敵攻擊的免疫機制。只要曾經對戰過就會記住外敵的特徵，並且在下次外敵入侵時快速地應對。

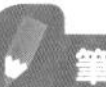

筆記

細胞毒性T細胞
殺手T細胞，又名TC細胞、CTL等。具有名為CD8的標記，會在受感染細胞的細胞膜上打洞，注入可以引發細胞凋亡（apoptosis）的物質。

體液免疫

以B細胞製造的抗體來攻擊外敵的免疫機制。抗體附著在外敵身上之後，便會破壞敵人使其無力化，並且成為吞噬細胞吞食外敵的標記。

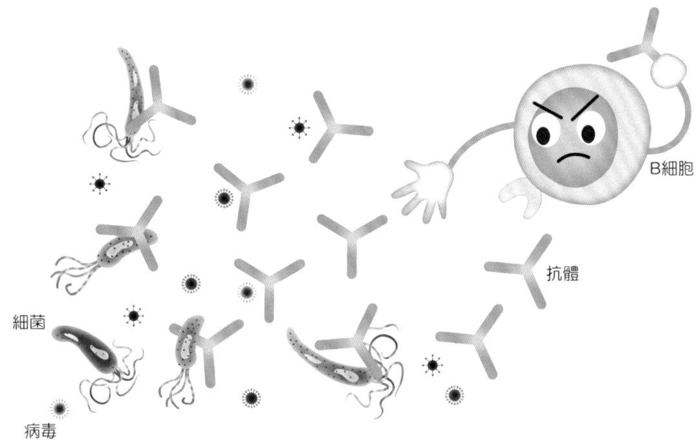

細胞免疫

負責擊退潛入細胞中的外敵的免疫機制。因為B細胞的抗體無法附著在潛入細胞中的外敵上，為了防止感染擴大，只能將已感染的細胞一起破壞。

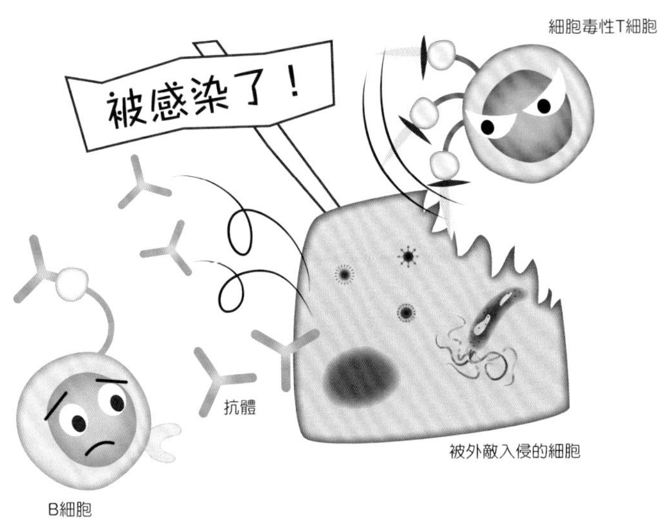

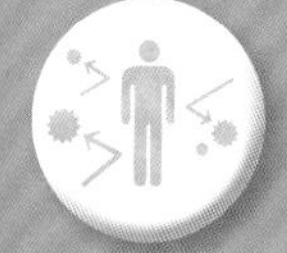

抗原及抗原受體

POINT
- T細胞及B細胞的表面具有抗原受體。
- 與抗原受體結合，引起免疫反應的物質稱為抗原。
- T細胞及B細胞的抗原受體具有不同的基本構造及功能。

抗原和抗原受體結合時會引起免疫反應

免疫機制是由病原體等抗原和負責免疫功能的T細胞及B細胞帶有的抗原受體結合時開始啟動。免疫機制像這樣開始運作的狀態稱為免疫反應。

抗原是侵入人體後引起免疫反應的異物的總稱，其中包含細菌、病毒等病原微生物，以及某些蛋白質、多醣類、毒素等。不同血型的血液、組織類型相異的他人臟器等也會被視為抗原，進入體內會引起激烈的免疫反應。不僅如此，自己體內的細胞被破壞時釋出的成分也有可能會成為抗原，引發強烈的免疫反應。

而如果是由蜱蟎、花粉、小麥等引起過敏的情況，則會將這些抗原稱為過敏原。此外，抗原和抗原受體結合的部分（分子），或是稱為立體構造的部分則為抗原決定位（epitope）。

存在於T細胞及B細胞的抗原受體

抗原受體位於T細胞及B細胞的細胞表面，是由蛋白質組成的。T細胞的抗原受體（TCR，參照P.56）及B細胞的抗原受體（BCR，參照P.58）具有不同的基本構造及功能。

T細胞的抗原受體負責辨識的是抗原呈現細胞——樹突細胞呈遞的抗原，以及主要組織相容性抗原（MHC）的複合體。另一方面，B細胞的抗原受體則是能直接辨識抗原。

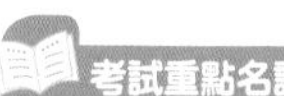

抗原
英文為「antigen」，與淋巴球的抗原受體結合時會引起免疫反應。

抗原受體
這是與抗原結合的蛋白質構造，位於T細胞及B細胞的表面。英文為「antigen receptor」。所有抗原受體的構造都有細微的不同。

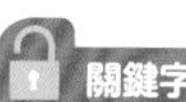

過敏
對特定異物（抗原）引起過度的免疫反應。造成過敏的原因可能是遺傳及生活環境等等。

過敏原（allergen）
造成過敏的抗原就稱為過敏原。就是過敏（allergy）再加上抗原（antigen）的意思。

抗原成立的條件
分子大到一定程度，或是構造複雜等等。只有水、礦物質、葡萄糖、維生素等小分子的話，並不會成為抗原。但是，小分子和蛋白質結合（稱為半抗原）時就會變成抗原。

抗原及抗原受體

位於T細胞等淋巴球表面的抗原受體，若遇到剛好符合的抗原並與其結合就會觸發免疫反應。不同種類的淋巴球會有不同的抗原受體，即使是同種的淋巴球，個別的抗原受體也會有細微的構造差異。

T細胞的抗原受體

抗原呈現細胞將外敵吞食並分解之後，會將碎片（抗原胜肽）放在第二類MHC分子（參照P.70）上再呈遞出去。

T細胞的抗原受體會與抗原呈現細胞交出的第二類MHC分子與抗原胜肽的組合結合。

共同刺激分子也會結合在一起。

刺激T細胞活性化。

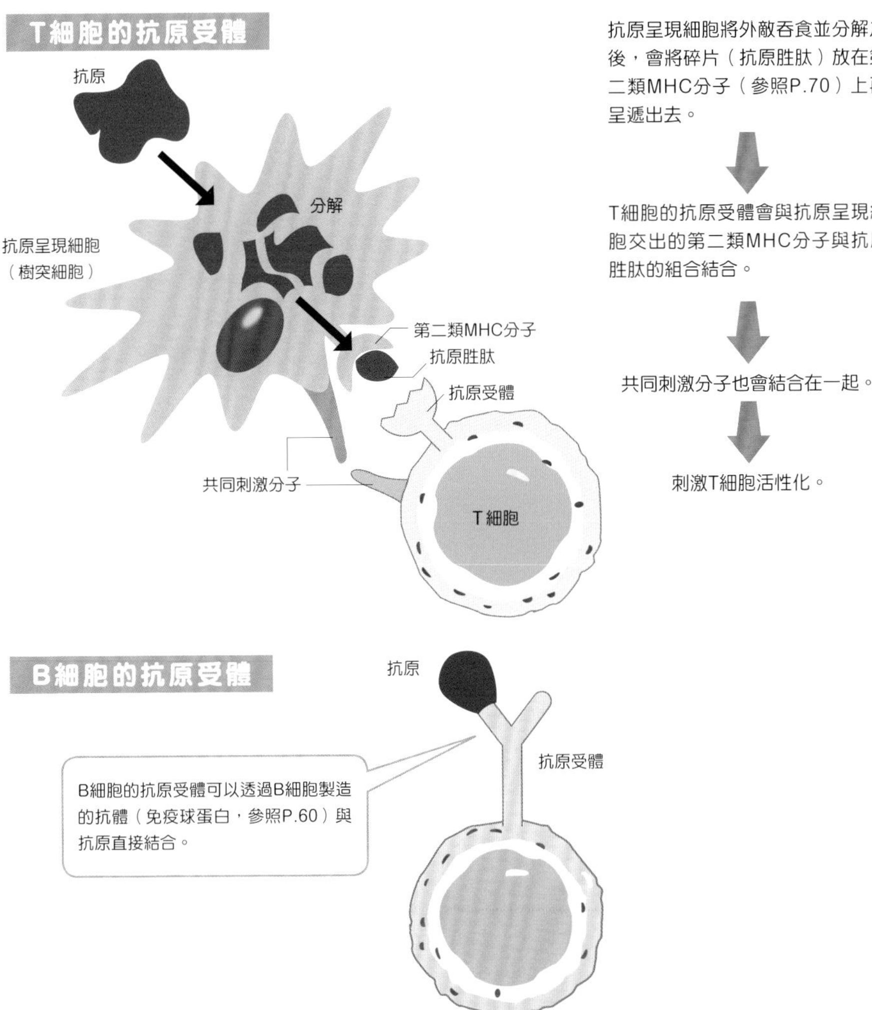

B細胞的抗原受體

B細胞的抗原受體可以透過B細胞製造的抗體（免疫球蛋白，參照P.60）與抗原直接結合。

以前從來沒有接觸過抗原的初始B細胞的抗原受體會先分泌出抗體IgM（免疫球蛋白的一種，參照P.34），收到被抗原刺激而活性化的T細胞的指示之後會開始增殖，再釋放出抗體（參照P.106）。而以前曾經接觸過抗原的記憶B細胞（參照P.116）的抗原受體會以IgG（參照P.34）和抗原結合，同時依照過去對抗原的認識快速地開始增殖並釋放出抗體。

免疫耐受性的運作方式

POINT
- 免疫系統不會對自體細胞發動攻擊就稱為免疫耐受性。
- T細胞在形成抗原受體時也會產生視自身為敵的自體反應T細胞，這時調節T細胞就會抑制免疫反應。

視我方為敵的T細胞會失去資格

基本上，免疫系統不會攻擊自體細胞。這個機制稱為免疫耐受性。一般人可能會覺得這是件理所當然的事，但是其中的運作方式十分奧妙。

產生負責主導免疫功能的T細胞時，抗原受體的構造是隨機形成的。這樣才能打造出一支可以應對任何一種抗原的T細胞「軍隊」。不過，因為是隨機形成的關係，也會產生一定數量的自體反應T細胞，帶有將自身視為敵人的抗原受體。這些T細胞在胸腺篩選成熟的T細胞時就會失去資格，被排除在外（參照P.76）。雖然如此，還是有些自體反應T細胞會逃過胸腺的嚴格選拔，直接出現在工作「現場」。這時，被稱為調節T細胞（參照P.114）的T細胞就會進行抑制，避免產生免疫反應。

抗原呈現細胞在處理老化的自體細胞時會將其吞食，遇到自體反應T細胞時雖然會呈遞吞食後的碎片，但當中並沒有附加其是否為外敵的情報（共同刺激）。收到這樣狀態不明的報告，自體反應T細胞就會陷入麻痺狀態（無反應，參照P.102）而無法運作。

另一方面，從被破壞的細胞中滲漏出的物質會被視為警訊，即使是從自身的細胞跑出來的物質（自體抗原）也會引起免疫反應。這種機制稱為危險模型（參照右圖）。

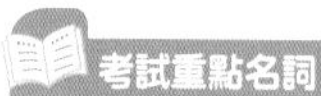

免疫耐受性
免疫系統不會攻擊自體細胞的機制。

自體反應T細胞
將自體視為敵人的T細胞。雖然在胸腺的篩選中會被排除，但還是有可能會逃過胸腺的篩選。

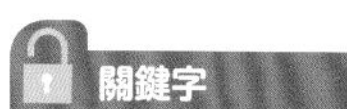

自體抗原
這是指自身原有的物質會產生抗體，或是會變成抗原的物質。

無反應
免疫細胞呈現麻痺或是休眠狀態，英文為anergy。這時細胞並沒有死掉。當抗原呈現細胞給予的刺激不足時就會引起這樣的反應。

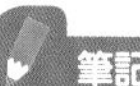
筆記

B細胞與免疫耐受性
如果負責製造抗體的B細胞在生產過程中被發現具有將自體細胞視為敵人的性質，也會失去B細胞的資格。

免疫耐受性的運作方式

免疫系統不會攻擊自體細胞就稱為免疫耐受性。身體在製造T細胞時會產生一定數量的自體反應T細胞，它們會將自體細胞視為敵人，免疫耐受性就是為了不讓這些T細胞攻擊自己而存在的。

在胸腺將自體反應T細胞淘汰

胸腺是負責篩選T細胞的器官，自體反應T細胞會從這裡被淘汰。

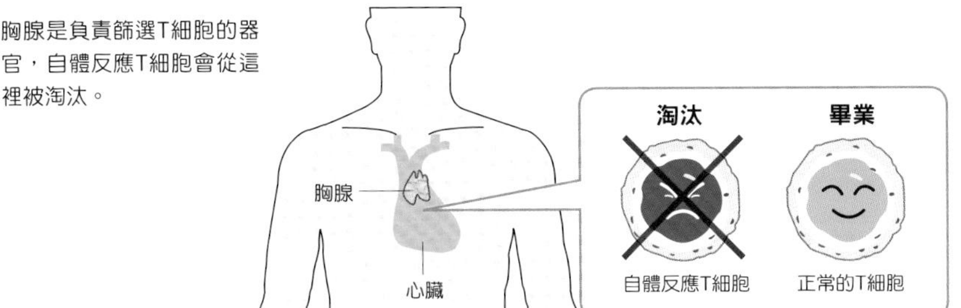

陷入麻痺狀態（無反應）

T細胞只接收到抗原呈現細胞呈遞的抗原，卻沒有「這是壞人」的報告及「請啟動免疫機制」的共同刺激，也沒有細胞激素（參照P.74）的協助，因此陷入無法運作的麻痺狀態。

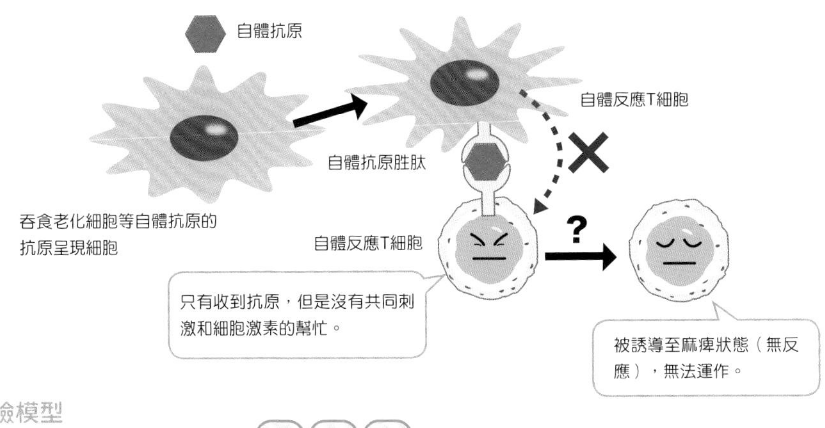

危險模型

細胞內的物質從被破壞的細胞中滲漏。這些物質會成為警訊，引起免疫反應。

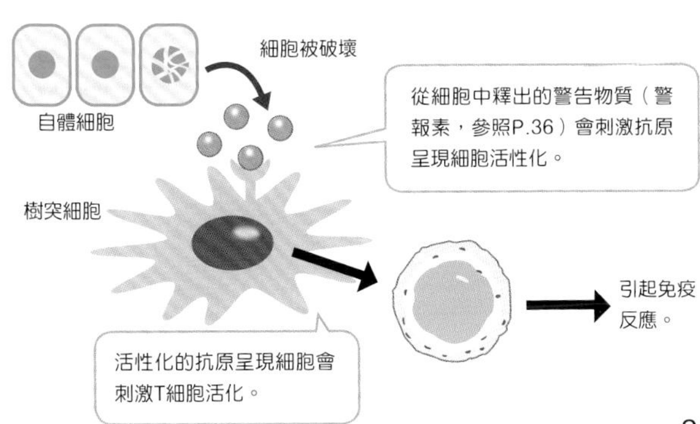

攻擊自體細胞的免疫系統

POINT

- 免疫耐受性出現問題時，免疫系統就會開始攻擊自己。因此而引發的疾病就稱為自體免疫疾病。
- NK細胞等細胞會破壞癌細胞。

攻擊自體細胞造成的自體免疫疾病

如同先前所說，免疫系統原本應該是不會攻擊自體細胞的。但是，還是會有攻擊自體細胞的情況發生。

其一為免疫耐受性機制出現問題的時候。體內出現會攻擊自己的T細胞（自體反應T細胞），避免發生免疫反應的安全機制（調節T細胞）卻因某些原因無法發揮正常作用，自體反應T細胞就會將自體細胞視為敵人而啟動免疫反應。接著，B細胞就會開始生產抗體（自體抗體），細胞毒性T細胞也會攻擊自體細胞。如此一來就會造成身體組織發炎，引起疼痛及發熱等症狀。這種疾病就稱為自體免疫疾病（參照P.192）。

負責攻擊癌細胞的NK細胞

另一種免疫系統攻擊自體細胞的情況是對癌細胞發動攻擊。癌症是自體細胞因某些原因開始不受控制地增殖而造成的疾病。也就是說，癌細胞屬於自體細胞。

負責免疫機制的白血球中，有名為NK細胞及NKT細胞（參照P.66）的淋巴球，它們具有發現病變的細胞或是過度增殖的細胞，並且將其破壞的能力。有一種說法是，其實癌細胞可能每天都在體內的某處形成，是因為有NK細胞負責破壞癌細胞，才能使人體處於不發病的狀態。

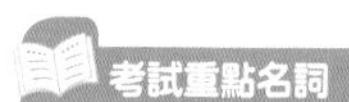

自體抗體
將自體細胞視為抗原而製造出來的抗體。

自體免疫疾病
免疫耐受性出現問題時，免疫系統會開始攻擊自體細胞進而引發疾病。

NK細胞
自然殺手細胞，屬於淋巴球的同伴。沒有T細胞的指示也能破壞被感染的細胞及癌細胞。

NKT細胞
自然殺手T細胞，屬於T細胞的同伴，同時具有NK細胞與T細胞的功能，數量只有T細胞的0.1%左右。

癌細胞
DNA出現異常且不受控制地增殖的細胞。臟器中會因此失去正常的細胞，並且受到壓迫，進而導致機能惡化及疼痛等症狀就稱為癌症。

自體免疫疾病的原因
自體免疫疾病包括全身性紅斑性狼瘡及類風濕性關節炎等，但目前仍未查明發生的原因。

自體免疫疾病

免疫耐受性機制出現問題，使免疫系統開始攻擊自體細胞，導致發炎等疾病就稱為自體免疫疾病。

類風濕性關節炎的症狀

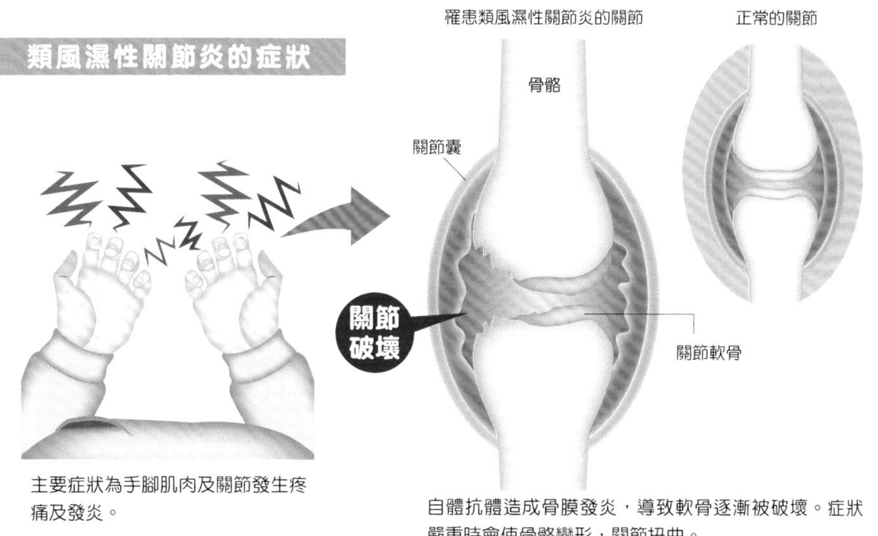

主要症狀為手腳肌肉及關節發生疼痛及發炎。

自體抗體造成骨膜發炎，導致軟骨逐漸被破壞。症狀嚴重時會使骨骼變形，關節扭曲。

負責破壞癌細胞的NK細胞

DNA因為某些原因而產生異常時，細胞就會開始失控增殖，形成癌細胞。NK細胞會找到這些細胞並加以破壞，防止癌症的發生。

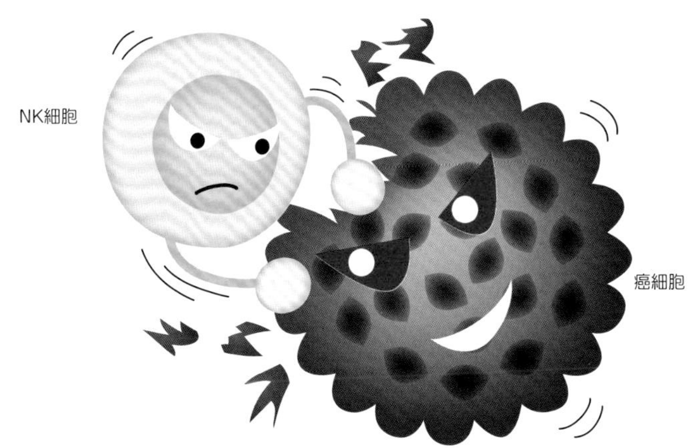

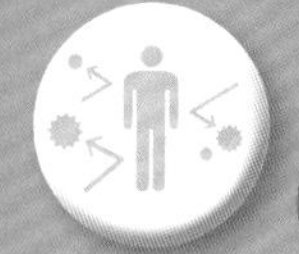

免疫機能的發展

POINT
- 胎兒期的後期，母體的IgG會經由胎盤傳給胎兒。
- 母乳中的IgA可以保護新生兒的腸道健康。
- 從母體獲得的免疫球蛋白會在出生後5～6個月左右消失。

胎兒的免疫

負責免疫功能的白血球及其機能是從胎兒期開始形成的。雖然胎兒的免疫機能還未成熟，但是在母親的子宮內沒有與外界接觸，基本上不需要擔心被感染。但是，有些病原體會透過胎盤對胎兒造成感染，目前已知感染德國麻疹、巨細胞病毒、皰疹病毒、弓形蟲、茲卡病毒等，都會對胎兒造成不良的影響。

進入胎兒期的後期時，母體的免疫球蛋白IgG會經由胎盤傳給胎兒。IgG是血液中數量最多的抗體，可以幫助剛出生的新生兒抵抗外敵。

新生兒的免疫

剛出生的嬰兒可以利用母乳來補足尚未成熟的免疫機能。產後3～5天產生的母乳（稱為初乳）含有許多免疫球蛋白IgA，IgA會停留在嬰兒的腸道內，防止外敵從腸黏膜入侵。

從胎兒期的後期到出生後，嬰兒從母體獲得的免疫球蛋白IgG會在出生後5～6個月左右逐漸消失，嬰兒也會開始容易罹患各種感染症。例如，父母唾液中的人類皰疹病毒第六型（HHV-6），在母體的抗體消失後就會引發嬰兒玫瑰疹（持續2～3天高燒，退燒後全身發疹）。

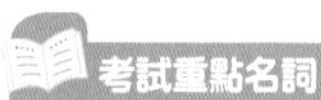

考試重點名詞

免疫球蛋白
B細胞製造的抗體。以蛋白質（免疫球蛋白）組成，人類具有IgM、IgD、IgG、IgA、IgE這5個種類。

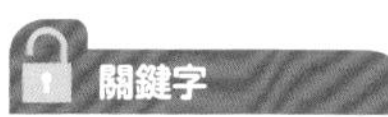

關鍵字

胎兒期
指的是懷孕8週之後到出生的這段時期。

初乳
嬰兒出生後3～5天左右產生的母乳。呈現明顯的黃色調，含有許多母體的免疫球蛋白IgA。母乳會慢慢地轉變為白色的成熟乳。

筆記

母乳及免疫
因為初乳中含有許多免疫球蛋白，因此被認為對嬰兒有益。但是嬰兒也能從生活中自然地獲得免疫機能，並不是一定要用母乳哺育。母乳育兒只須量力而為即可。

由母親傳給孩子的免疫球蛋白

IgG是唯一能通過胎盤的免疫球蛋白，負責胎兒期～出生後的新生兒的免疫機能。還有，母乳（特別是初乳）中含有豐富的IgA，可以保護新生兒的腸黏膜，預防感染症。

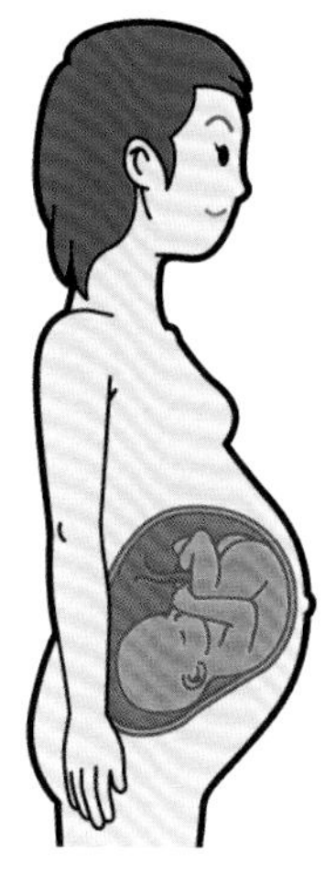

胎兒期後期，母體的免疫球蛋白IgG會經由胎盤傳給胎兒。

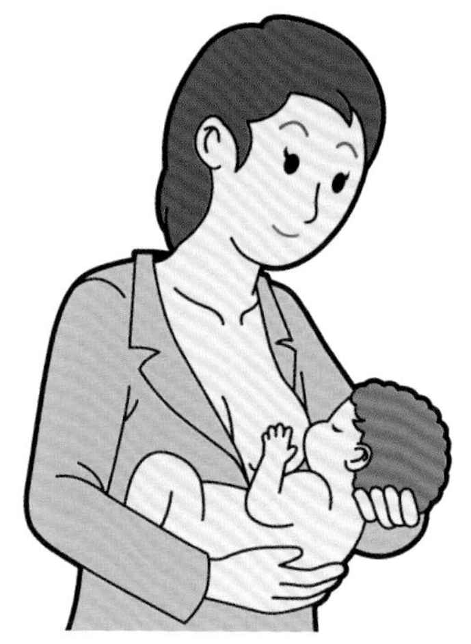

母乳中含有的免疫球蛋白IgA會進入嬰兒的腸道。

Athletics Column

兒童才藝補習應注意的感染症

兒童聚集的幼稚園、學校及運動教室容易成為各種感染症的傳播場所。其中較具代表性的有每年冬天在全國流行的流行性感冒；具高傳染力，會引起嚴重嘔吐、腹瀉的諾羅病毒感染症；引發感冒症狀的RS病毒感染症；嬰幼兒容易感染，會引起嘔吐、腹瀉的輪狀病毒感染症；以及因細菌產生的毒素造成急性腎絲球腎炎的鏈球菌（A群β溶血性鏈球菌）感染症等。而游泳課容易傳染的則有俗稱泳池熱的咽結膜熱及水疣（傳染性軟疣）等疾病。在日本，《學校保健安全法》有設立相關規定，若感染了具有高傳染力的感染症，須暫停一段時間的集體活動。

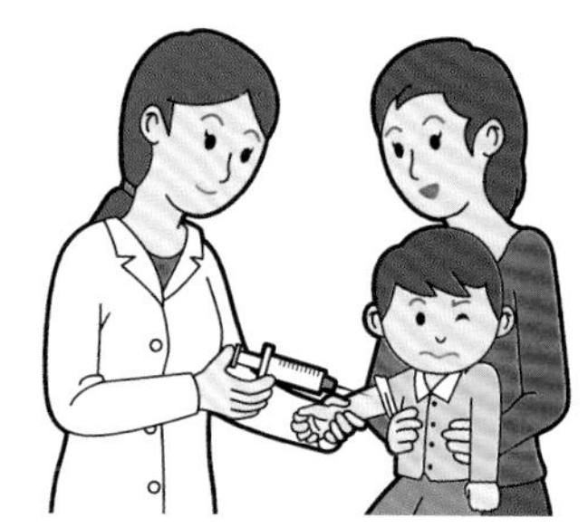

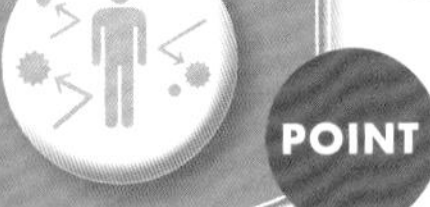

警報素的功能

POINT
- 從被破壞的細胞中外漏的物質會成為異狀發生的警訊。
- 從被破壞的細胞中跑出的警告物質稱為警報素。
- 警報素會刺激免疫細胞啟動免疫反應，組織細胞會同時進行組織的修復工作。

從被破壞的細胞中跑出的物質會觸發免疫機制

免疫功能是將入侵體內的外敵排除的身體保護機制。例如，跌倒受傷的傷口產生紅腫、疼痛、化膿等發炎反應，就是免疫系統與傷口感染的細菌對抗的證明。不過，免疫機制並不是只有外敵入侵時才會啟動，體內的物質也會觸發免疫機制。這時雖然沒有應該攻擊的外敵，但是受到刺激的免疫細胞會開始整理損傷的組織，將其修復至原狀。

舉例來說，受到強烈撞擊或是燙傷導致身體細胞損壞時，便會造成細胞內的物質外漏。這些物質會成為異狀發生的警訊，樹突細胞及巨噬細胞的受體接收到警訊後就會活性化並啟動免疫機制。免疫細胞會分泌名為細胞激素的生理活性物質，在該處引起非感染性的發炎反應。這種反應又叫做先天性免疫反應，而警告組織發生異狀的物質則統稱為警報素（alarmin）。

警報素包含稱為DNA．RNA的核酸，以及提供能量的ATP（腺苷三磷酸）、尿酸、HSP（熱休克蛋白），還有細胞激素IL-33等。

這些警報素除了會引起發炎反應之外，為了使抗原呈現細胞活性化，引起強力的免疫反應，還會針對細胞核製作抗體（抗核抗體）。抗核抗體的存在就代表著自體組織受到了嚴重的傷害。

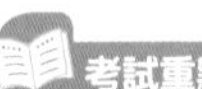

警報素
通知組織受到傷害的警告物質的總稱。細胞遭受破壞的時候，從細胞中跑出來的物質。「alarmin」指的是發出警報的意思。

ATP
腺苷三磷酸。能量蓄積在磷酸結合的部分，當ATP分解成ADP（腺苷二磷酸）及磷酸時會釋放出能量。

HSP
熱休克蛋白，其英文全名為Heat Shock Protein。受到高溫、紫外線、活性酵素等壓力時就會從細胞中釋出這種蛋白質。

IL-33
存在於覆蓋在血管內側的血管內皮細胞及臟器的上皮細胞核內的物質。是種和過敏高度相關的細胞激素。

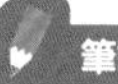

警報素又稱為DAMPs
警報素即是近年來被稱之為損害相關分子模式 DAMPs（damage-associated molecular patterns）的一種物質。

從被破壞的細胞中跑出警報素，觸發免疫反應

從被破壞的細胞內跑出來的物質會成為警告組織發生異狀的警報素。除了先前提到的物質之外，會成為警報素的物質還有構成膠原蛋白及彈性蛋白的胜肽、名為蛋白聚醣的醣蛋白，還有和血液凝結相關的纖維蛋白原。

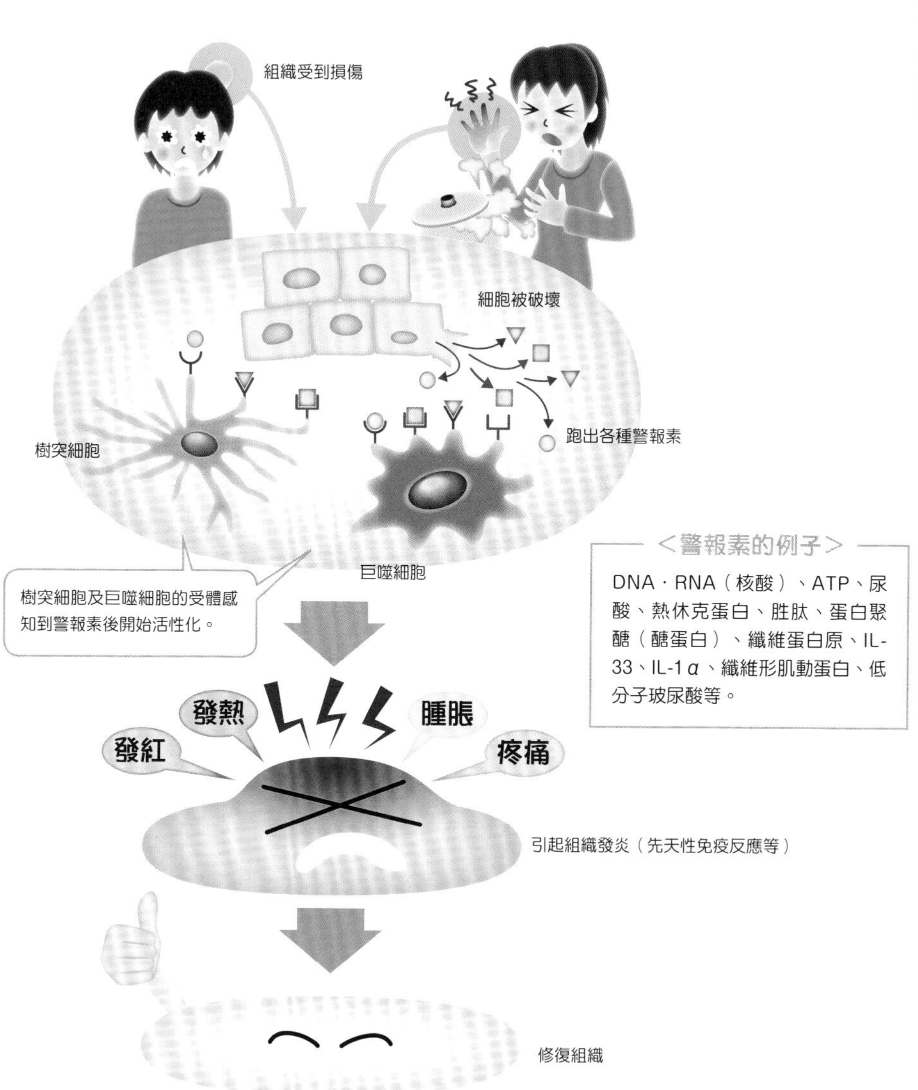

<警報素的例子>

DNA·RNA（核酸）、ATP、尿酸、熱休克蛋白、胜肽、蛋白聚醣（醣蛋白）、纖維蛋白原、IL-33、IL-1α、纖維形肌動蛋白、低分子玻尿酸等。

Column

2500多年前就有免疫相關的紀錄

在P.12有提到，人們從很久以前開始就知道免疫的功能，並稱這種現象為「不會二度感染」。這邊稍微做點詳細的解說吧。

目前發現和免疫相關的最古老文獻，是西元前5世紀左右由古希臘雅典的史學家修昔底德所編纂的《伯羅奔尼撒戰爭史》（以下簡稱為《戰史》），其中記錄了席捲並擴及古希臘全境的伯羅奔尼撒戰爭。伯羅奔尼撒戰爭是以古代雅典為中心的提洛同盟，與以斯巴達為中心的伯羅奔尼撒聯盟之間的戰爭。在這場戰爭中，使出守城戰術的雅典因為傳染病擴散，出現了許多犧牲者。根據《戰史》的記載，曾經得病並康復的人會負責病人的看護工作，因為他們知道患病的過程，而且不會二度感染，不用擔心會病死。這完全可以說是免疫功能的紀錄。

在這場戰役中蔓延的傳染病被稱為「雅典大瘟疫」。這場瘟疫是源於鼠疫桿菌造成的感染症，會引起發燒、淋巴結腫脹等症狀。細菌會到達脾臟、肝臟、心臟及肺部引起敗血症，因此這種疾病的死亡率頗高。不過，根據《戰史》記錄的症狀及過程來分析，當時的傳染病應該不是現在所認為的鼠疫，而是天花或流行性斑疹傷寒，其中也有人認為可能是兩者同時發生。

天花是天花病毒引發的感染症，患者全身會出現膿包，甚至會因為呼吸衰竭而死亡，不過現在已經絕跡。流行性斑疹傷寒則是由立克次體引發的感染症，幾乎全身都會出現疹子。患者會出現頭痛、精神錯亂等腦部症狀，高齡患者的死亡率特別高。無論是哪一種疾病，在古希臘時代造成流行的話，也只能希望感染者的免疫功能可以戰勝了。

第 2 章

免疫的構造

皮膚及黏膜的防禦

POINT
- 皮膚及黏膜是阻擋外敵入侵的屏障。
- 角質層的角質細胞剝落、失去保濕因子時，屏障功能就會下降。
- 皮膚及黏膜受傷或是處於乾燥狀態時，容易被外敵及抗原入侵。

防止物理性刺激及外敵入侵的皮膚・黏膜

覆蓋全身的皮膚是由表面的表皮及底下的真皮所組成。皮膚是保護身體的屏障，具有調節體溫、觸覺感知、合成維生素D等功能。作為屏障時，可以保護身體免於物體撞擊等物理性刺激，防止體內的水分流失，阻止細菌及病毒等入侵。這些屏障功能就是廣義的先天性免疫，表皮的功能尤其重要。

表皮由內而外可分為基底層、有棘層、顆粒層、角質層這4層構造（加上手掌及腳掌角質層底下的透明層的話有5層）。基底層會不斷地製造新細胞，將舊的細胞往上推，最後表面的細胞就會剝落。角質層是由許多層名為角質細胞的扁平狀細胞堆疊而成，細胞之間充滿了由顆粒層的細胞分泌的絲聚蛋白、神經醯胺等細胞間脂質。表面的角質細胞會因為搔抓或乾燥而脫落，如此一來，外敵或是皮膚上的抗原就會由此入侵，引發感染症或是過敏，受到汗水等刺激還會引起皮膚炎或惡化等情形。

從口腔到肛門的消化道及氣管・支氣管內側、外陰部等都覆蓋著黏膜，主要是由表面的黏膜上皮及底下的黏膜固有層組成，表面有潤滑的黏液。黏膜雖然也能防止外敵入侵，但是和皮膚一樣，只要處於受傷或是乾燥狀態，都會受到外敵入侵或是刺激。

考試重點名詞

皮膚
一個身高170cm，體重60kg的人，皮膚的整體面積（體表面積）約為1.7m²，重量為體重的16％左右，是人體最大的器官。

黏膜
覆蓋於消化道內、氣管中及外陰部等。平常表面會有潤滑的黏液，乾燥時屏障功能會降低。

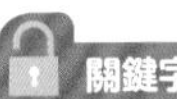

關鍵字

皮膚的屏障功能
角質細胞脫落或是細胞間脂質流失時，都會降低皮膚的屏障功能，因此要避免皮膚的摩擦，並注意充分保濕。絲聚蛋白是形成皮膚屏障功能的主要物質，天生缺乏這種基因的人容易罹患異位性皮膚炎（參照P.176）。

細胞間脂質
存在於角質細胞間的脂質。由神經醯胺、游離脂肪酸及膽固醇等物質組成，可以將細胞連結在一起，抵禦外敵入侵，防止體內水分過度蒸發，負責部分的屏障功能。

筆記

皮膚的新陳代謝
基底層所產生的細胞約經過15～30天便會從表面的角質層剝落。

皮膚屏障

皮膚是道堅固的屏障，可以阻止外敵入侵。受傷、表皮的角質層感到疼痛時，外敵就會突破防禦，入侵體內。

表皮構造

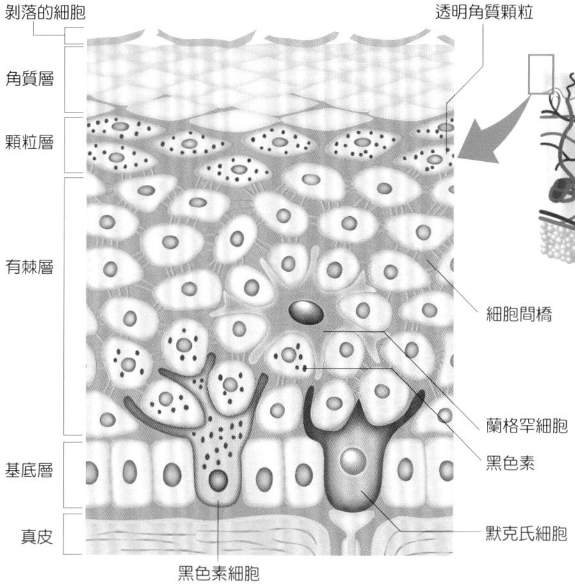

剝落的細胞
透明角質顆粒
角質層
顆粒層
有棘層
細胞間橋
蘭格罕細胞
黑色素
基底層
真皮
默克氏細胞
黑色素細胞

皮膚構造

表皮
真皮
皮下組織

黏膜屏障

黏膜雖然有黏液潤滑，但是受傷或乾燥時就容易被外敵入侵。

黏膜構造

黏液
黏膜上皮
黏膜固有層
黏膜肌層
黏膜下層
固有肌層
漿膜下層
漿膜

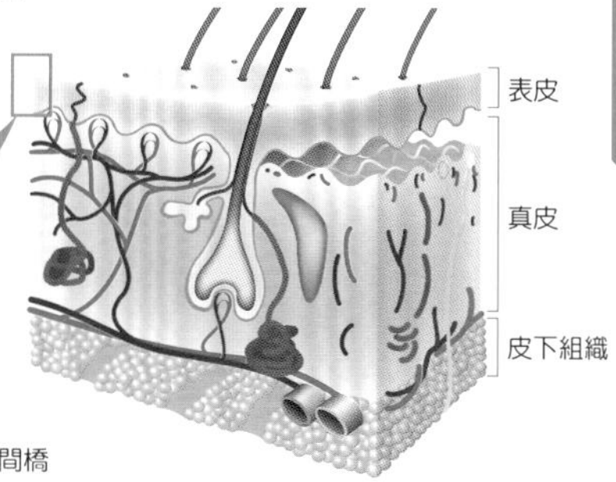

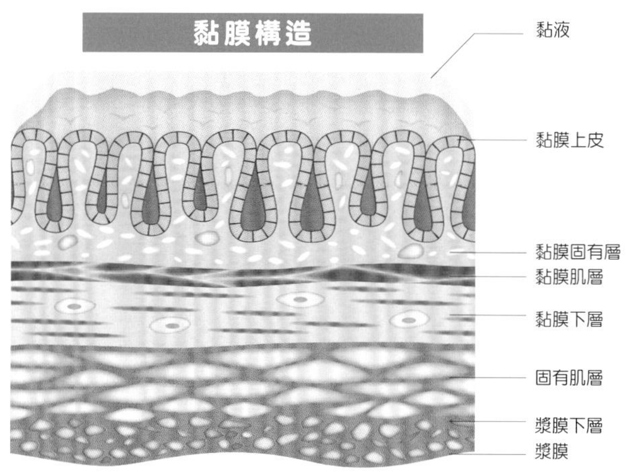

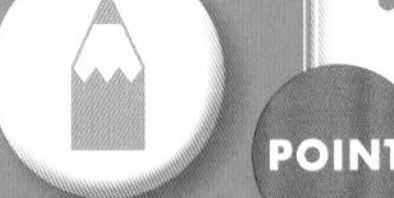

淚液·汗水·消化液的防禦

POINT
- 淚液及汗水中含有溶菌酶，具有殺菌作用。
- 胃液屬於強酸性，可以殺死許多細菌及病毒。
- 還是有溶菌酶及消化液無法殺死的細菌及病毒。

淚液、汗水及鼻水等防禦

因為眼睛經常對外界敞開，所以被外敵入侵的可能性很高。在這樣的情況下，保護眼睛不受外敵入侵的就是淚液。

當髒東西進入眼睛或是煙霧燻眼時就會分泌出淚液。這些淚液是受到物理性刺激引起反射作用而分泌出來的，可以將進入眼睛的異物清洗出來。此外，淚液中含有名為溶菌酶的酵素，可以破壞某些細菌的細胞膜。即使沒有受到刺激，眼睛還是會經常分泌少量的淚液來滋潤眼球表面，並且防止外敵入侵。溶菌酶不僅存在於淚液中，汗水及鼻水中也有。不過，在外敵之中也有許多種類是無法單靠溶菌酶解決的。

以強酸性的胃液擊退入侵的外敵

胃及小腸分泌的消化液可以擊退和食物一起從口中進入身體的細菌及病毒。含有胃蛋白酶這種蛋白質分解酵素及鹽酸的胃液特別強效。酸鹼值pH1.5～2的胃液屬於強酸性，不僅可以溶解肉塊等，還能殺死許多附著在食物上的細菌及病毒。

不過，還是有胃液也殺不死的外敵存在。其中最具代表性的為幽門螺旋桿菌及諾羅病毒。幽門螺旋桿菌即使在胃液中也會不斷地在自己的周圍分泌鹼性物質。諾羅病毒對胃液的抵抗力也很強，可以輕鬆地通過胃部進入腸道，引起嚴重的食物中毒。

考試重點名詞

溶菌酶
酵素的一種，可以破壞某些細菌的細胞膜。除了淚液之外，還存在於汗水、鼻水、母乳中。

胃液
含有強酸性的胃酸及胃蛋白酶這種蛋白質分解酵素。食物停留在胃中的期間，胃液可以將食物溶解成糊狀，也可以溶解許多細菌。

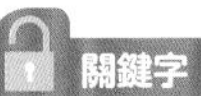

關鍵字

幽門螺旋桿菌
其英文為「Helicobacter pylori」，細菌的身體部分捲起呈螺旋狀。會利用自身的酵素在周圍產生鹼性物質來中和酸性，可以在胃中生存，是造成胃炎及胃癌的原因。以前日本人罹患胃癌的比例較歐美人來得高，而日本人感染幽門螺旋桿菌的比率很高就被認為是其中一個原因。

諾羅病毒
冬天尤其容易引發嚴重的食物中毒。除了牡蠣等雙殼貝類之外，還會經由感染者的嘔吐物、糞便，以及處理過這些東西的手等途徑感染。不僅具有高傳染力，酒精消毒也對其沒有效果。

保護眼睛不受外敵侵擾的淚液

淚液不僅能將進入眼睛的髒東西及異物沖洗掉，其中的溶菌酶還能破壞細菌的細胞膜。

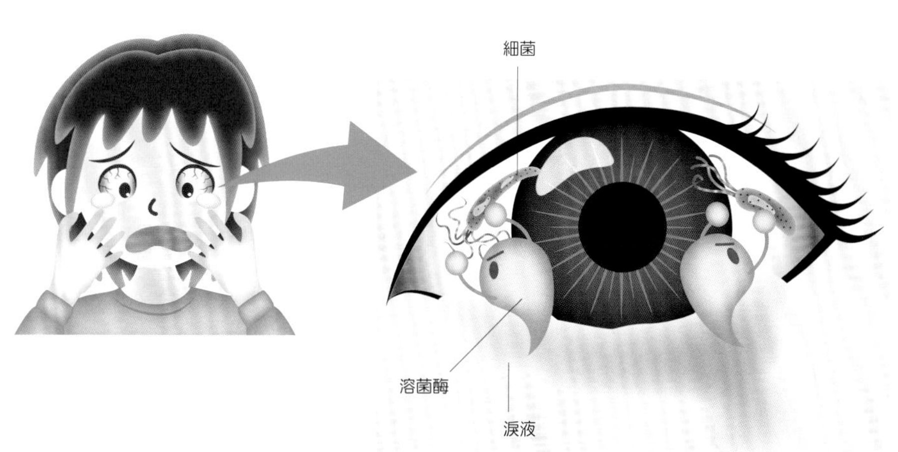

以強酸殺死外敵的胃液

胃液中含有蛋白質分解酵素，而且其酸鹼值pH1.5～2屬於強酸性，可以擊退大部分的外敵。不過，幽門螺旋桿菌本身帶有酵素可以中和周圍的胃酸，持續在胃中存活；諾羅病毒則是能輕鬆地通過胃部直達小腸。

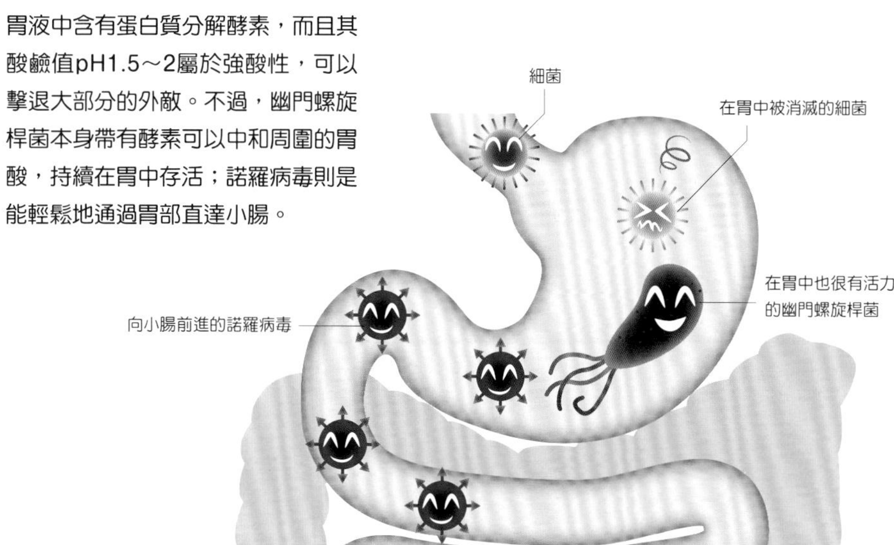

負責適應性免疫的淋巴系統

POINT
- 負責免疫機能的淋巴球聚集之處稱為淋巴組織。
- 製造並篩選淋巴球的器官稱為初級淋巴器官。
- 有淋巴球等在其中運作的器官稱為次級淋巴器官。

以淋巴結及脾臟、扁桃體等組成的淋巴系統

負責免疫機能的淋巴球所聚集之處稱為淋巴組織。淋巴組織存在於散布全身的淋巴結及胸腺、脾臟、小腸的培氏斑塊、喉嚨的扁桃體等等。這些具有淋巴組織的器官、有淋巴液流動的淋巴管、製造淋巴球的骨髓等就稱為淋巴器官。而這些器官的總稱為淋巴系統。

和消化食物、吸收、排泄的消化系統及血液循環的循環系統不同，淋巴系統可能會有點難懂。因為淋巴系統之中有許多我們不熟悉的器官，而且分散在全身，沒辦法統整在一起。例如，小腸屬於消化系統，脾臟屬於循環系統，而淋巴系統的特徵就是無法被清楚地區分。

初級淋巴器官及次級淋巴器官

製造淋巴球的骨髓（參照P.48），以及篩選成熟T細胞的胸腺（參照P.76）稱為初級淋巴器官。而其他如淋巴結、脾臟、小腸的培氏斑塊、扁桃體等淋巴球發揮免疫機能的場所就稱為次級淋巴器官。部分的淋巴球會離開淋巴器官，透過微血管在全身的組織中巡邏，接著進入淋巴管在淋巴結匯集，經過胸部中央的粗大淋巴管——胸管，再從鎖骨附近進入血管中，藉著血液循環繞行全身。

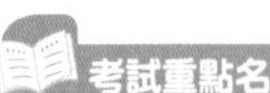

考試重點名詞

初級淋巴器官
製造淋巴球的骨髓及負責篩選出成熟T細胞的胸腺。

次級淋巴器官
淋巴結、脾臟、小腸的培氏斑塊、扁桃體等淋巴球發揮免疫機能的場所。

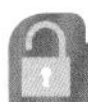

關鍵字

組織
具有某種機能及構造，由一種或數種細胞聚集所組成。除了淋巴組織之外，還有上皮組織及神經組織等。

器官
由幾個或數種組織所組成，具有一定的功能及構造，例如胃、心臟、肺、大腦、膀胱等。

器官系統
由具有相同功能的若干器官組成，如淋巴系統、消化系統、神經系統等。

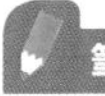

筆記

器官及臟器
器官和臟器是同樣的意思。一般來說，像肝臟、腎臟及心臟等，名稱中有「臟」字且內部是實心的器官，會比較傾向稱其為臟器。

淋巴系統的全貌及主要的淋巴器官

製造淋巴球的骨髓及篩選T細胞的胸腺稱為初級淋巴器官，淋巴結及扁桃體等淋巴球發揮免疫機能的場所稱為次級淋巴器官。各個器官的位置關係如下圖。

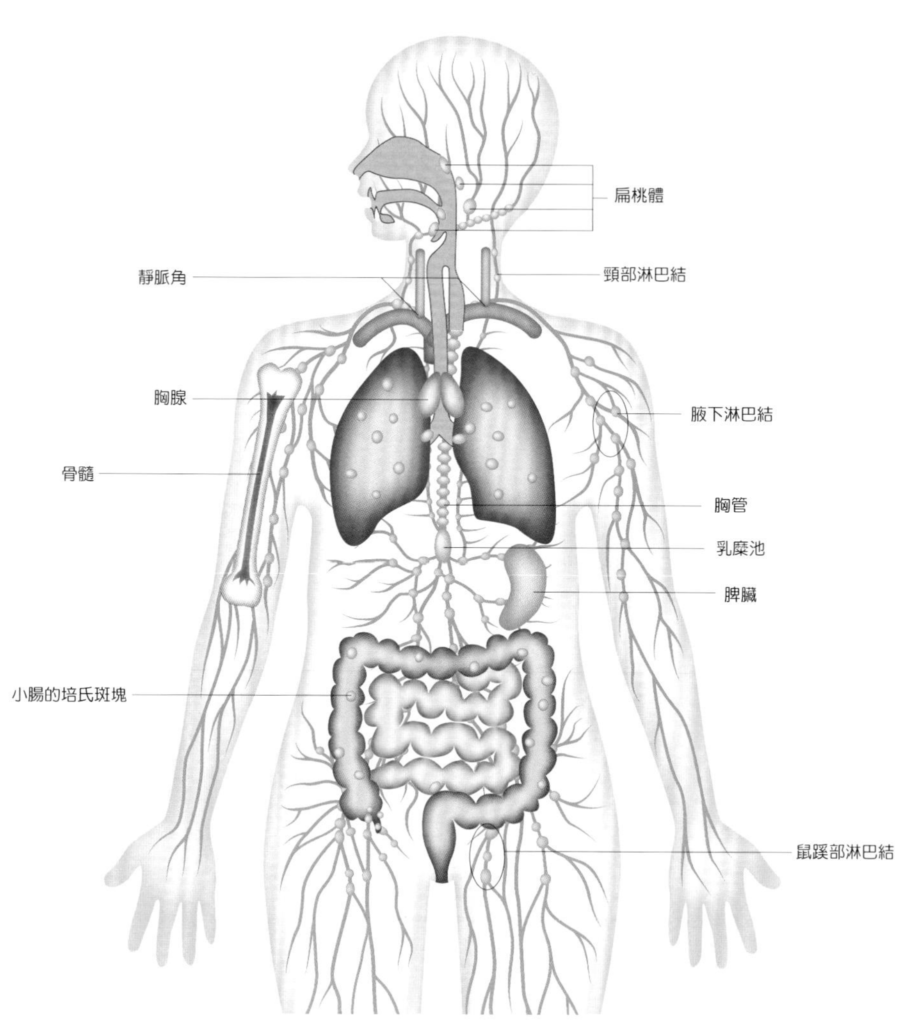

右上半身的淋巴管會在右邊的靜脈角匯集，而左上半身的淋巴管及腹部以下的淋巴管則會在胸管匯集再進入左靜脈角。一部分的淋巴球會離開淋巴器官，進入微血管，通過組織、淋巴管、淋巴結、胸管再回到血管。

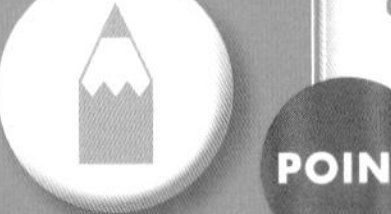

血液的成分及功能

POINT
- 血液可分為血球成分及其餘的血漿成分。
- 血球成分包含紅血球、白血球及血小板。
- 血漿成分包含溶於其中的礦物質、葡萄糖、蛋白質等。

在血液中占45%左右的血球成分

血液在血管及心臟中流動，占了成人體重的13分之1左右。將血液長時間靜置，再用離心機分離成分，便會分成約40～45%的血球成分，以及上方澄清的血漿成分。

分離出來的血球成分中，大部分的紅血球會沉在最下方，上面有一層薄薄的白血球及血小板。紅血球的外觀呈中間凹陷的橢圓盤狀，這是因為紅血球在製造的過程去除了細胞核。紅血球的工作是利用血紅素這種具有紅色色素的蛋白質來運送氧氣。

白血球負責的是免疫機能（參照P.50）。白血球中的淋巴球會藉由細胞分裂複製自己的分身。

血小板是具有止血功能的血球。骨髓在製造血小板時，是將名為巨核細胞的血球分裂製成，因此血小板才會呈現小塊的不規則形，而且沒有細胞核。

溶在血漿中的各種物質

血漿是血液的液態成分，其中的水分中溶入了鈉、鉀等礦物質，葡萄糖及蛋白質等。血漿中的蛋白質包含可以維持血漿滲透壓還有搬運賀爾蒙的白蛋白、屬於免疫物質的球蛋白，以及凝血因子——纖維蛋白原等。球蛋白有幾種分類，其中的γ-球蛋白是一種抗體，被稱為免疫球蛋白（參照P.60）。

考試重點名詞

白血球
血球成分中負責免疫機能的細胞。具有細胞核，其中的T細胞及B細胞在必要時能自己增殖，複製分身（複製自己的細胞，製造出功能完全相同的細胞）。

免疫球蛋白
溶於血漿的蛋白質——球蛋白中，負責免疫機能的γ-球蛋白，即抗體。

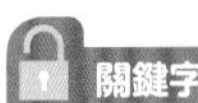

關鍵字

紅血球
占了血球成分的大部分。細胞中含有血紅素這種紅色色素，可以搬運氧氣。沒有細胞核，壽命約120天。

白蛋白
在血漿的蛋白質中，數量最多。可以維持血漿的滲透壓（膠體滲透壓），還能搬運賀爾蒙、脂肪酸及藥物等。

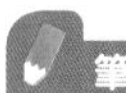

筆記

球蛋白的種類
球蛋白可分為3個種類，包括α（1、2）、β、γ。分類方式是將血清（去除血漿中的血液凝固成分得到的物質）依分子大小區分，再以血清蛋白電泳法劃分。

血液的成分及功能

血液是由約40～45%的血球成分及其餘的血漿構成。血球成分包含紅血球、白血球及血小板。血漿則有鈉等礦物質及葡萄糖、蛋白質等溶於其中。

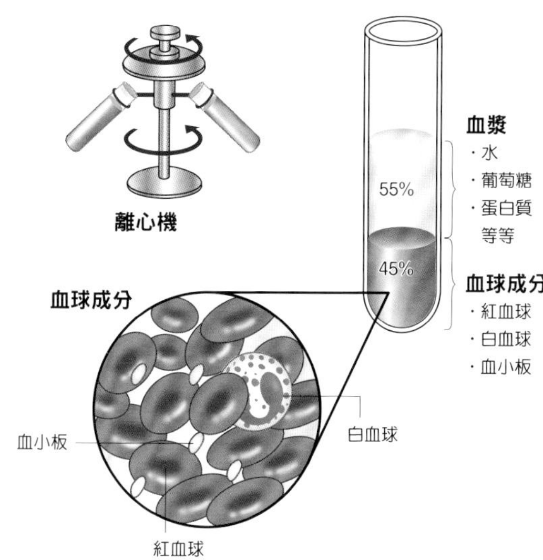

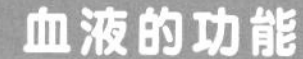

血液的功能

①輸送物質
搬運氧氣、營養素、老舊廢物、賀爾蒙等物質。

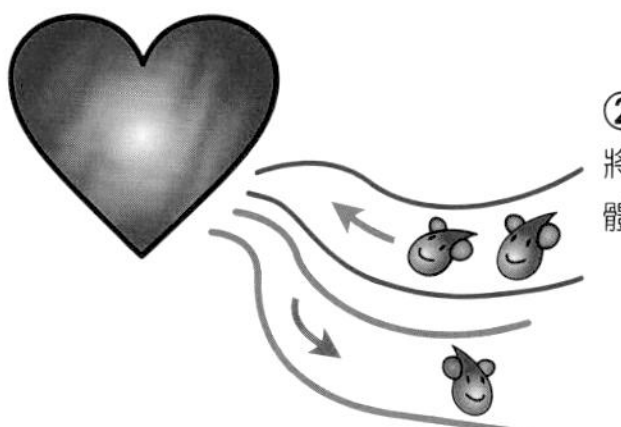

②調節體溫
將熱能運送至全身來調節體溫。

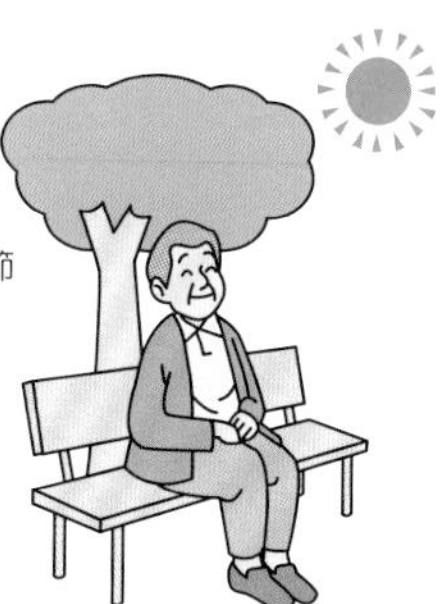

③免疫機能
白血球負責將入侵的細菌等排除。

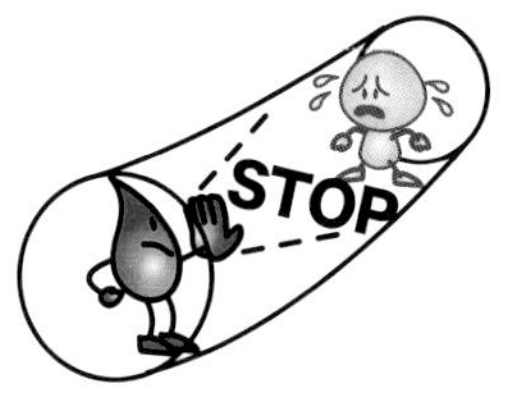

④調節血液的pH值
pH值急遽變化時，可以利用緩衝作用修正。

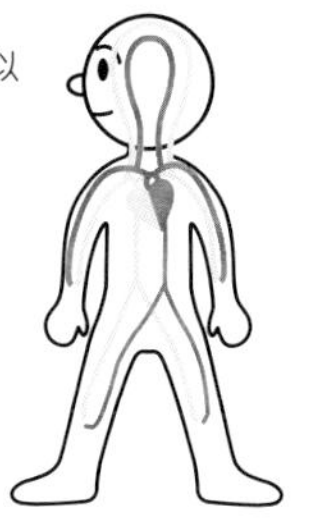

⑤止血
停止流血。

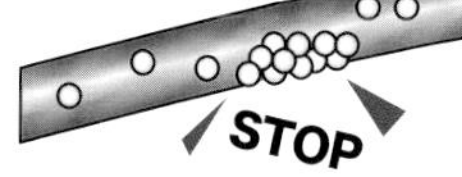

血液的製造過程

POINT
- 所有的血球都是以骨髓的多功能性造血幹細胞製成的。
- 具有造血機能的紅骨髓在長大成人後會轉換為黃骨髓。
- 血球的分化過程是由血球細胞的增殖·分化因子——細胞激素控制的。

所有的血球都是以多功能性造血幹細胞製成的

所有的血球都是由骨髓中的多功能性造血幹細胞（以下稱造血幹細胞）分化而成的。骨髓填滿了骨骼中的空洞，具有造血機能的骨髓稱為紅骨髓。在嬰兒時期，全身的骨髓都是紅骨髓，但是四肢的骨髓會隨著成長而失去造血機能，長大成人時就會轉換為脂肪組織構成的黃骨髓。可以造血的紅骨髓只剩下骨盆、胸骨、肋骨等軀幹的骨骼而已，不過造血幹細胞可以自行複製再生，所以不會消失。

造血幹細胞的分化過程已進入研究階段

造血幹細胞分化成血球的過程，是由細胞激素（參照P.74）這種蛋白質（增殖因子、分化因子）控制的。

過去認為，造血幹細胞會先分化為骨髓幹細胞及淋巴幹細胞，骨髓幹細胞再分化為紅血球、吞噬細胞（屬於白血球的顆粒球及巨噬細胞等的單核球，參照P.50）等，淋巴幹細胞則會形成淋巴球——T細胞及B細胞。這種理論稱為古典模型。

近年來出現了一種新的模型理論，其理論提倡的是造血幹細胞會分化成2種前驅細胞，其中一種可以再分化成紅血球、顆粒球及巨噬細胞，另一種則可以分化成顆粒球、巨噬細胞及淋巴球，由這些前驅細胞再分化成血球。這個理論稱為骨髓基礎模型（參照考試重點名詞）。

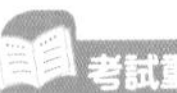

考試重點名詞

紅骨髓
具有造血機能的骨髓，因為外觀呈現紅色，故稱為紅骨髓。兒童全身的骨髓都是紅骨髓，但是長大成人後，只有軀幹的骨骼才有紅骨髓。

黃骨髓
因紅骨髓轉換為脂肪，失去造血機能的骨髓。

骨髓基礎模型
英文為「myeloid-based model」，其中「myeloid」的意思為「骨髓的」。

筆記

在脾臟及肝臟造血
在胎兒時期，脾臟及肝臟也能進行造血作用。出生後雖然不會在脾臟及肝臟造血，但是大量出血，或是骨髓機能極度低落時，這些地方又會開始造血。

骨髓移殖
罹患血球細胞的癌症時，在注射強力的抗癌藥物及進行放射線治療後，可以從組織相容性抗原（參照P.52）相近的捐贈者身上移植骨髓細胞以進行治療。還有另一種方法，是將自己的造血幹細胞取出保存，治療後再將造血幹細胞放回體內（自體造血幹細胞移植）。

2種造血過程模型

造血幹細胞分化成血球的過程，過去都認為是以「古典模型」的方式進行，不過近年來出現了「骨髓基礎模型」這種新的理論。2種模型的差異如下。

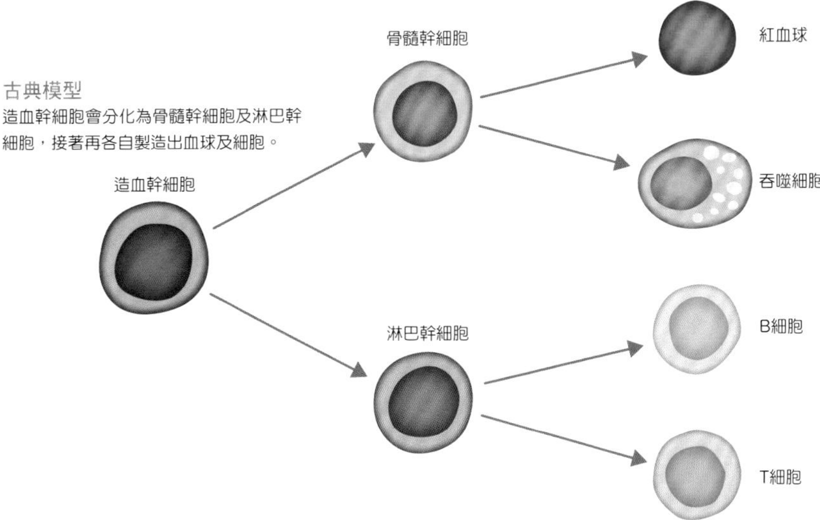

骨髓基礎模型

造血幹細胞會分化成2種前驅細胞，其中一種可以再分化成吞噬細胞、紅血球，另一種則可以分化成淋巴球、吞噬細胞，接著才分別製造出血球。

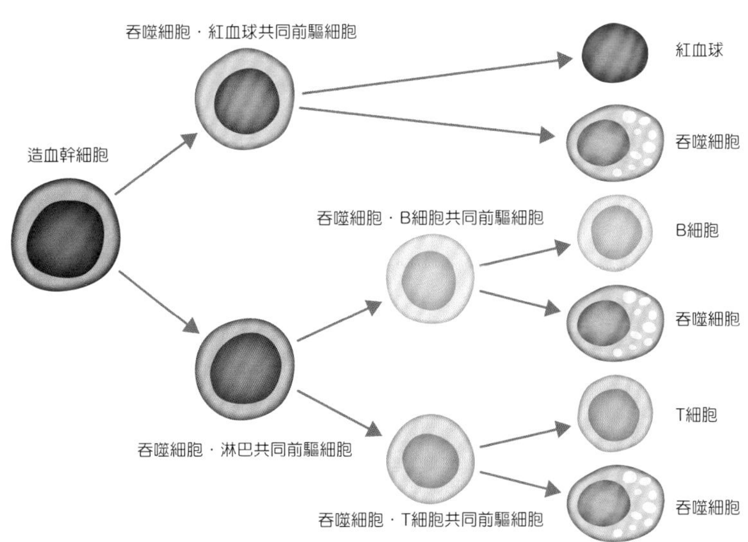

負責主要免疫功能的白血球

POINT
- 屬於顆粒球的嗜中性球是所有白血球中數量最多的種類。
- 淋巴球包含T細胞、B細胞、NK細胞等。
- 嗜中性球、巨噬細胞、樹突細胞具有吞噬作用。

種類繁多的白血球

白血球是負責主要免疫機能的血球，特徵是具有細胞核。相對於血球之中帶有紅色的紅血球，因為沒有特別的顏色，所以就被稱為白血球。白血球可以分為顆粒球、淋巴球、單核球．巨噬細胞及樹突細胞等。

<白血球的種類及特徵>

白血球的種類及特徵如下。

○顆粒球（嗜中性球、嗜酸性球、嗜鹼性球，參照P.52）

這些白血球的細胞中含有一顆一顆的顆粒，依據不同的染色法可再分類為嗜中性球、嗜酸性球、嗜鹼性球。嗜中性球在白血球中的數量最多，約占整體的50～70%，具有吞食並殺死細菌的吞噬．殺菌作用。嗜酸性球與排除寄生蟲和過敏相關，嗜鹼性球也與過敏相關。

○淋巴球（T細胞、B細胞、NK細胞，參照P.54）

細胞尺寸較顆粒球小，細胞中沒有顆粒，細胞質也很少。包含T細胞（參照P.56）、B細胞（參照P.58）、NK細胞（參照P.66）等種類。

○單核球．巨噬細胞（參照P.68）及樹突細胞（參照P.70）

單核球在血液中呈現圓形，但是離開血管活性化之後，部分的單核球就會變成具有阿米巴原蟲外型的巨噬細胞。巨噬細胞的命名源自於其旺盛的吞噬機能。樹突細胞則是有著樹枝般的突起，具有將吞食的抗原呈遞給T細胞的功能。此外，皮膚的樹突細胞具有特殊的顆粒，稱作蘭格罕細胞。

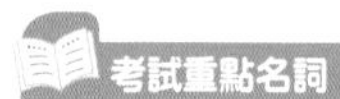

白血球
血球成分中含有細胞核，負責免疫機能。種類包括顆粒球、淋巴球、單核球．巨噬細胞、樹突細胞。

顆粒
顆粒球中的顆粒，負責部分的白血球機能。嗜中性球、嗜酸性球、嗜鹼性球各有不同的顆粒（參照P.52）。

染色法
為了觀察白血球及其他個體的細胞、細菌的細胞，會用許多色素進行染色。色素有各式各樣的種類，不同細胞較容易染上的顏色也不同。

筆記

血液中的白血球數量
進行周邊血液檢查時，平均每1mm^3的血液中大約有3500～9500個白血球。不過除了變動幅度大之外，也會有年齡及個體差異。舉例來說，細菌感染會造成嗜中性球增加，而其中未成熟（細胞核的分葉少）的嗜中性球尤其多（此情況稱為核左移現象）。

白血球的種類

白血球的種類包括顆粒球、淋巴球、單核球・巨噬細胞、樹突細胞，分別都有不同的特徵。

顆粒球

細胞中具有顆粒的白血球。根據不同的染色方式可分為3個種類。嗜中性球是白血球中數量最多的種類。

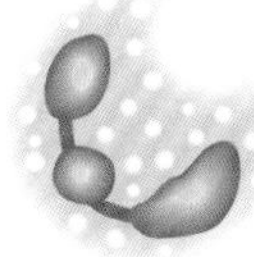
嗜中性球

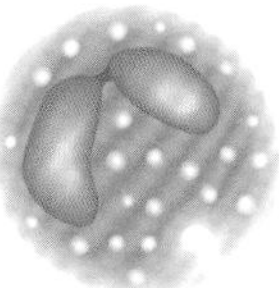
嗜酸性球

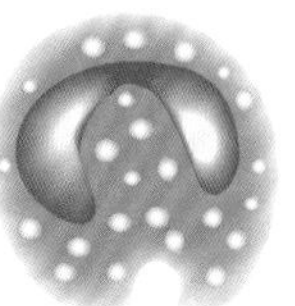
嗜鹼性球

淋巴球

細胞的體積稍小，不含顆粒，細胞核占細胞整體的大部分。種類包括T細胞、B細胞、NK細胞，難以單靠外觀區分。此外，沒有T細胞及B細胞抗原受體的淋巴球（先天性淋巴球，參照P.72）也是相同的形狀。

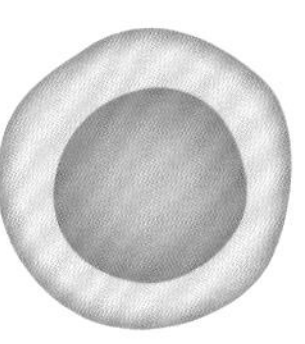
T細胞

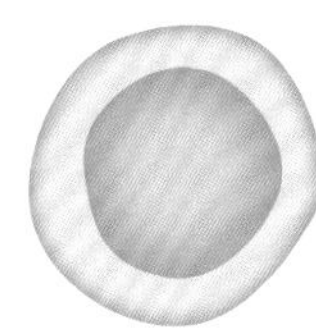
B細胞

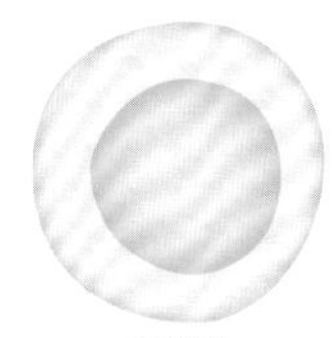
NK細胞

單核球・巨噬細胞

在血液中呈現圓形的單核球，離開血管後會變成阿米巴原蟲狀的巨噬細胞。巨噬細胞具有強力的吞噬功能。

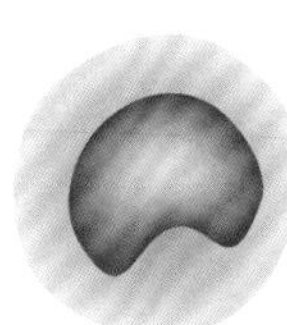
單核球

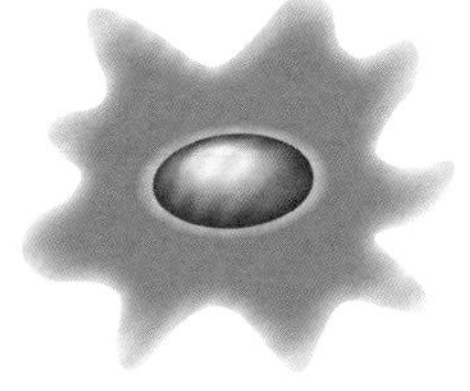
巨噬細胞

樹突細胞

具有吞噬功能，向T細胞呈遞抗原的機能優異。

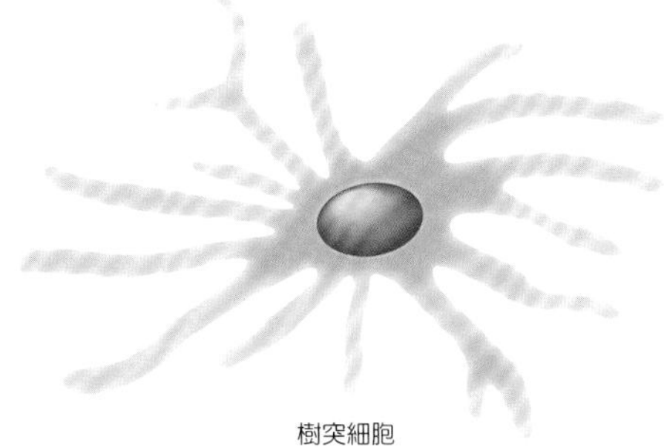
樹突細胞

顆粒球及其功能

POINT
- 所有白血球中數量最多的為嗜中性球。
- 嗜中性球具有吞嗜·殺菌作用，細菌感染時會增加在血液中的量。
- 嗜酸性球及嗜鹼性球的數量不多，兩者都與過敏相關。

顆粒球和細菌感染及過敏尤其相關

在白血球中，細胞內具有顆粒的稱作顆粒球，包含嗜中性球、嗜酸性球、嗜鹼性球這3個種類。為了調查細胞會透過染色技術將其中的顆粒染上色素，再進行分類。

＜顆粒球的種類及特徵＞

顆粒球各自的特徵及功能如下。

○嗜中性球

- 顆粒染上的是中性色素。
- 占全體白血球數量的50～70%。
- 細菌入侵時最先前往進行吞噬作用。
- 顆粒中具有酵素可以將細菌分解·殺菌。
- 傷口化膿時跑出來的膿，就是吞噬細菌後死掉的嗜中性球。

○嗜酸性球

- 顆粒染上的是酸性色素（伊紅，eosin），（嗜酸性球的英文eosinophil，就是嗜伊紅性細胞的意思）。
- 數量稀少，占全體白血球數量的2～4%。
- 被認為和排除寄生蟲及過敏相關，感染寄生蟲及過敏時，在周邊血液中的數量會增加。

○嗜鹼性球

- 顆粒染上的是鹼性色素。
- 在顆粒球中數量最少，僅占全體白血球數量的0～2%。
- 具有能和IgE抗體結合的受體，被認為與引發過敏症狀相關。

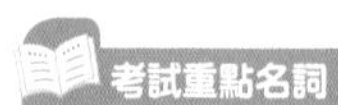

考試重點名詞

嗜中性球
數量占全體白血球的一半以上，主要功能為吞噬細菌，可以利用具有殺菌作用的顆粒及活性氧殺死細菌。細菌感染時會一口氣出動，增加血液中的數量。

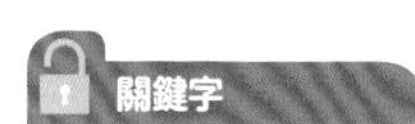

關鍵字

膿
傷口引起細菌感染時出現的黃色黏稠液體。這是吞噬細菌後死亡的嗜中性球團塊。

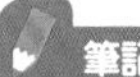

筆記

組織相容性抗原及主要組織相容性抗原
進行骨髓移殖時，從其他個體移植過來的基因型不同的部分會被免疫系統視為抗原而發生排斥反應。與排斥反應相關的抗原稱為組織相容性抗原，而與免疫密切相關的稱為主要組織相容性抗原（MHC抗原）。

顆粒球的種類及特徵

顆粒球可依染色法分成3個種類，各自都有不同的功能。關於它們在白血球中的比率，嗜中性球占了一半以上，與之相對，嗜酸性球及嗜鹼性球則是十分稀少。

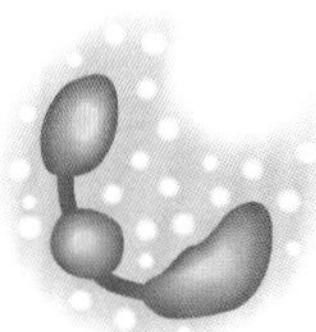

嗜中性球
占全體白血球的一半以上。細菌入侵時會最快前往，進行吞噬作用。膿就是吞食細菌後死亡的嗜中性球團塊。

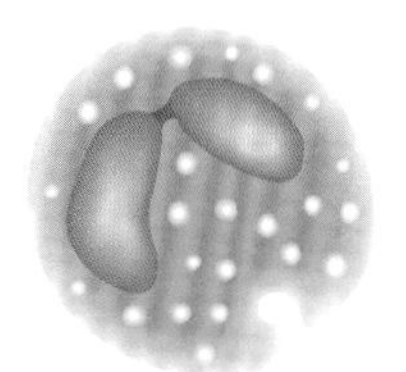

嗜酸性球
數量占全體白血球的2～4%左右。具有細胞毒性顆粒，與寄生蟲的排除及過敏相關。

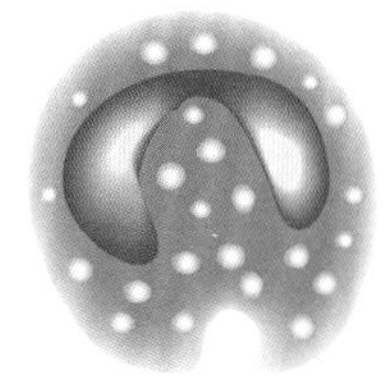

嗜鹼性球
數量占全體白血球的0～2%左右。具有能和IgE抗體結合的受體，與引發過敏症狀相關。

嗜中性球的功能

嗜中性球的功能為吞噬細菌。細菌感染時會出動，不斷地將入侵的細菌吞食並殺死（吞噬作用）。當細菌與抗體結合時會加強其吞噬功能（調理作用）。

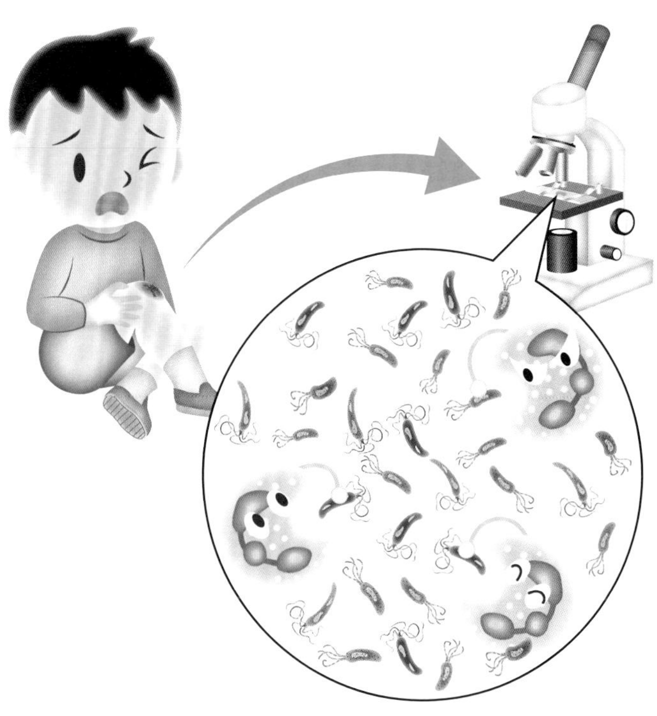

淋巴球的種類及特徵

POINT
- 淋巴球占全體白血球的20～40%。
- 包含擔任免疫系統司令塔的T細胞、製造抗體的B細胞，以及可自行判斷是否要破壞受感染的細胞及癌細胞的NK細胞。

免疫機能的中心——淋巴球

淋巴球主要負責的是適應性免疫的特異性防禦，數量占全體白血球的20～40%。淋巴球不像顆粒球一樣帶有顆粒，特徵是體積略小，細胞質較少。依照不同的機能可區分為T細胞、B細胞及NK細胞，但是靠外表幾乎無法區分。

淋巴球大致上存在於全身的淋巴結及脾臟等淋巴組織中，有時候會隨著血液及淋巴循環繞行全身。四處巡邏之後，就會像動物擁有歸巢本能一樣回到原生臟器中。這個現象就稱為淋巴球的歸巢。

<淋巴球的種類及特徵>

各種淋巴球的特徵及功能如下。

○T細胞（又名T淋巴球，參照P.56）

- 「T」來自於胸腺的英文「Thymus」的字首。
- 骨髓製造的T細胞前驅細胞會往胸腺移動，在那裡成長並接受篩選，只有成熟的T細胞才能順利畢業。
- 包含擔任司令塔的輔助T細胞，以及破壞受感染細胞的細胞毒性T細胞等種類。

○B細胞（又名B淋巴球，參照P.58）

- 「B」的語源為鳥類的腔上囊「Bursa Fabricii」，也是骨髓「Bone marrow」的字首。
- 依T細胞的指示製造抗體。

○NK細胞（自然殺手細胞，參照P.66）

- 可依照自己的判斷對受病毒感染的細胞及癌細胞等進行破壞。

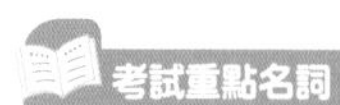

考試重點名詞

T細胞
由胸腺篩選出來的淋巴球細胞，存在於血液中，又稱作T淋巴球。依照功能可分為輔助T細胞、細胞毒性T細胞、調節T細胞等種類。

B細胞
具有製造抗體能力的淋巴球細胞，又稱作B淋巴球。B細胞會依照T細胞的指示製造抗體。

NK細胞
自然殺手細胞。即使沒有輔助T細胞的指示，也能破壞受感染的細胞及癌細胞。

關鍵字

歸巢（Homing）
淋巴球有時會進入血液中，但是會像動物擁有歸巢本能一樣回到自己原生的淋巴組織及臟器中。

筆記

NKT細胞
同樣屬於淋巴球的一員，因為同時具有NK細胞及T細胞的性質，所以稱為NKT細胞（自然殺手T細胞，參照P.66）。

淋巴球的種類及特徵

淋巴球的種類包含T細胞、B細胞、NK細胞。雖然外觀幾乎沒有不同，但是在免疫機能中，它們分別負責不同的工作，並相互合作抵抗外敵的入侵。

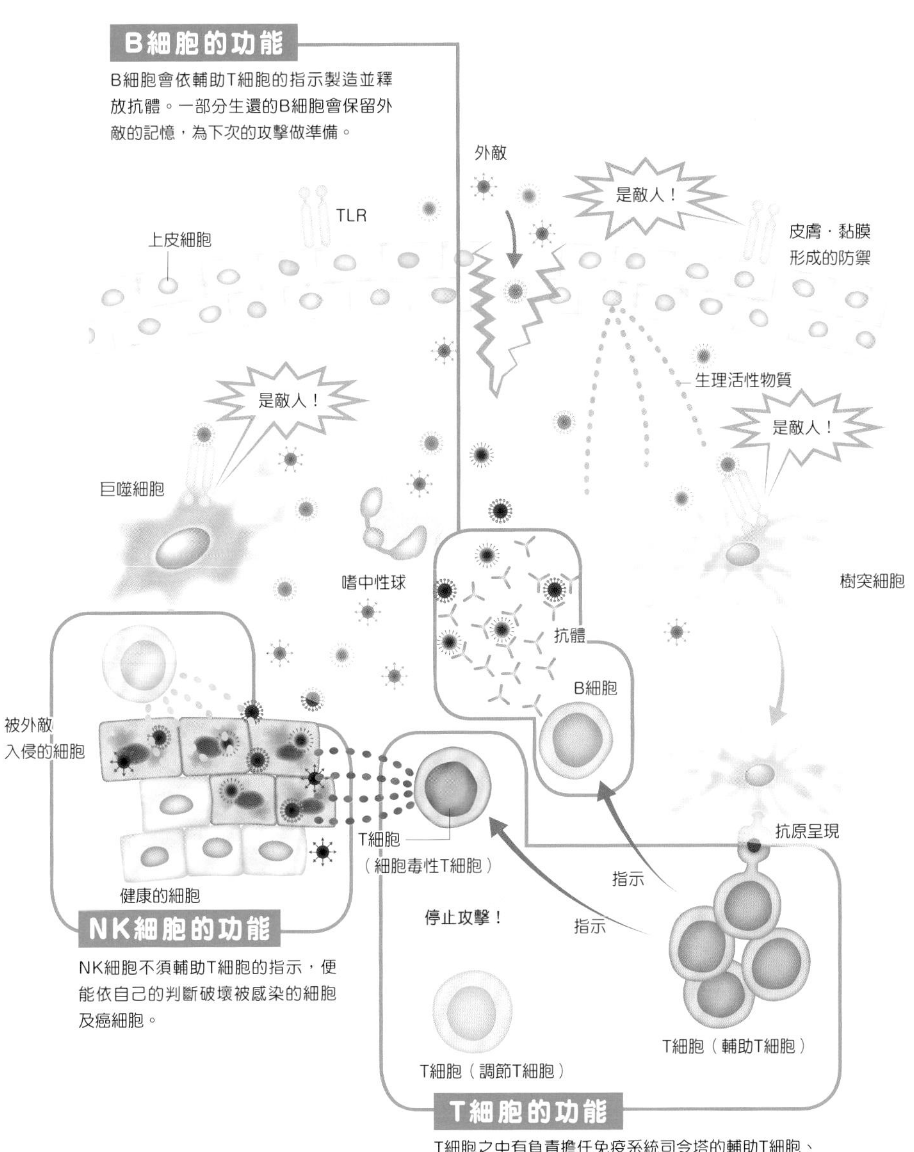

T細胞

POINT
- T細胞是通過胸腺篩選的淋巴球。
- T細胞的表面具有名為TCR的抗原受體。
- 依分泌的蛋白質（細胞激素）種類可分為不同的功能。

具有TCR抗原受體的T細胞

T細胞是接受胸腺篩選並合格通過的淋巴球。因為胸腺的英文為Thymus，所以被稱為T細胞。骨髓製造的T細胞前驅細胞會往胸腺移動並接受篩選，只有具備「不會將自體細胞誤認為敵人，擁有準確識敵能力」的T細胞才能夠通過篩選。

T細胞的表面具有名為T細胞抗原受體（TCR：T Cell Receptor）的抗原受體。TCR是種裝置，可以辨識樹突細胞及巨噬細胞呈遞的外敵碎片＝抗原及主要組織相容性抗原（MHC抗原）的複合體。每個TCR的構造都不同，種類各式各樣，但是一個T細胞只有一種TCR，因此每個T細胞只能辨識一種抗原。此外，TCR無法直接辨識外敵。

T細胞也有各種不同的功能

順利通過胸腺的篩選之後，還不認識任何抗原的T細胞稱為初始T細胞，受到抗原刺激而活性化的T細胞則稱為效應T細胞。

細胞表面具有CD4這種蛋白質的初始T細胞，受到抗原刺激變成效應T細胞之後，會再變成免疫系統司令塔的輔助T細胞（參照P.102）及停止免疫反應的調節T細胞（參照P.114）。而表面帶有CD8這種蛋白質的初始T細胞，受到抗原刺激變成效應T細胞之後，會變成破壞受感染細胞的細胞毒性T細胞（參照P.110）。

考試重點名詞

TCR
(T Cell Receptor)
T細胞表面的抗原受體，又叫做T細胞受器。每個T細胞的TCR都不一樣，這樣才能應對各式各樣的外敵。

CD4、CD8
CD4及CD8分子為蛋白質，具有協助辨識抗原的功能。CD分子是經過國際會議討論的命名，是種在細胞表面發現的分子。目前已知的種類高達350種以上，每種都有不同的功能。

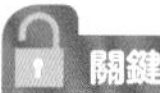

關鍵字

初始T細胞、效應T細胞
初始T細胞英文中的naive意思為「單純的」，指的就是還不認識抗原的T細胞。而效應（effect）即為效果、作用的意思，指的是經過活性化，具有作用能力的T細胞。

筆記

TCR及CD4・CD8分子是不同的東西
TCR是接受抗原呈現，藉以辨識抗原的受體，CD4・CD8分子是輔助辨識過程的物質。

一個T細胞具有一種TCR

T細胞雖然具有辨識抗原的裝置TCR，但是只能辨識一種抗原，而且無法辨識外敵本身。

樹突細胞會將吞食的抗原放在盤子（組織相容性抗原）上呈遞出去。

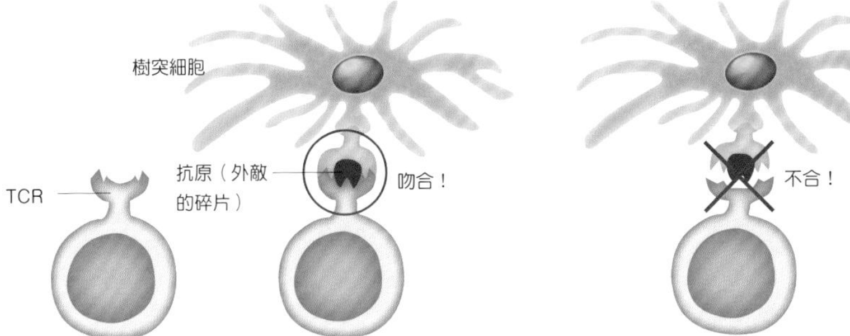

每種細胞的TCR都不一樣，因此可以辨識的抗原種類也不一樣。

TCR和樹突細胞呈遞的抗原及盤子的形狀吻合的話，T細胞就會活性化，進一步變成效應T細胞。

T細胞無法直接辨識外敵本身

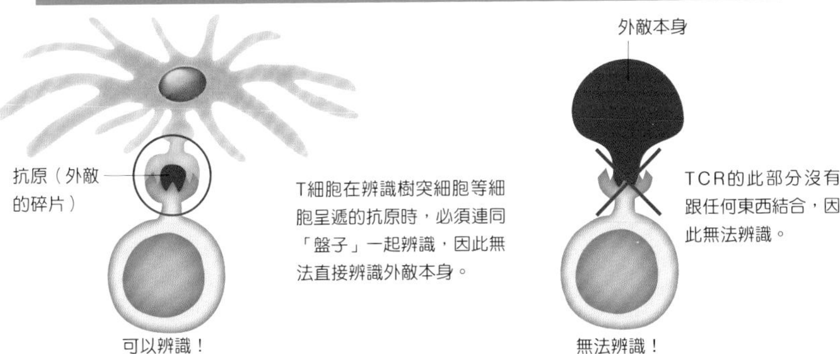

T細胞在辨識樹突細胞等細胞呈遞的抗原時，必須連同「盤子」一起辨識，因此無法直接辨識外敵本身。

TCR的此部分沒有跟任何東西結合，因此無法辨識。

具有CD4的T細胞及具有CD8的T細胞

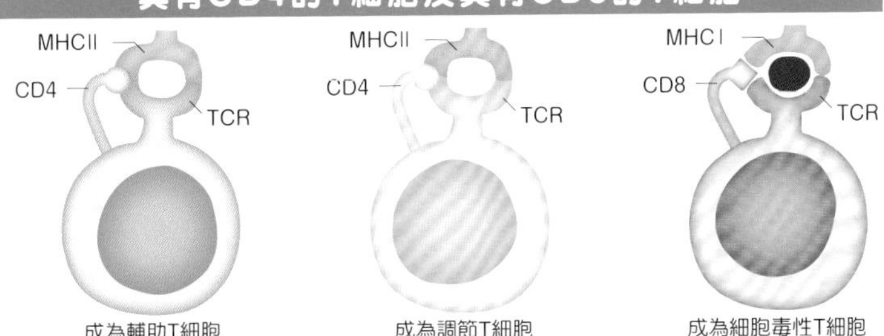

成為輔助T細胞　成為調節T細胞　成為細胞毒性T細胞

具有CD4這種分子的初始T細胞，經過活性化之後會成為輔助T細胞及調節T細胞。

具有CD8這種分子的初始T細胞，經過活性性化之後會成為細胞毒性T細胞。

B細胞

POINT
- B細胞為負責製造抗體（免疫球蛋白）的淋巴球。
- B細胞的表面具有稱作BCR的抗原受體。
- B細胞會變成漿細胞及記憶B細胞。

B細胞的工作是製造抗體

B細胞主要是負責製造抗體的淋巴球。抗體是種可以附著在外敵身上使其無力化的蛋白質，稱作免疫球蛋白。

B細胞的名稱來自於鳥類分化此細胞的器官——腔上囊「Bursa Fabricii」，以及人類的骨髓「Bone marrow」的字首。

B細胞的表面具有名為B細胞抗原受體（BCR：B Cell Receptor）的抗原受體。BCR是B細胞自己產生的抗體。BCR的前端部分構造都不一樣，有各式各樣的種類，但是一個B細胞只帶有一種BCR，因此只能辨識與其互相吻合的抗原。

受到T細胞的刺激會變成能製作抗體的漿細胞

骨髓中尚未成熟的B細胞如果對自體細胞產生強烈的反應，就會被淘汰而死亡。通過篩選的未成熟B細胞則會離開骨髓，移動至全身的淋巴結及脾臟等淋巴組織中，在那邊逐漸成熟。

當自己的BCR和外敵完全結合時，B細胞就會將外敵吞噬，並且表現在MHC II上。當因為同樣的外敵入侵而前來的T細胞與其結合時，B細胞便會受到刺激而變成漿細胞，並開始產生抗體（參照P.106）。此外，一部分的B細胞會保有外敵的相關記憶，不會變成漿細胞，而是以記憶B細胞的樣態繼續生存下去。

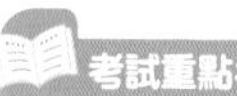

考試重點名詞

BCR（B Cell Receptor）
B細胞表面的受體，又稱為B細胞受器。其實是B細胞自己製造的抗體分子。

漿細胞
B細胞受到T細胞的刺激之後會活性化，變成漿細胞。漿細胞會製造並釋放大量的抗體。

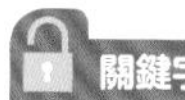

關鍵字

記憶B細胞
可以辨識外敵，同樣受到T細胞的刺激而活性化卻沒有變成漿細胞，維持原狀，為下次外敵入侵進行準備的B細胞。

筆記

B細胞也具有吞噬機能及抗原呈現能力
B細胞雖然不是吞噬細胞，但是當BCR與抗原結合時會進行吞噬作用。此外，因為具有將外敵的碎片呈遞給T細胞的「盤子」——組織相容性抗原（MHC II），所以B細胞也能向T細胞呈遞抗原。

一個B細胞具有一種BCR（B細胞抗原受體）

B細胞具有BCR這種抗原受體，每個BCR可以辨識一種抗原。雖然B細胞不是吞噬細胞，但可以進行吞噬作用。

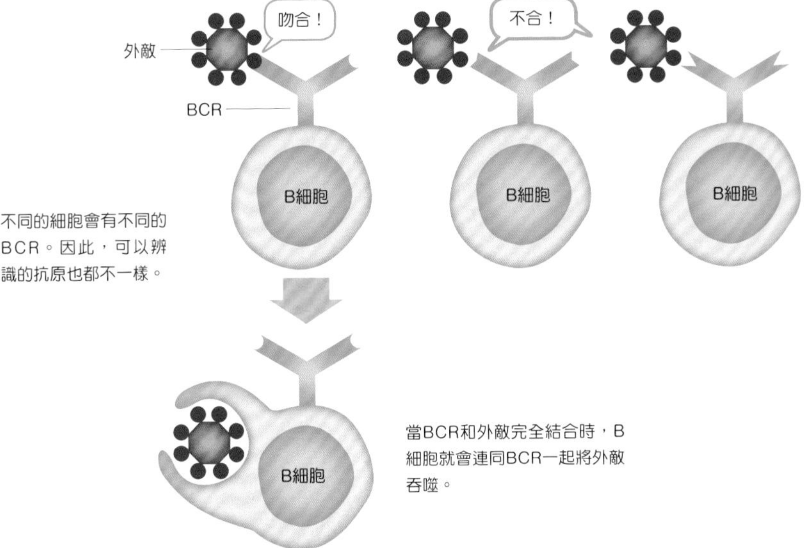

受到能辨識相同外敵的T細胞的刺激而活性化

T細胞察覺到吸附著BCR的外敵之後前來，當B細胞受到T細胞的刺激就會變成漿細胞而開始製造抗體，不過有一部分的B細胞會變成記憶B細胞，為下次的外敵入侵做準備。

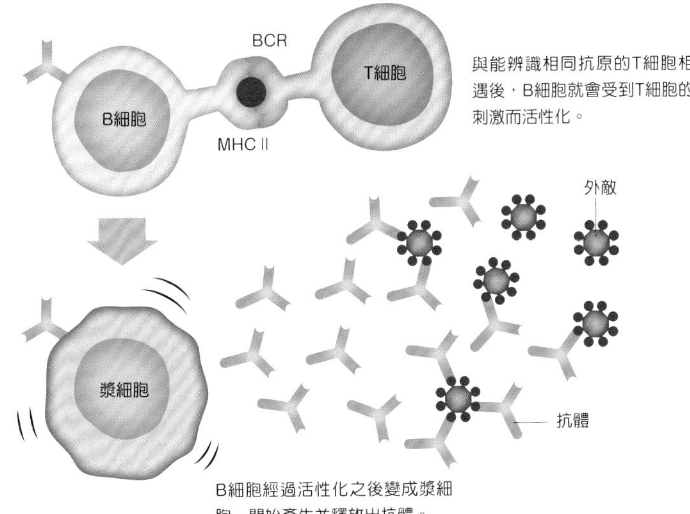

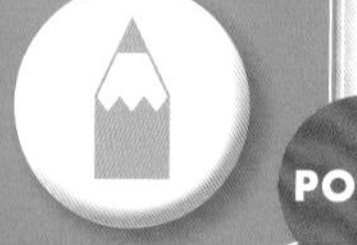

免疫球蛋白的種類

POINT

- 免疫球蛋白即為抗體，是以輕鏈（L）及重鏈（H）組成。
- 抗體包含與抗原結合的部分（Fab），以及與免疫球蛋白受體結合的部分（Fc）。
- 包含IgM、IgG、IgA、IgD、IgE等5個類別，依各自的Fc部分（重鏈）的構造來區分。

球蛋白是以蛋白質組成的抗體

抗體是由B細胞產生的蛋白質——球蛋白所組成的，又可稱作免疫球蛋白。抗體依照與免疫球蛋白受體結合部分（Fc）的構造及形狀差異，可分為IgM、IgG、IgA、IgD、IgE等5個種類，抗體的種類稱為類型（Class）。「Ig」為免疫球蛋白「Immunoglobulin」的縮寫。

每種類型的抗體都具有大致相同的基本構造（參照右圖）。2條長的重鏈（H）及2條短的輕鏈（L）組成一個Y字形，根部為Fc區，兩側向外展開的部分稱為Fab區。Fab區的前端部分可以附著在抗原上，因為每個B細胞製造的抗體都會有少許構造上的差異，因此稱為可變區。除此之外的部分則不會因細胞而異，所以稱為恆定區。類型的字母M及G等，是由與重鏈的免疫球蛋白受體結合部分（Fc）的構造決定的。

免疫球蛋白的種類及特徵

IgM會在病毒感染的初期產生，5個IgM分子會結合成五聚體，捕捉病毒並將其排除。IgG是排除外敵的最強武器，可以長期存在於血液中（參照P.108）。IgA的一部分屬於分泌型，全身的黏液及母乳中都含有許多IgA。IgE與立即型過敏反應有關，而有關IgD的詳細功能目前仍是不明狀態。

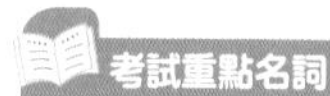

考試重點名詞

免疫球蛋白
B細胞製造的抗體是由名為球蛋白的蛋白質所組成，稱作免疫球蛋白。

免疫球蛋白的類型
免疫球蛋白可分為IgM、IgG、IgA、IgD、IgE等5個種類，分類是依據與重鏈的免疫球蛋白受體結合部分（Fc）的構造來決定。

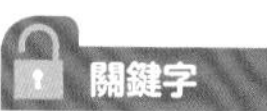

關鍵字

可變區
免疫球蛋白的Y字前端為可變區，不同B細胞產生的抗體的可變區都不同，為了抵禦各種外敵，必須預備各式各樣不同構造的抗體。

恆定區
Fab區中除了可變區之外的部分就稱為恆定區，不會因不同細胞而改變。

筆記

類型轉換（Class Switch）
沒有活性化的B細胞在活性化之後開始製造IgG及IgA等不同類型的抗體，就稱為類型轉換。當進行類型轉換的時候，免疫球蛋白的設計圖——基因的一部分會被切開進行重組。

免疫球蛋白的基本構造

每個類型的免疫球蛋白的基本構造都大致相同，兩側向外展開的可變區前端會與抗原連結。分類方式是以重鏈的構造來區分。

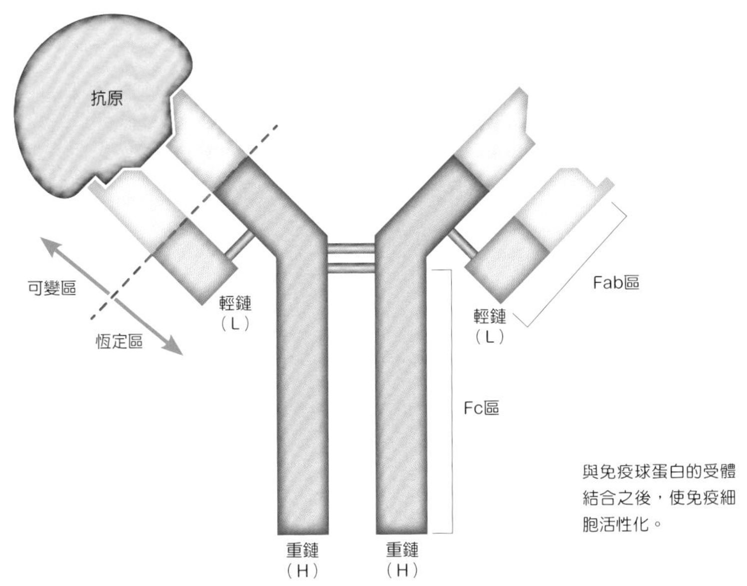

免疫球蛋白的種類及特徵

5種類型的免疫球蛋白的分子形狀都不一樣。IgG、IgE、IgD為單體的Y字形，構造上有些微的差異。IgA在血液中也是呈現單體的Y字形，但是在黏液等分泌液中會變成二聚體的型態。另外，IgM在血液中是呈現5個連在一起的五聚體型態。

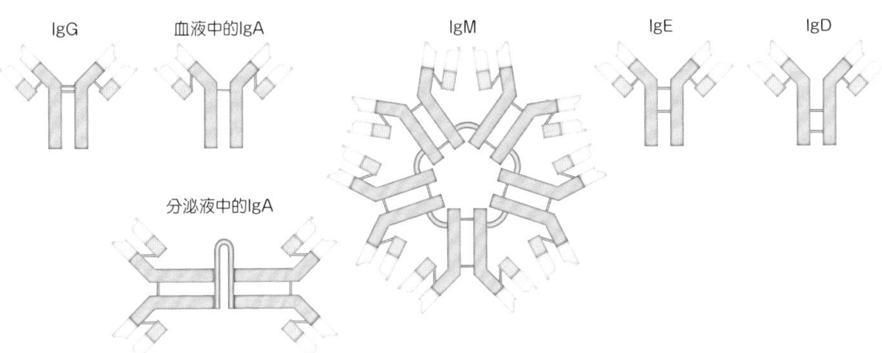

抗體的功能

POINT
- 抗體與抗原結合時引起的反應稱為抗原抗體反應。
- 抗體基本上只會對一種抗原有反應。
- 抗體與抗原結合時會進行調理及中和作用。

抗體與抗原結合時會引起抗原抗體反應

當抗體與入侵的外敵（抗原）結合之後會引起抗原抗體反應。

關於抗原抗體反應要注意的是，一種抗體基本上只能與一種抗原結合。還有，抗體並不能與抗原的任何部分結合。抗體與抗原結合的部分稱為抗原決定位或抗原表位。若非完全相符的抗原及抗體，是無法引起抗原抗體反應的。

抗體的功能

抗體與抗原結合後，抗體的Fc區會與吞噬細胞的免疫球蛋白受體結合，接著吞噬細胞會大口將抗原吞噬，這個過程就稱為調理作用。藉由調理作用可以增強嗜中性球的吞噬能力。

此外，其他的抗體會將病毒緊緊包圍，阻止它們入侵細胞內。因為病毒不進入人體細胞就無法增殖，所以透過這樣的方式可以防止感染擴散。這樣的作戰方式對某些毒素也能發揮效果。抗體與病毒及毒素結合，使其無力化的過程就稱為中和作用。

抗體還有一個功能是活化補體（參照P.64）這種輔助免疫功能的蛋白質。另一方面，會與自體細胞及賀爾蒙結合的抗體（自體抗體）則是造成自體免疫疾病的原因之一。

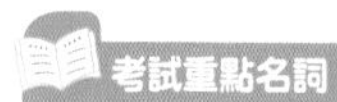

考試重點名詞

抗原抗體反應
抗體與抗原結合時產生的反應。除了防止感染外，發生立即型過敏之一的全身性過敏反應，還有紅血球被破壞的溶血現象時也會產生這種反應。

調理作用
抗體與抗原結合後，抗體的Fc區會與吞噬細胞的免疫球蛋白受體結合，增強吞噬細胞的吞噬能力。

中和作用
抗體與抗原及毒素結合，使其無力化。

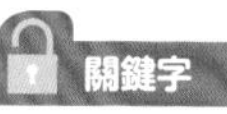

關鍵字

溶血反應
指紅血球的細胞膜破裂，血紅素跑出血球外的現象。又稱作溶血反應。輸血時血型不合就會引起此反應。

補體
協助免疫功能的蛋白質（參照P.64）。以單體或複合體的型態進行作用。

抗原與抗體的一對一關係

抗體一直都是與抗原保持一對一的關係，只能和一種抗原結合。

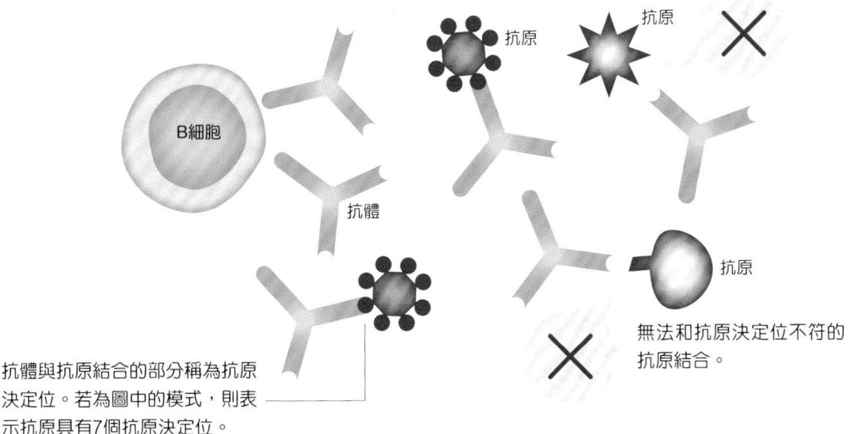

抗體與抗原結合的部分稱為抗原決定位。若為圖中的模式，則表示抗原具有7個抗原決定位。

抗體的功能

與抗原結合的抗體功能如下圖所示。

①調理作用

與抗體結合的細菌會刺激嗜中性球的食慾（促進吞噬功能）。

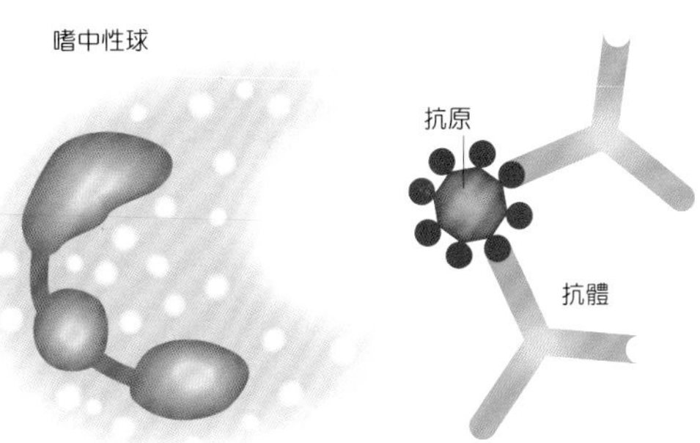

②中和・防止感染

藉由緊緊包圍抗原，防止其入侵細胞，以阻止感染擴大。

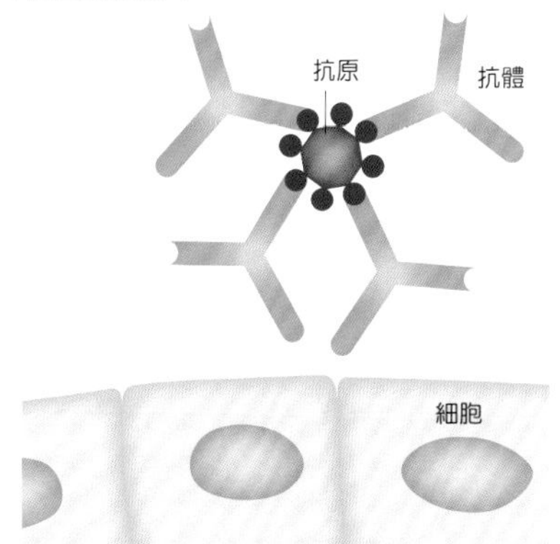

③活化補體

使補體活性化，將外敵的細胞膜穿洞並殺死。

補體

POINT
- 補體是協助免疫功能的蛋白質，有9個種類。
- 一個補體活性化之後，其他的補體也會接連活性化。
- 補體的活化途徑及功能有3種。

補體並不是配角

補體是在免疫機能中被活化而具有功能性的蛋白質。因為是協助免疫機能運作，所以名稱中有個「補」字，但不代表它是個配角。

補體共有9個種類，因為英文為complement，所以用C1、C2、C3……C9的方式編號。其中可再細分，如C1有C1q及C1r等，C3有C3a及C3b。補體並非各自進行作用，而是某個補體活性化之後，便會啟動其他補體的連鎖活化反應，並且發揮功能。

補體有3種活化的途徑。第一種是抗體與抗原結合時，也與C1連結而啟動的古典途徑；第二種是C3自然活性化而啟動的替代途徑（或稱旁路途徑）；第三種是血液中的甘露糖結合凝集素（MBL）與外敵結合時啟動的凝集素途徑。

補體的功能主要有3種

補體的第一項功能為調理作用。當抗體與抗原結合時補體也一起結合，可以促進吞噬細胞的吞噬功能。第二項功能是將細菌打洞。有一些經過活性化的補體會附著在細菌的細胞膜上，產生膜攻擊複合物（membrane attack complex），將細胞膜打洞，引起免疫溶菌反應。第三項功能是刺激肥大細胞及嗜鹼性球活性化，使其釋放出組織胺，促進發炎反應。

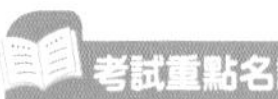

考試重點名詞

補體
協助免疫機能的蛋白質，可分為9大種類。一個補體活性化之後，便會啟動其他補體的連鎖活化反應，共同進行作用。

膜攻擊複合物（membrane attack complex）
由若干活性化的補體結合而成，具有將細菌的細胞膜打洞的功能。

組織胺
肥大細胞及嗜鹼性球等細胞內的顆粒中含有的物質，被釋放出來時會引起血管通透性亢進、血管擴張、低血壓等症狀，與過敏有關。

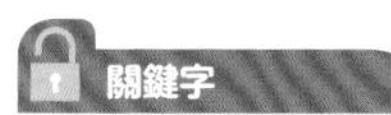

關鍵字

甘露糖結合凝集素
Mannose-Binding Lectin，簡稱為MBL。存在於血漿中的物質，附著在細菌的細胞表面時，MBL的酵素會活性化，使補體活性化。

肥大細胞
英文為Mast Cell，存在於皮膚及黏膜下方等處。細胞內具有含組織胺的顆粒，當其受到刺激時就會釋放出組織胺等化學物質，引起發炎反應。

補體的連鎖活化反應

補體有3種活化的途徑，當某個補體活性化後，便會啟動其他補體的連鎖活化反應。活化的補體會藉由調理作用、免疫溶菌反應、促進發炎反應來協助發揮免疫功能。

古典途徑
抗體與抗原結合，C1再與其連結時啟動。

替代途徑（旁路途徑）
C3自然活性化而啟動。

凝集素途徑
血液中的甘露糖結合凝集素（MBL）與外敵結合時啟動。

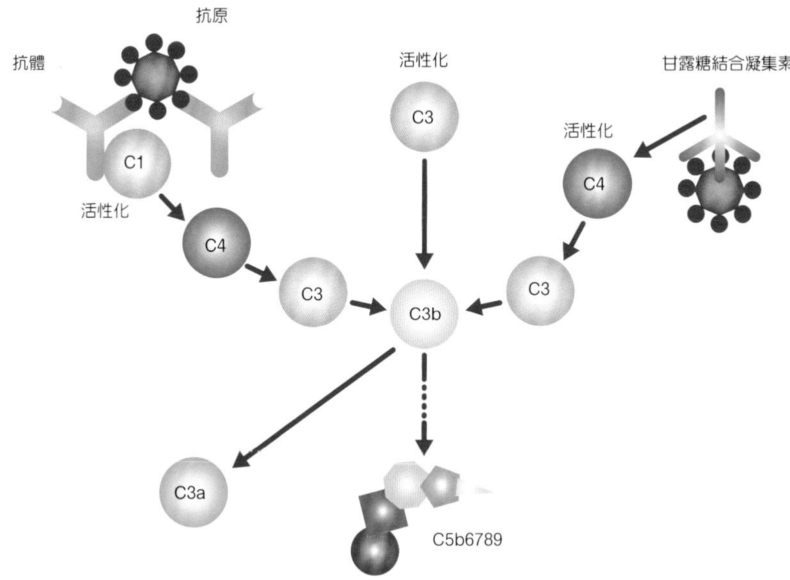

調理作用

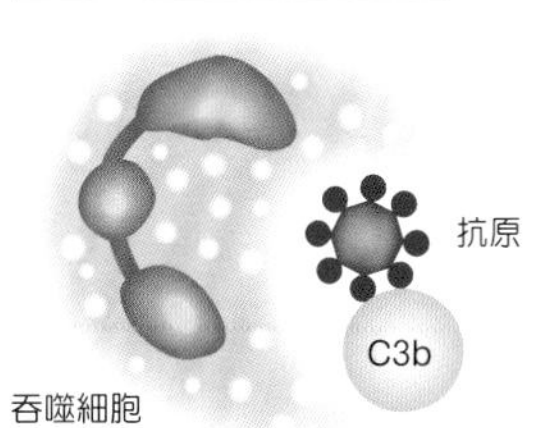

免疫溶菌反應

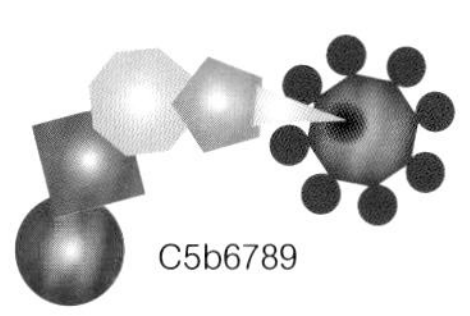

促進發炎反應

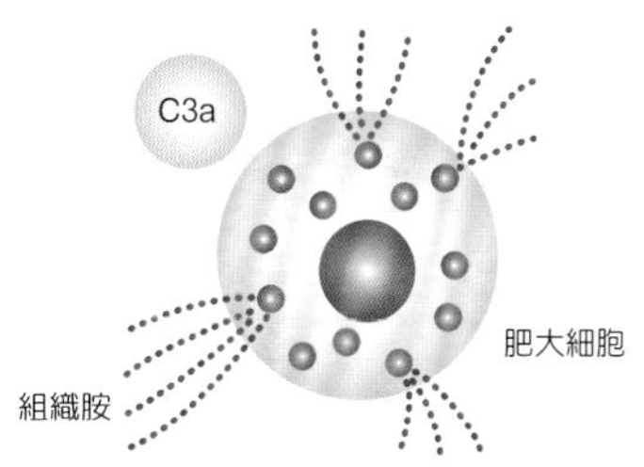

調理作用
補體與抗原結合時，促進吞噬細胞的吞噬功能。
※雖然「抗原＋抗體」、「抗原＋補體」也能促進吞噬功能，但是「抗原＋抗體＋補體」促進吞噬功能的效果最好。

免疫溶菌反應
由補體結合製成膜攻擊複合物，將細菌等目標細胞的細胞膜打洞後殺死。

促進發炎反應
刺激肥大細胞等使其釋放出組織胺，增加血液流量，並引起局部浮腫（腫脹）。

NK細胞

POINT
- NK細胞可以破壞受感染的細胞及癌細胞等異常細胞。
- 不用接受T細胞的指示，也可進行非特異性免疫。
- 已發現同時具有NK細胞及T細胞能力的NKT細胞。

找出並破壞異常細胞

NK細胞和T細胞及B細胞等淋巴球不同，它被分類為先天性淋巴球。NK為Natural Killer的縮寫，意思是天生的殺手。NK細胞不像T細胞及B細胞具有可以辨識外敵的抗原受體，所以沒辦法針對抗原進行特異性攻擊。也因此NK細胞是屬於先天性免疫細胞。它的特徵是比其他的淋巴球稍大，帶有可以殺死細胞的顆粒。

NK細胞的目標包括癌細胞及被病毒感染的細胞等，有些會自己釋放出「殺了我！」的信號，還有一些自體細胞無法清楚顯示可供識別的名牌。NK細胞會將這些細胞做記號並抓住它們，從顆粒釋放出特殊的蛋白質將細胞膜打洞，殺死它們。

雖然功能和細胞毒性T細胞很像，但是NK細胞不會辨識並針對某些抗原進行攻擊這點則和細胞毒性T細胞不同。

還有NKT細胞這種特殊的細胞

還有一種淋巴球同時具有NK細胞及T細胞的特徵，名為NKT細胞（自然殺手T細胞）。這種細胞是T細胞的同伴，它可以察覺到吞噬細胞不易辨識的細菌，當接收到吞噬細胞傳來抗原入侵的訊息時，具有同時刺激細胞免疫及體液免疫的能力。

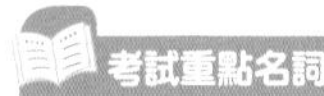

考試重點名詞

NK細胞
自然殺手細胞，具有不須T細胞指示就能破壞受感染的細胞及癌細胞的能力。

NKT細胞
自然殺手T細胞，是T細胞的同伴，同時具有NK細胞及T細胞的能力，數量只有T細胞的0.1％左右。

關鍵字

特異性
特定的細胞針對特定的外敵啟動反應。細胞毒性T細胞的作用方式是屬於特異性免疫，NK細胞則是屬於非特異性免疫。

筆記

自體細胞的識別標記
身體細胞具有名為「第一類MHC分子」的受體，這就是可以主張其為自體細胞的名牌。癌細胞在表面出示此一受體的能力低落，所以沒辦法主張其為自體細胞。

NK細胞的功能

特異性防禦與NK細胞功能的不同之處，如下圖所示。

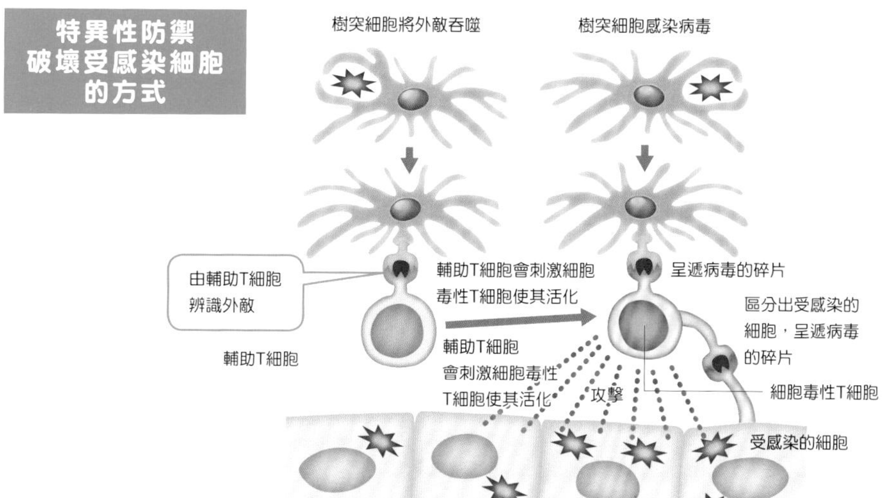

NK細胞破壞受感染細胞的方式

NK細胞
無法出示
自體細胞的標誌
被感染了！
殺了我!!
NK細胞
攻擊
找出釋放訊息的異常
細胞並加以破壞。
攻擊
受感染的細胞
癌細胞

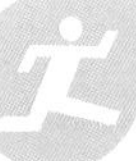

Athletics Column

運動與 NK 細胞

運動時，血液中的NK細胞會一時性地增加，運動後又再次減少。增減程度因運動強度等條件而異，也會有個體差異。例如，進行劇烈運動時，NK細胞的數量會大幅提升，但是運動過後的數量會降到比運動前更低。因此，進行令人感到疲憊的運動過後，有可能會提高感染的風險。另一方面，有報告顯示平常有運動習慣的人，NK細胞的活性會高於標準。因此，適度的運動或許有助於增強身體抵抗感染的能力。

單核球・巨噬細胞

POINT

- 在血液中為單核球，離開組織經過活性化之後會變成巨噬細胞。
- 大腦、肺泡、肝臟、骨骼中也有臟器的固定巨噬細胞。
- 巨噬細胞的功能包括吞噬外敵、引起發炎，以及停止發炎反應進行組織重建。

不僅存在淋巴組織，肺泡、肝臟、大腦中也有

單核球及巨噬細胞的原型是同一種細胞。在血液中時呈現圓形，稱作單核球。較其他白血球稍大，占血液中白血球的3～6%。察覺到外敵入侵或是發炎時就會離開血管，變身為巨噬細胞，動作如同阿米巴原蟲。

肺泡中的肺泡巨噬細胞可以去除隨著空氣一起進入肺泡中的異物。而肝臟中的巨噬細胞——庫佛氏細胞可以處理從胃腸而來的血液中的異物及毒素。大腦中的微膠細胞也是巨噬細胞的同伴。骨骼中的巨噬細胞稱作蝕骨細胞，具有吸收鈣質，建構骨骼形狀的功能。

巨噬細胞的食量驚人

巨噬細胞的工作為吞噬外敵，因為食量很大而得名，特徵是會將遇到的敵人一視同仁地吞噬。

巨噬細胞還有另一項重要的工作，就是透過吞噬敵人產生並釋放出細胞激素，進而引起發炎，將嗜中性球及淋巴球召集到外敵入侵的位置。此外，一部分的巨噬細胞會負責停止發炎反應，進行組織重建。另一方面，肝臟、肺泡及骨骼中的巨噬細胞平常進行吞噬作用時並不會引起發炎。

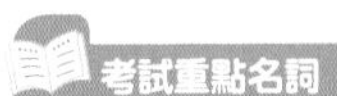

考試重點名詞

單核球
白血球的一種，存在於末梢及淋巴結等處的巨噬細胞在血液中呈現的型態。體積較其他的白血球稍大，外觀呈圓形。

巨噬細胞
單核球離開組織後，會變成動作如同阿米巴原蟲的巨噬細胞型態。具有吞噬及引起發炎的功能。

關鍵字

巨噬細胞
英文為Macrophage，和其他吞噬細胞如嗜中性球及樹突細胞相比，吞噬機能更為旺盛。

筆記

大腦及肺泡的巨噬細胞
大腦及肺泡中的巨噬細胞，並不是由血液中的單核球變身而來，而是由巨噬細胞的前驅細胞進入組織中，直接分化而成。巨噬細胞吞噬異物後是否會引起發炎，和異物的表面有關。肺泡內的異物大多會被稱作表面張力素的脂質包覆，因此不會引起發炎反應。

單核球、巨噬細胞及其功能

單核球及巨噬細胞的原型是同一種細胞，血液中的單核球在察覺到外敵入侵及發炎反應時會離開血管，變身成為巨噬細胞。

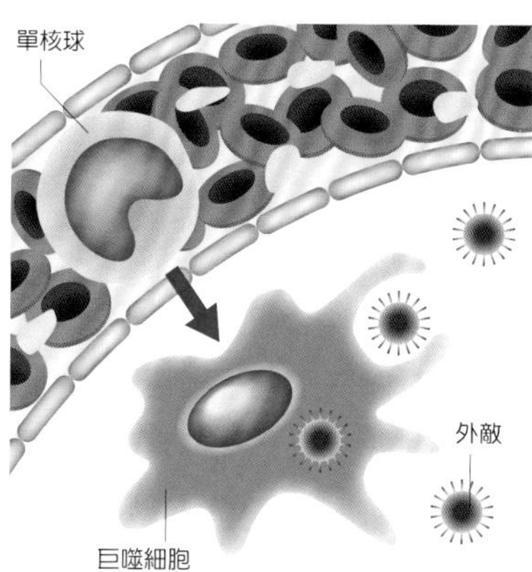

單核球離開血液進入組織時會變成巨噬細胞，吞噬外敵。

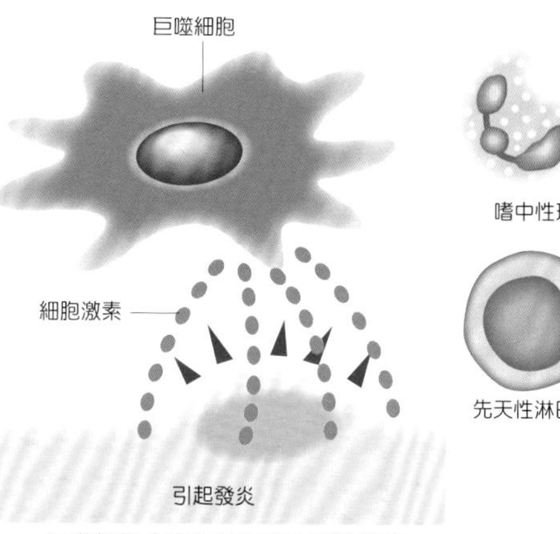

巨噬細胞會產生並釋放出細胞激素引起發炎，召集嗜中性球及淋巴球前來。

大腦及肺泡中的巨噬細胞

大腦的微膠細胞、肺泡巨噬細胞及肝臟的庫佛氏細胞都是巨噬細胞。

腦細胞的細微構造

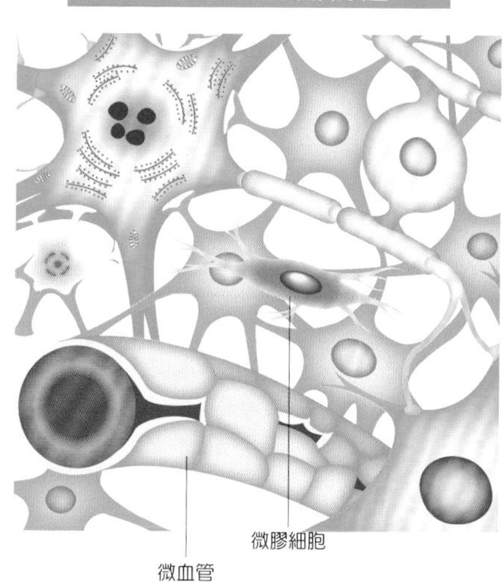

肺泡的細微構造

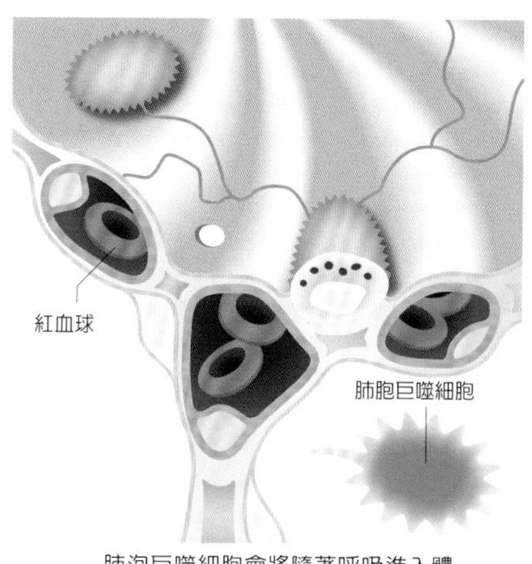

肺泡巨噬細胞會將隨著呼吸進入體內的異物吞噬。

樹突細胞

POINT
- 樹突細胞屬於吞噬細胞的一種，主要存在於皮膚及黏膜中。
- 功能是將吞食的外敵向T細胞進行抗原呈現。
- 將抗原胜肽放在MHC分子上呈遞出去。

向T細胞進行抗原呈現

樹突細胞和單核球・巨噬細胞屬於同種類的細胞。因為外型像樹枝一樣伸展開來，所以被取名為樹突細胞。樹突細胞主要存在於皮膚的表皮及消化道、氣管等黏膜中。皮膚中的樹突細胞是以發現者的名字命名的，叫做蘭格罕細胞。

樹突細胞的工作是吞噬外敵，並向T細胞報告外敵的情報，進行抗原呈現。樹突細胞向T細胞進行抗原呈現會使T細胞活性化，啟動特異性防禦機制。

抗原呈現的過程

樹突細胞將外敵吞噬後，會把後續的吞噬工作交給巨噬細胞，自己則是往T細胞所在的淋巴結移動。

樹突細胞會在細胞中將吞食的外敵分解，再把外敵的碎片（抗原胜肽）放在細胞內名為「第二類主要組織相容性抗原（MHC）分子」的盤子上，連同盤子一起放在細胞表面上。接著，遇到T細胞時就會以放著抗原的盤子觸碰T細胞表面的TCR（T細胞抗原受體），尋找具有相符TCR的T細胞。當抗原＋盤子與TCR吻合時，T細胞就會開始辨識抗原並活性化。要注意的是，樹突細胞吞噬抗原時處於什麼樣的環境中，這會影響輔助T細胞分化的方向（參照P.102）。

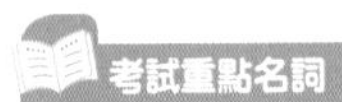

考試重點名詞

樹突細胞
雖然也是吞噬細胞，但是比起吞噬機能，抗原呈現的功能更強。

第二類MHC分子
存在於樹突細胞內的分子，被吞噬的抗原碎片會被放在這個「盤子」上再交出去。B細胞也具有這種分子。

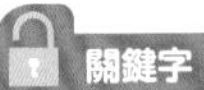

關鍵字

胜肽
由若干個胺基酸組成的合成物質。抗原的蛋白質是由數量龐大的胺基酸組成，進行抗原呈現時會將其分解成胜肽的型態。

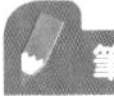

筆記

MHC
主要組織相容性複合體，可分為3個類型。第一類是幾乎所有身體細胞都具有的分子，上面會承載細胞質內被吞噬的抗原（病毒及結核菌等），向$CD8^+$T細胞進行抗原呈現。這也等同於「被感染了！」的訊號。第二類MHC分子存在於抗原呈現細胞中。在食泡內被分解的抗原碎片會被放在第二類MHC分子上，向$CD4^+$T細胞進行抗原呈現。

樹突細胞主要存在於皮膚及黏膜中

樹突細胞主要存在於皮膚的表皮及消化道的黏膜等處，準備抵禦外敵的入侵。

表皮的蘭格罕細胞

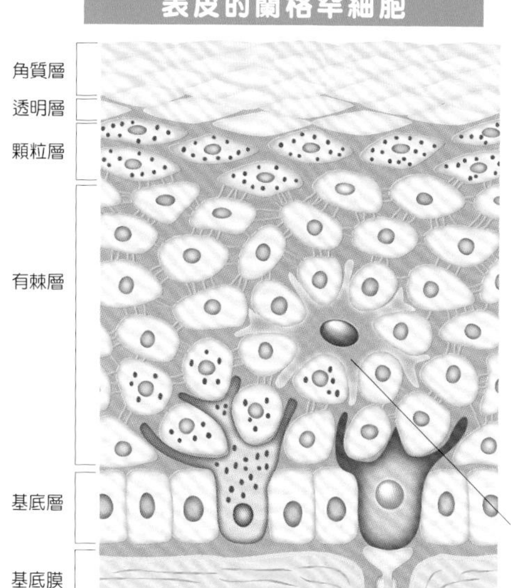

小腸黏膜的培氏斑塊

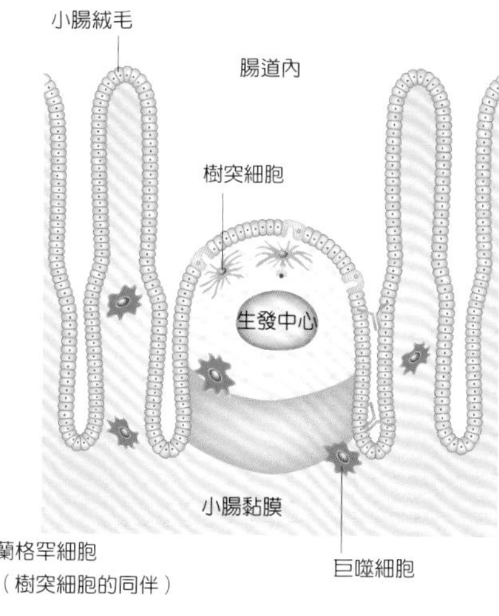

樹突細胞的功能

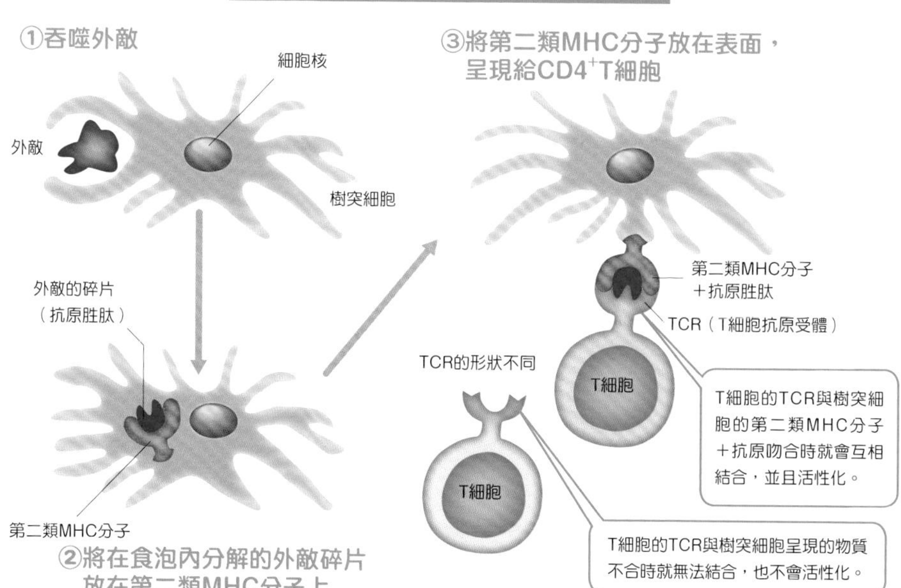

先天性淋巴球

POINT
- 先天性淋巴球是在21世紀才被發現的淋巴球。
- 先天性淋巴球並不像T細胞及B細胞一樣具有抗原受體（TCR及BCR），會釋放刺激身體產生發炎反應的細胞激素。
- 由淋巴球共同的前驅細胞分化而成。

21世紀才發現的淋巴球

近年來，人們發現了一種稱作先天性淋巴球（Innate Lymphoid Cells：ILC或ILCs）的白血球。雖然也是淋巴球，但是不像T細胞及B細胞一樣具有抗原受體（TCR及BCR），不會對特定的抗原啟動特異性免疫功能。

一般認為，先天性淋巴球和其他淋巴球一樣是由共同的前驅細胞分化而成，根據其釋放的細胞激素種類，可分為3個類別。

第一類先天性淋巴球（ILC1）會釋放出干擾素-γ，可以引起發炎反應，使巨噬細胞活性化。當肺部及皮膚等處的上皮細胞受傷時會釋放出細胞激素，受到細胞激素刺激而活性化的先天性淋巴球會再釋放出多於輔助T細胞數百倍的細胞激素，並且呼叫嗜中性球使其活性化，同時產生黏液。

第二類先天性淋巴球（ILC2）多存在於皮膚、肺部、腸繫膜的脂肪組織等處，與寄生蟲感染及過敏相關。當上皮細胞受到傷害或是活化時，便會產生並釋放出細胞激素，第二類先天性淋巴球也會因此大幅地活化。這被認為是上皮細胞受傷的訊號增強並引起發炎的主要機制。

第三類先天性淋巴球（ILC3）則多存在於消化道黏膜中，在腸道細菌及腸道免疫（參照P.88）的平衡中扮演著重要的角色。

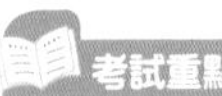

考試重點名詞

先天性淋巴球
雖然是淋巴球的一員，但不具有TCR及BCR。因此，最初發現時被稱為淋巴細胞（Lymphoid cell的直譯）。會釋放出細胞激素，被認為和發炎反應相關。

關鍵字

輔助T細胞
由具有CD4的T細胞活化而成。可以使B細胞及巨噬細胞活性化，是免疫系統的司令塔。

腸繫膜
連接著空腸及迴腸，讓腸道能維持懸吊的狀態，也是血管的通道。

前驅細胞
某些細胞進行分化之前的細胞型態。

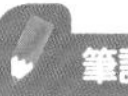

筆記

TCR及BCR
TCR是T細胞的抗原受體，可以辨識抗原呈現細胞的第二類MHC分子及抗原的組合。BCR為B細胞的抗原受體，是種抗體分子。

先天性淋巴球及T細胞・B細胞

先天性淋巴球具有釋放出細胞激素，引起發炎反應的作用。共被分為3個類別，一般認為它和其他淋巴球一樣是由共同的前驅細胞分化而成。

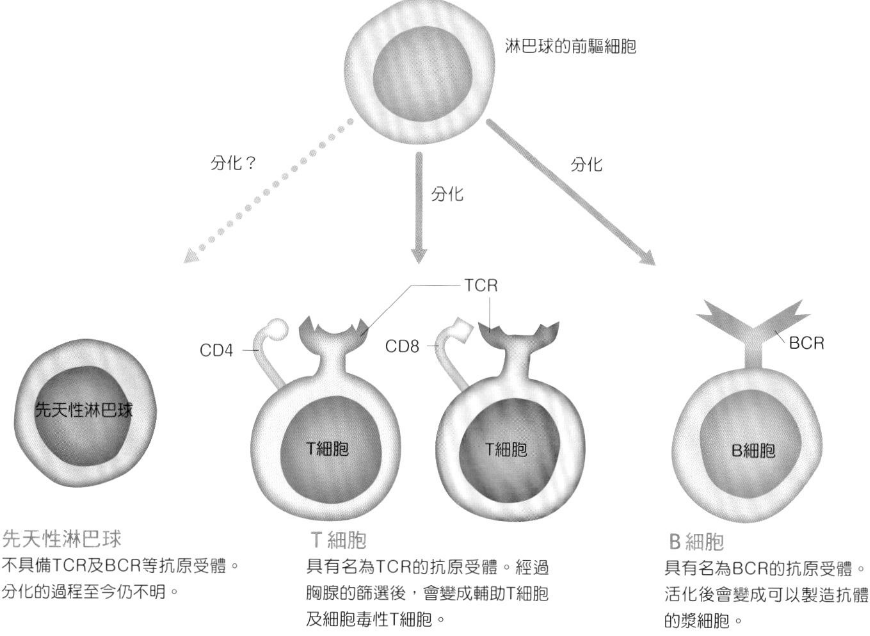

先天性淋巴球
不具備TCR及BCR等抗原受體。分化的過程至今仍不明。

T 細胞
具有名為TCR的抗原受體。經過胸腺的篩選後，會變成輔助T細胞及細胞毒性T細胞。

B 細胞
具有名為BCR的抗原受體。活化後會變成可以製造抗體的漿細胞。

第一類（ILC1）

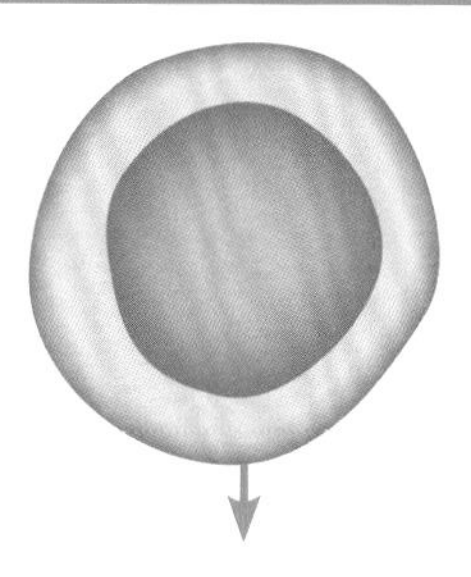

干擾素-γ等

・具有破壞受感染的細胞等細胞的功能。

第二類（ILC2）

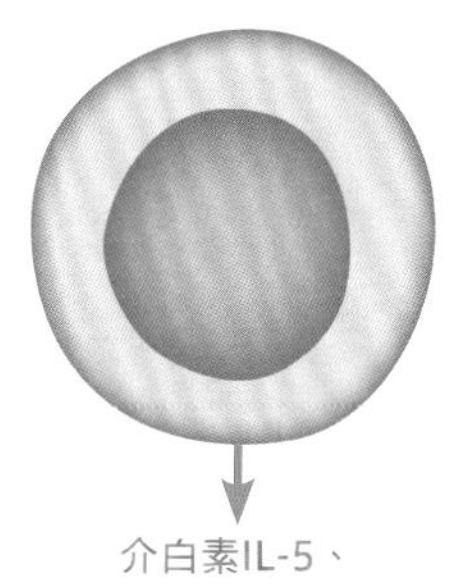

介白素IL-5、IL-9、IL-13等

・多存在於皮膚、肺部、腸繫膜的脂肪組織等處。
・與寄生蟲感染及過敏相關。

第三類（ILC3）

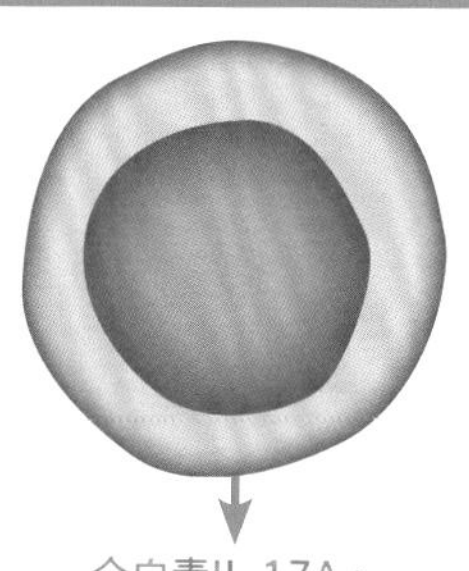

介白素IL-17A、IL-22等

・多存在於消化道黏膜中。
・一般認為與腸道細菌及腸道免疫機能有關。

細胞激素

POINT
- 細胞激素是細胞之間為了傳遞訊息所釋放出的蛋白質的總稱。
- 細胞激素的作用與賀爾蒙相似。
- 由於細胞激素主導許多發炎反應的產生，因此被視為抗體治療的標的。

細胞之間的訊息傳遞物質

細胞激素是指與免疫、造血、發炎等相關的細胞之間，在傳遞訊息時釋放出的蛋白質的總稱。雖然到此頁為止都說「T細胞會對B細胞下達指令」，不過，這些「指令」幾乎都要靠細胞激素來執行。

某個細胞分泌出來的細胞激素與某個細胞的受體吻合時，該細胞就會活性化並引發作用，例如開始分泌出某些物質。這種運作方式與賀爾蒙類似，但是賀爾蒙的作用目標基本上是與分泌的器官有點距離的其他器官，而細胞激素的作用範圍是附近的細胞及細胞本身。

主要的細胞激素及其功能

與免疫機能相關的主要細胞激素及其功能都統整於右頁的表格。

IL（介白素）是白血球之間傳遞訊息時使用的物質，有30種以上。

IFN（干擾素）可以阻止病毒增殖，主要是與病毒感染相關的細胞激素。

TNF（腫瘤壞死因子）會對腫瘤細胞進行作用，誘導細胞凋亡（使細胞死亡），引起發炎反應。

趨化因子除了可以選擇性地呼叫某種白血球外，還包括可以抑制T細胞活性的TGF這種細胞激素。

細胞激素
與免疫、造血等相關的細胞之間，在傳遞訊息時釋放出的物質的總稱。以蛋白質組成，除了細胞活化外，也和細胞增殖有關。

介白素
白血球之間傳遞訊息時所使用的物質。包括IL-1、IL-2等，目前已確認的物質共有30種以上。

干擾素
被病毒感染的細胞釋放出的物質。對自身的細胞受體進行作用後，會在細胞內破壞病毒，合成使其無法活性化的物質。

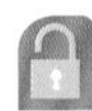
關鍵字

賀爾蒙
從內分泌腺分泌的賀爾蒙會藉由血液循環對目標細胞及器官（大多在距離遙遠的地方）進行作用。包括胰臟的胰島素、男性賀爾蒙及女性荷爾蒙等。

筆記

介白素的語源
介白素（interleukin）是白血球之間傳遞訊息時使用的物質，命名方式是以在白血球「leukocyte」之間進行作用（inter-）這兩個意思組合而成的。

細胞激素的運作方式

釋放出細胞激素後，細胞之間的動作及主要細胞激素的特徵如下所示。

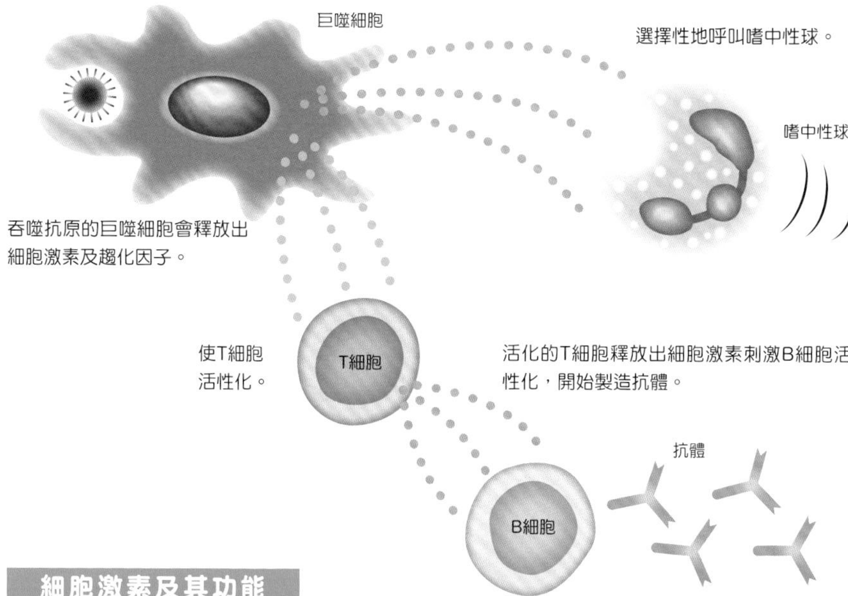

細胞激素及其功能

細胞激素	主要的生產細胞	主要功能
IL-1	巨噬細胞	引起發炎反應；促進血管內皮擴張、血管通透性等
IL-2	T細胞	T細胞的增殖、活性化等
IL-4	第二型輔助T細胞（Th2）	由T細胞分化成第二型輔助T細胞；B細胞的分化、增殖、活性化；以及IgE、IgG的產生等
IL-5	T細胞第二類先天性淋巴球	嗜酸性球的增殖、活性化；B細胞的分化、增殖；IgA的產生等
IL-6	T細胞、巨噬細胞	引起發炎反應；在肝臟製造CRP等
IL-12	樹突細胞、巨噬細胞	T細胞分化成第一型輔助T細胞；促進生產細胞激素等
IL-13	T細胞、第二類先天性淋巴球	B細胞的分化、增殖；促進抗體的類型轉換等
IL-17	活化的T細胞、第三類先天性淋巴球	將嗜中性球召集至血管內皮細胞等處
TGF-β	T細胞、巨噬細胞	具有抑制T細胞、B細胞、巨噬細胞等細胞的功能；組織纖維化等
TNF-α	巨噬細胞、T細胞	引起局部發炎反應
IFN-α、β	漿細胞樣樹突細胞、受感染的細胞	抑制病毒增殖等
IFN-γ	第一型輔助T細胞（Th1）、NK細胞、第一類先天性淋巴球	活化巨噬細胞、NK細胞等
趨化因子	幾乎所有的血球細胞及組織細胞	選擇性地呼叫白血球

胸腺的構造及功能

POINT
- 胸腺是位於心臟及大動脈前方的器官，負責培育T細胞。
- 未成熟的T細胞會在胸腺成長並接受篩選。
- 從胸腺分化出來的T細胞會往全身的淋巴組織移動。

培養、篩選可以獨當一面的T細胞

胸腺是位於胸部中央的胸骨內側，在心臟及大動脈前方的器官，可以分成兩個部分。胸腺早從胎兒期就開始發展，出生時只有大約15g，到青春期時會成長至30～40g。之後會開始慢慢地萎縮，到40歲之後就會漸漸轉變為脂肪。

胸腺的被膜結締組織延伸至內部形成胸腺隔，分隔出許多空間（小葉），其中包含充滿未成熟T細胞的皮質，以及細胞含量稀少的髓質。

胸腺的工作是T細胞的分化及篩選。在胸腺中，T細胞會接受兩階段的篩選，並且配上必要的裝備（CD4、CD8分子，參照P.56），才能變成獨當一面的T細胞。

T細胞的前驅細胞（Pre T細胞）在骨髓中生成後會往胸腺移動，並在皮質的最外層增殖，生成許多具有各種能力的細胞。接著T細胞會一邊往皮質移動，一邊接觸胸腺上皮細胞表面的MHC分子（能夠代表其為自體細胞的名牌），可以辨識名牌的T細胞即通過第一階段的篩選。這個過程稱為正選擇。

第二階段的篩選是要觸碰介於皮質與髓質交界的樹突細胞，樹突細胞會在MHC分子上呈現自體細胞的一部分（自體抗原），與之接觸後互相結合的細胞就會失去資格。因為這代表這些細胞會對自體細胞產生反應，並將其視為敵人。這個過程稱為負選擇。通過兩階段篩選的T細胞就會離開胸腺，往全身的淋巴組織移動。

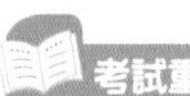

考試重點名詞

胸腺
位於心臟及大動脈前方的器官，被分為兩個部分。主要功能是培育及篩選成熟的T細胞。

T細胞的分化
在骨髓內生成的未成熟T細胞會在胸腺成長，並接受篩選，成為具有「不會將自體細胞視為敵人，可以明確辨別外敵能力」的T細胞。

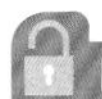

關鍵字

正選擇、負選擇
胸腺在篩選成熟的T細胞時有兩個階段的測試：「可以辨識自體細胞＝正選擇」，「不會將自體細胞視為敵人＝負選擇」。

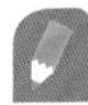

筆記

胸腺是不必要的器官？
長大成人之後，即使因為疾病而切除胸腺也不會危及性命。但是因為胸腺跟免疫機能相關，所以絕對不是不必要的器官。另一方面，在老鼠實驗中發現，於嬰幼兒時期被切除胸腺的老鼠會罹患自體免疫疾病，因此推測胸腺可以製造對免疫耐受性而言屬於必要的調節T細胞。

胸腺的位置及細微構造

胸腺位於心臟及大動脈的前方，周圍的皮質中充滿了未成熟的T細胞，內側則是細胞含量稀少的髓質。

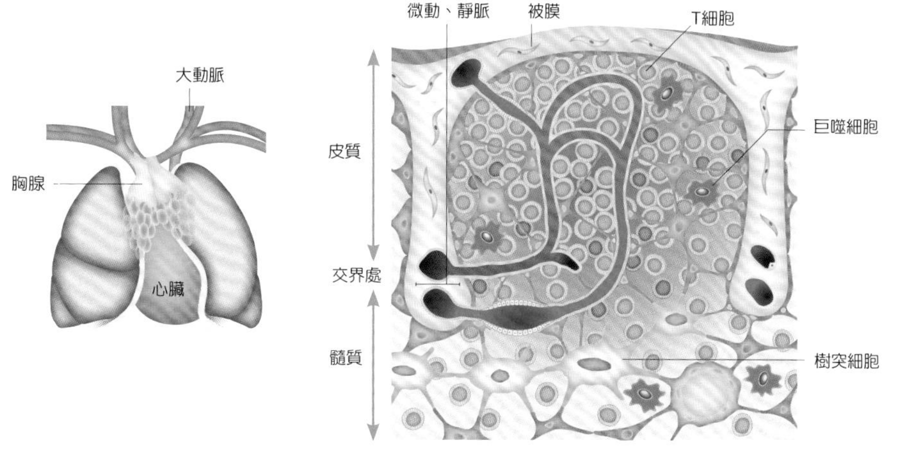

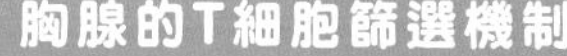

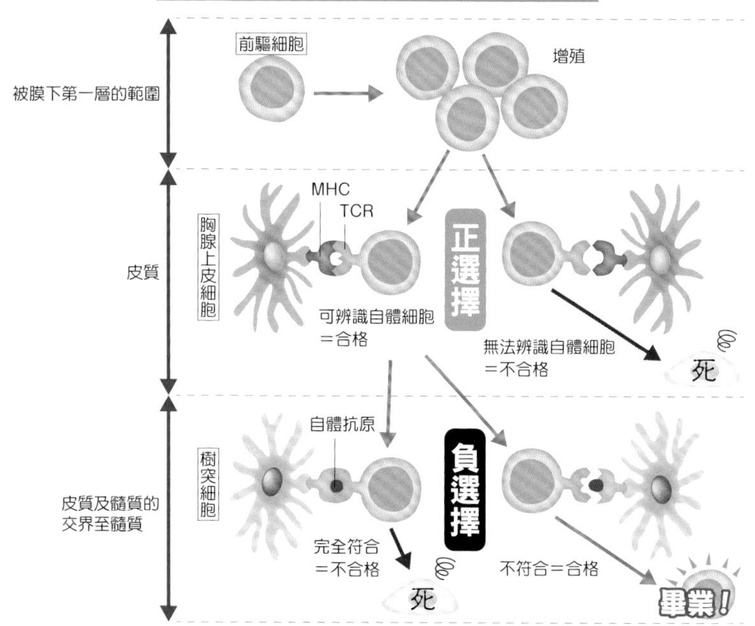

第一階段會測試是否能辨識自體細胞，可以辨識即合格（正選擇）。
第二階段會測試是否能辨識自體抗原，對自體抗原有反應者即不合格（負選擇）。
※T細胞在成長過程中會增加CD4、CD8等CD分子，並由此決定細胞種類。

淋巴管及淋巴液

POINT
- 淋巴液的源頭為末梢的組織液，只會往回流動。
- 從全身匯集而來的淋巴液會在左右靜脈角與靜脈匯流。
- 從全身的微血管離開血管外的淋巴球會在淋巴結聚集，並且繞行全身。

淋巴液的流向只有回程

遍布全身的淋巴管與沿著淋巴管隆起的淋巴結中，有淋巴液流動著。說到「在管中流動」就會讓人想到血液，但是淋巴液的循環不像血液那樣，從心臟出來後繞行全身再回到心臟，淋巴液的流向只有回程而已。

淋巴液的源頭來自於全身組織中，充滿在細胞與細胞之間的組織液。組織液是微血管中血液的水分——血漿濾出的物質，可以供給細胞水分及營養。組織液會經常從血管中滲出，並慢慢地由血管及淋巴管回收。

在組織中被回收的淋巴液會慢慢地匯集，流往較粗的淋巴管及途中的淋巴結。最後，從下半身及左上半身而來的淋巴液會集中在左鎖骨下靜脈的靜脈角，右上半身則是集中在右鎖骨下靜脈的靜脈角，再與靜脈匯流。

通過淋巴管及血管，在淋巴結聚集

淋巴管是負責免疫工作的淋巴球的通道。其中一些淋巴球會通過動脈，從微血管離開血管在組織中繞行，進入淋巴管中在淋巴結匯集，或是在靜脈角與靜脈匯流，藉著血流在全身巡邏。

淋巴結會啟動免疫反應，將進入血管中的異物吞食，具有類似檢查哨的功能。

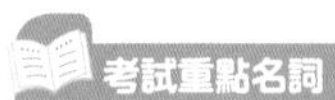

考試重點名詞

淋巴結
遍布於淋巴管中，豆粒般大小的組織。從1mm左右到25mm都有，是免疫細胞的工作場所。

組織液
在末梢組織中，填滿細胞與細胞之間的體液。像田中的水一樣，可以供給細胞營養及氧氣。源頭是血漿，會由血管及淋巴管回收。

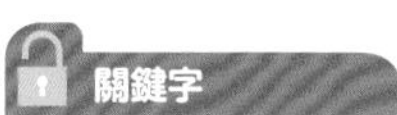

關鍵字

血漿
血液的液體成分。可以將礦物質、葡萄糖、蛋白質等溶於水中。在末梢會從血管中濾出，變成組織液。

筆記

淋巴管的內側具有瓣膜
淋巴的流速緩慢，因為回流時大多都需要抵抗重力，所以淋巴管中會有瓣膜藉以防止逆流。

淋巴管及淋巴結的位置

淋巴管的各處散布著大大小小的淋巴結。淋巴結是免疫細胞的工作場所，也就是次級淋巴器官，聚集在耳朵下方到脖子、腋下、鼠蹊部、左右肺部的內側及腹部、骨盆內等處。罹患某些感染症時脖子的淋巴結會腫起來，就是免疫系統與外敵在激烈交戰的證明。

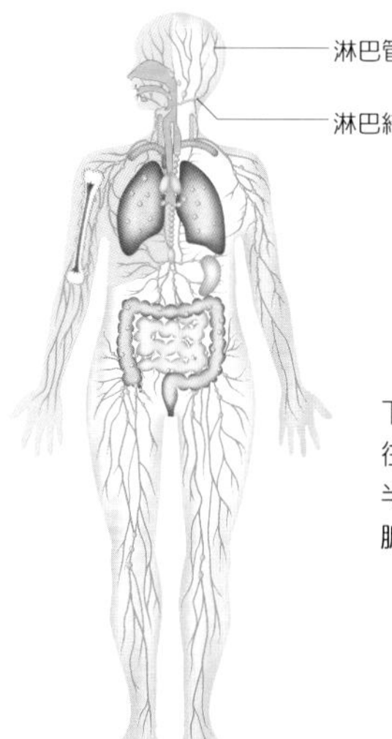

下半身及左上半身的淋巴液會流往左鎖骨下靜脈的靜脈角，右上半身的淋巴液則流往右鎖骨下靜脈的靜脈角，最後在靜脈匯流。

頭頸部淺層的淋巴路徑

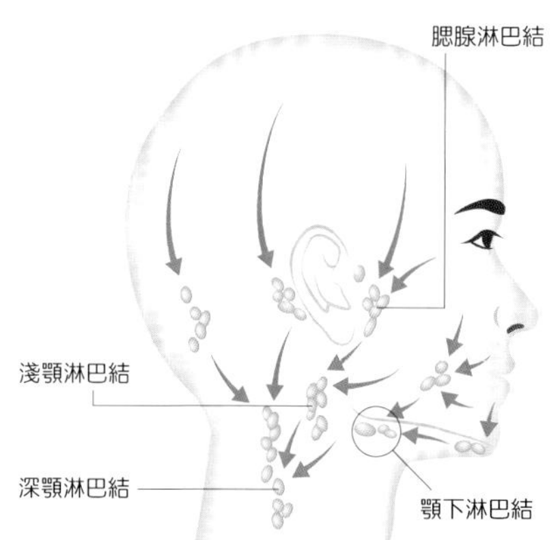

頸部及腋下等處有特別多淋巴結分布。感冒時頸部會腫痛就是因為頸部淋巴結腫脹的關係。

上肢及乳房的淋巴路徑

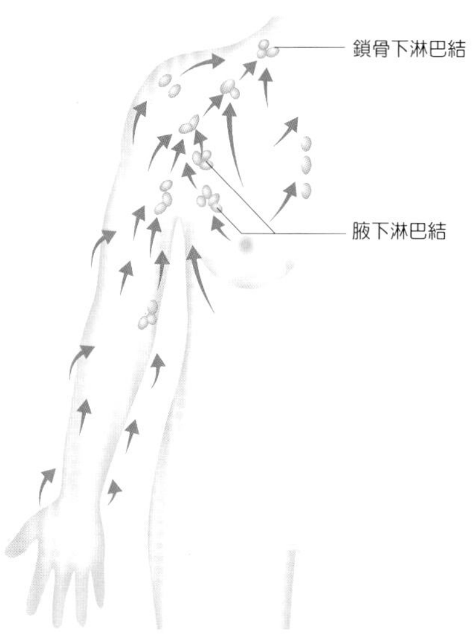

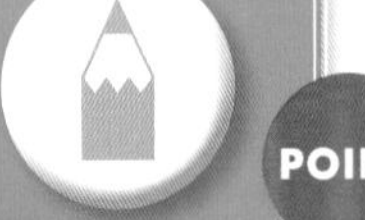

淋巴結的構造及功能

POINT
- 淋巴結的淋巴濾泡中含有許多T細胞及B細胞。
- 隨著淋巴液流動的外敵及異物主要都會在淋巴結進行處理。
- 樹突細胞是在淋巴結向T細胞報告外敵從末梢入侵的消息。

聚集了許多淋巴球的淋巴濾泡

淋巴結是遍布於淋巴管四處的豆粒狀組織，大小約1～25mm左右。淋巴結與淋巴管的連結處會有負責注入淋巴液的輸入淋巴管，以及負責送出的輸出淋巴管。

淋巴結的內部被分成好幾個腔室，其中有個島嶼狀的淋巴濾泡（淋巴小結），周圍被淋巴竇包圍著。淋巴結中也包含了血管。淋巴濾泡是許多淋巴球的集合體。靠近淋巴結周圍的皮質中含有許多B細胞，其內層的皮質旁區則有許多T細胞。在淋巴結中心附近的髓質，則是可以看到許多活性化之後能夠產生抗體的漿細胞。

處理外敵、異物及向T細胞進行抗原呈現的場所

存在於淋巴液中的外敵及異物會在淋巴結被處理掉，處理時會引起發炎，使淋巴結變得腫脹。淋巴結也會處理癌細胞，但是會有處理不完，反而在那裡增殖的情況，這就稱為淋巴結轉移。

在末梢將外敵吞食的樹突細胞會隨著淋巴液一起進入淋巴結，向淋巴濾泡中的T細胞一一呈現吞食的外敵碎片（抗原）。接著遇到可以辨識抗原的T細胞時，該T細胞就會活性化，B細胞也會產生抗體，開始進行特異性防禦。

位於生發中心的B細胞遇到活化的T細胞時，會視情況製造與抗原結合力高的抗體。

考試重點名詞

淋巴濾泡
位於淋巴結中被區分出來的小型腔室裡，是淋巴球的集合體。這裡的B細胞會受到T細胞的刺激而活性化，反覆製造效率更高的抗體。其中一部分的B細胞會變成漿細胞，製造大量的抗體；另一部分則是以記憶B細胞的型態，為下次的外敵入侵做準備。

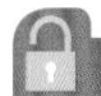

關鍵字

淋巴竇
分布於淋巴結與淋巴組織實質部之間，呈現蜘蛛網狀的構造間隙。當異物入侵淋巴竇時，巨噬細胞會流入淋巴竇中將其吞噬。

漿細胞
B細胞活化後，會變成可以產生抗體的漿細胞。受到已辨識抗原的T細胞刺激，B細胞就會活化成為漿細胞。

筆記

淋巴液在淋巴竇中的流速緩慢
淋巴液在淋巴竇中流動得很緩慢，會在淋巴結中停留一段很長的時間，可以提高捕捉外敵及異物的機會。

淋巴結的構造及功能

淋巴結中具有若干個名為淋巴濾泡的腔室，其中聚集了許多淋巴球。淋巴結內的構造及作用方式如下圖所示。

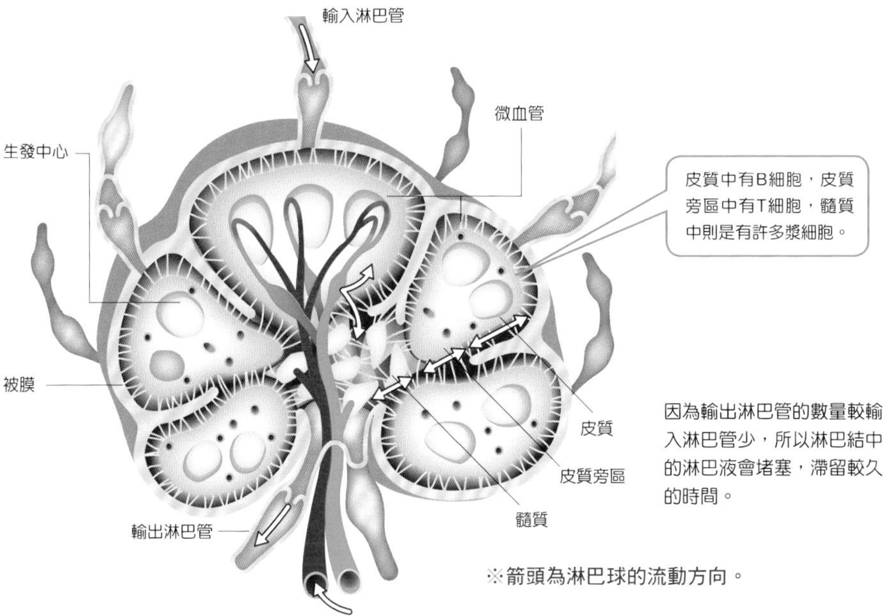

※箭頭為淋巴球的流動方向。

①處理流入的外敵及異物

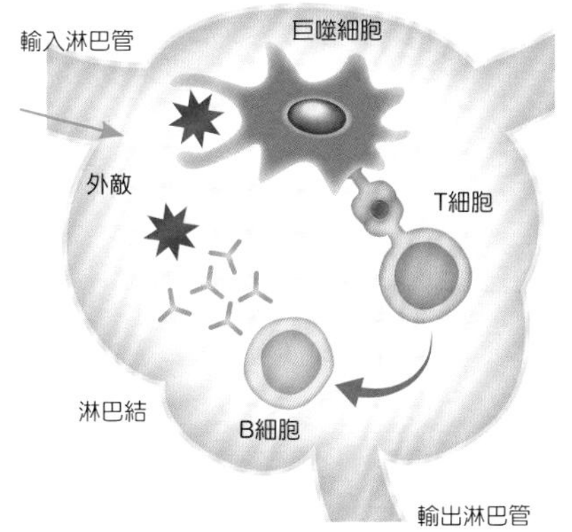

巨噬細胞會處理並吞噬隨著淋巴液流入的外敵及異物。

②在末梢吞噬外敵的樹突細胞會來此向T細胞報告

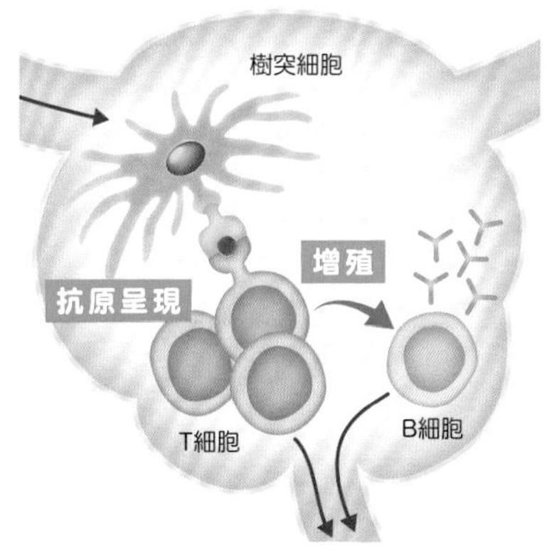

收到樹突細胞的外敵入侵報告後，輔助T細胞會開始增殖，啟動特異性防禦的功能。

脾臟的構造及功能

POINT
- 脾臟內部的中心為白髓，其外側包覆著紅髓。
- 具有破壞衰老的紅血球等與血液相關的功能。
- 可以發揮淋巴組織的機能，將隨著血液流入的外敵等排除。

位於左上腹的脾臟

脾臟的位置在左上腹靠近背部，左腎的後上方。因為在肋骨的內側，一般是無法從外面觸摸到的。由於經常有大量的血液在內部流動，因此外觀呈現暗紅色。

內部分成若干個小型腔室，呈現「暗紅色的紅髓包覆著中心的白髓」的構造。白髓是淋巴球的團塊，中心的脾小結內含有B細胞，周圍則是聚集了T細胞。

製造血液及破壞紅血球

脾臟的首要工作與血液有關。脾臟平常會貯存定量的血液，準備在必要時釋放出來（狗及馬等動物會貯存大量的血液，但人類並不會貯存那麼多血液）。脾臟在胎兒期雖然會負責製造血液細胞，但是出生之後就會負責破壞衰老的紅血球。分布在紅髓當中的脾竇是像竹籬般的弧形血管壁，血液進入此處時，衰老硬化的紅血球就無法通過這層血管壁的間隙，它們會在這裡被巨噬細胞捕捉並處理掉。

作為淋巴組織的機能

紅髓中也有巨噬細胞及樹突細胞，流進脾臟的血液中若有外敵及異物就可以將其吞噬。接著當白髓中的淋巴球收到外敵入侵的報告時，便會啟動淋巴球的特異性防禦功能。

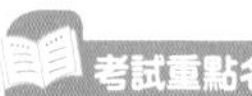

考試重點名詞

脾臟
位於左上腹靠近背部的人體器官，內部經常充滿血液，外觀呈暗紅色。負責與血液及免疫相關的機能。

白髓
脾臟內部小型腔室的中心部分，是淋巴球的集合體。

紅髓
白髓周圍的部分，有血液在其中流動。

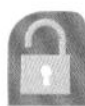

關鍵字

製造血液（造血）
脾臟在胎兒期具有造血的機能。出生後，造血的機能雖然轉由骨髓負責，但是大量出血或是骨髓機能低落時，脾臟就會再次進行造血。

筆記

紅血球的材料會被回收再利用
紅血球被破壞時，其中的血紅素就會代謝成為膽紅素，再被回收至肝臟成為製作膽汁的材料。

對微生物產生免疫反應的基礎
在幼年期切除脾臟會降低對感染症的抵抗力，因此推測脾臟對於微生物的免疫反應具有重要的功能。

脾臟的位置及細微構造

脾臟是由大量的白髓及紅髓組成，細微構造如下圖所示。

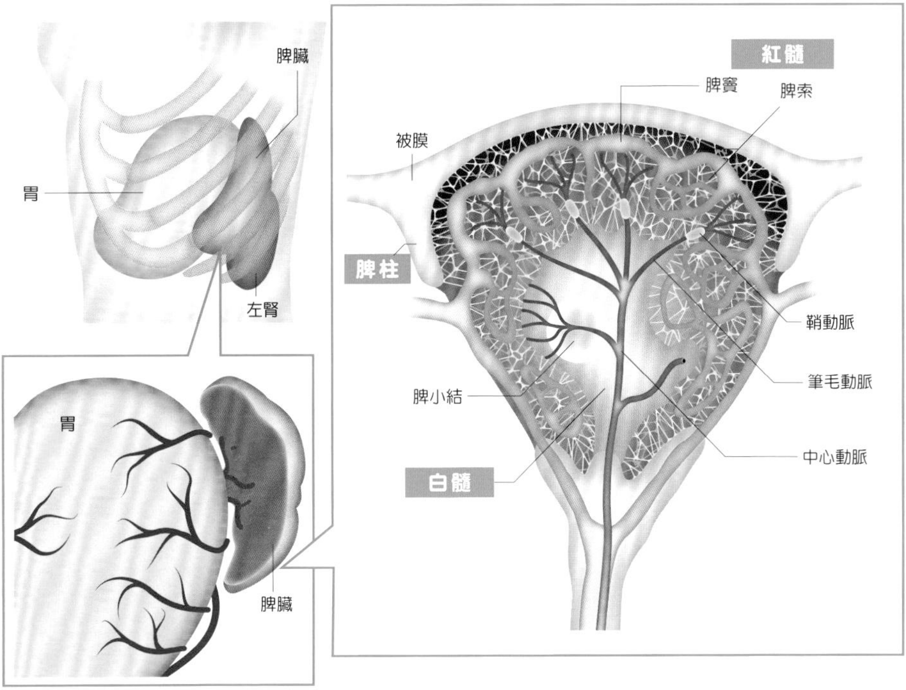

脾臟
胃
左腎
胃
脾臟
紅髓
脾竇
脾索
被膜
脾柱
鞘動脈
筆毛動脈
脾小結
中心動脈
白髓

脾臟會破壞衰老的紅血球

紅血球進入脾竇時，年輕的紅血球因為還很柔軟，可以穿過狹窄的間隙；但是衰老的紅血球因為細胞膜硬化，便沒辦法穿過狹窄的間隙了。沒辦法進入脾竇的紅血球就會被外面的巨噬細胞吞噬處理。

年輕的紅血球
脾竇
巨噬細胞
衰老的紅血球

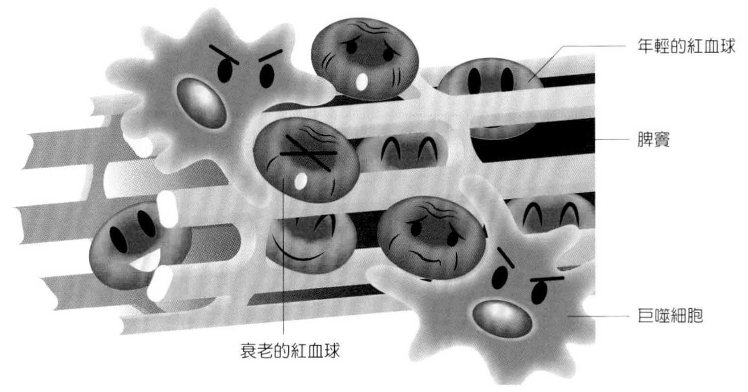

培氏斑塊的構造及功能

POINT
- 培氏斑塊是分布於迴腸黏膜四處的淋巴組織。
- 空腸及迴腸的淋巴組織是人體最大的淋巴組織。
- M細胞會將外敵吞入再交給樹突細胞。

小腸黏膜是人體最大的淋巴組織

與胃部連接的小腸可分為十二指腸、空腸、迴腸等部分。空腸及迴腸合計全長約有6m，前段的5分之2為空腸，其餘的5分之3為迴腸。雖然沒有明確的界線，但是可以觀察到空腸腸壁的平滑肌較發達。

空腸及迴腸的黏膜上，可以看見許多由淋巴球聚集而成的淋巴小結。而迴腸上則有由數十個淋巴小結聚集形成的構造，稱作培氏斑塊。它們都是負責免疫機能的淋巴組織，其功能被稱為腸道免疫。

培氏斑塊分布的部分沒有一般小腸黏膜上叢生的絨毛，看起來一片平坦。整段迴腸中約有20～30個培氏斑塊，培氏斑塊再加上空腸黏膜的淋巴小結，可說是人體最大的淋巴組織。

M細胞會吞食小腸內的外敵

培氏斑塊的表面四處分布著名為M細胞的細胞。M細胞會攝取流入小腸內的外敵，並將其遞交給樹突細胞。樹突細胞會再向T細胞進行抗原呈現，接著活化的T細胞就會刺激B細胞活性化。而活化的B細胞會產生型態為二聚體的IgA抗體（分泌型IgA的本體），準備對抗外敵。小腸內有許多腸道細菌，關於免疫細胞為什麼不會攻擊共生菌，而只對病原菌發動攻擊，目前還未完全明瞭該機制的全貌。此外，M細胞也會吞入食物抗原，因此推論其與免疫耐受性的誘導也有相關。

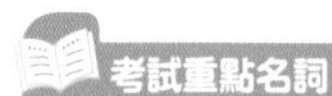
考試重點名詞

培氏斑塊
迴腸中的淋巴組織，大小從數公厘至數公分都有。在整個迴腸中約有20～30個，是負責腸道免疫功能的重要角色。

M細胞
散布在培氏斑塊表面的特殊細胞。可以將樹突細胞納入內部的口袋狀構造中，並吞食流入小腸內的外敵，再將其轉交給樹突細胞。雖然會吞食外敵，但和樹突細胞不同的地方是M細胞不會將其分解。

關鍵字

空腸
這是與十二指腸相連的小腸部分。腸壁的平滑肌發達，特徵是內容物在內部移動的速度很快。黏膜上具有許多淋巴小結。

迴腸
接在空腸之後的部分，特徵是具有培氏斑塊。培氏斑塊在迴腸的後半段尤其多。負責腸道免疫的主要功能。

筆記

腸道免疫
消化道的工作雖然是食物的消化與吸收，但是根據培氏斑塊的相關研究顯示，腸道對於免疫機能而言也是很重要的。

小腸（迴腸）黏膜及培氏斑塊

占小腸後段5分之3的迴腸黏膜上，分布著稱作培氏斑塊的淋巴組織。培氏斑塊分布的部分沒有一般小腸黏膜上叢生的絨毛，看起來是平坦的。整段迴腸中約有20～30個培氏斑塊。

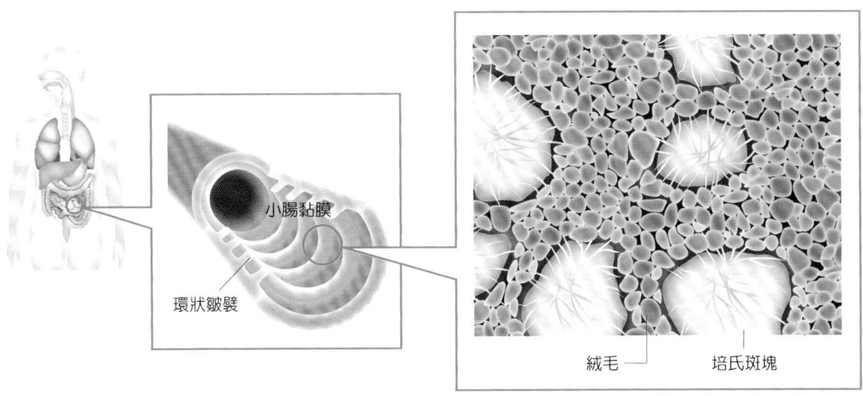

培氏斑塊的剖面與腸道免疫

培氏斑塊的剖面與腸道免疫機能如下所示。

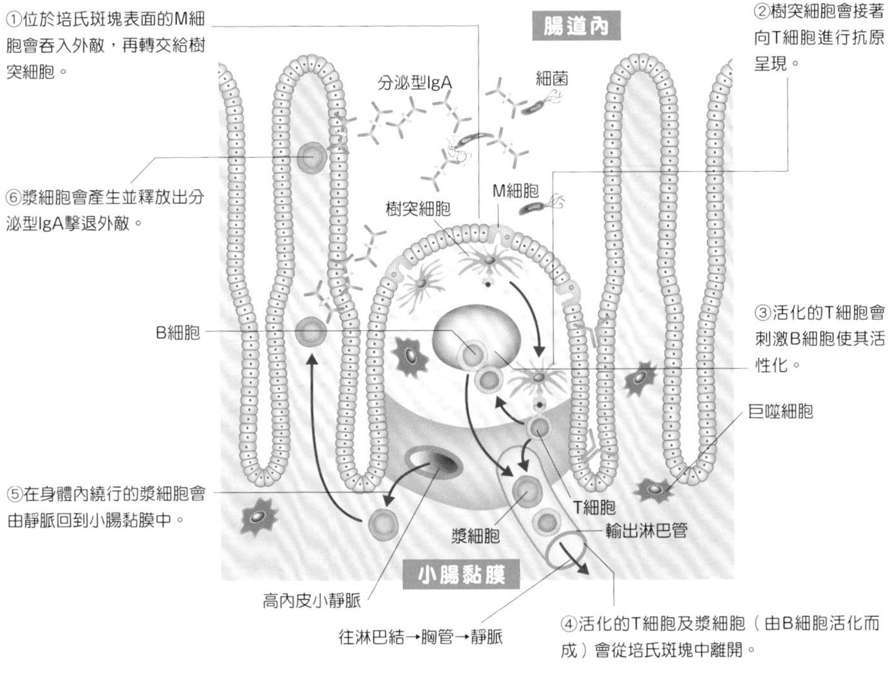

腸道內

①位於培氏斑塊表面的M細胞會吞入外敵，再轉交給樹突細胞。

②樹突細胞會接著向T細胞進行抗原呈現。

③活化的T細胞會刺激B細胞使其活性化。

④活化的T細胞及漿細胞（由B細胞活化而成）會從培氏斑塊中離開。

⑤在身體內繞行的漿細胞會由靜脈回到小腸黏膜中。

⑥漿細胞會產生並釋放出分泌型IgA擊退外敵。

分泌型IgA
細菌
M細胞
樹突細胞
B細胞
巨噬細胞
T細胞
輸出淋巴管
漿細胞
高內皮小靜脈
往淋巴結→胸管→靜脈

小腸黏膜

扁桃體的構造及功能

POINT
- 扁桃體是位於喉嚨的淋巴組織。
- 包括咽扁桃體、耳咽管扁桃體、舌扁桃體、顎扁桃體。
- 扁桃體中聚集了許多淋巴小結。

喉嚨中的淋巴組織

扁桃體是位於喉嚨中的淋巴組織。扁桃指的是杏仁，因為形狀像杏仁所以稱之為扁桃。這個部位過去雖然稱作扁桃腺，但是因為這些組織並不是會分泌東西的「腺體」，所以正式名稱中並沒有加上「腺」字。

扁桃體包含了咽扁桃體、耳咽管扁桃體、舌扁桃體、顎扁桃體等4個部分，位置分布於鼻腔及口腔深處，像一個圓形一樣圍成一圈，這個部分稱作魏氏扁桃體環（又稱為魏氏環）。

4種扁桃體中，咽扁桃體又稱為腺樣體。咽扁桃體約在5～6歲時發展至最大，之後視情況會慢慢變小。扁桃體變太大的話會擠壓到氣管及耳咽管，造成打鼾及張口呼吸的習慣，以及鼻塞等症狀，這種狀態稱為腺樣體肥大。也有孩子因此而引發睡眠呼吸中止症及注意力低落，或是無法順利喝奶而造成營養不良等問題。

扁桃體中的淋巴球功能

扁桃體中聚集了由許多淋巴球團塊組成的淋巴小結。它們會捕捉吸氣時或連同食物一起進入口鼻的外敵，對其產生免疫反應。感冒時，喉嚨的扁桃體會紅腫疼痛，就是因為那裡正在展開對抗外敵的戰役。

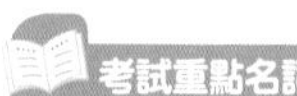

考試重點名詞

扁桃體
喉嚨中的淋巴組織，包括咽扁桃體、耳咽管扁桃體、舌扁桃體、顎扁桃體。可以捕捉從咽頭入侵的外敵並將其排除。

魏氏扁桃體環
由4種扁桃體環繞著咽頭構成，稱作魏氏扁桃體環，又稱為魏氏環。

關鍵字

腺樣體肥大
咽扁桃體肥大，造成氣管及耳咽管狹窄，引起鼻塞及睡眠呼吸中止症等症狀。嚴重時會對肺部及心血管造成負擔，甚至併發心臟衰竭等。好發於孩童。

筆記

腺樣體切除手術
當扁桃體受到特殊細菌（A群β溶血性鏈球菌等）的感染，而細菌釋放的毒素反覆造成腎臟炎時，就會進行腺樣體切除手術。

氣管的構造及扁桃體

喉嚨中的顎扁桃體、咽扁桃體、耳咽管扁桃體、舌扁桃體為淋巴組織（參照下圖）。

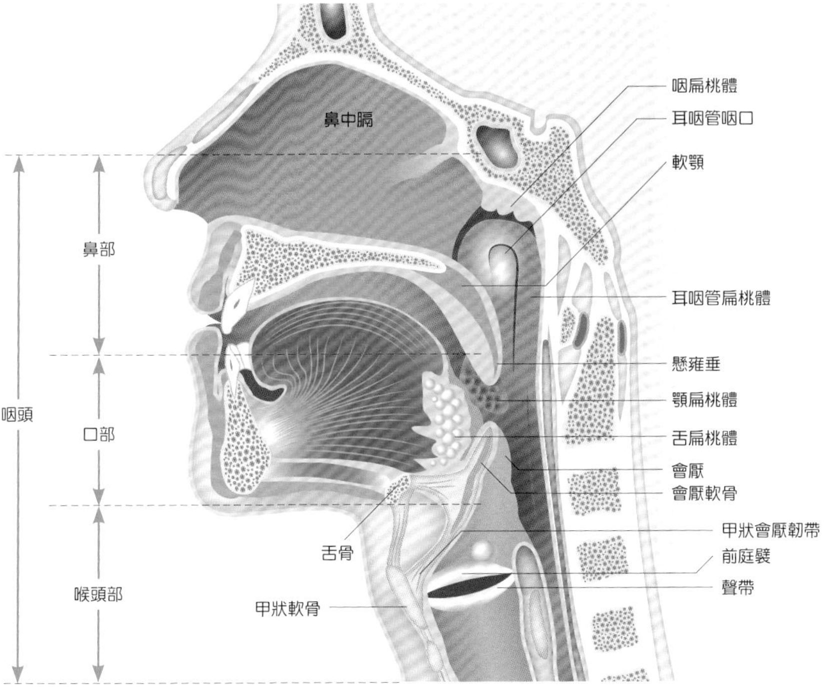

魏氏扁桃體環（魏氏環）

4種扁桃體環繞著喉嚨，構成魏氏扁桃體環（魏氏環）。

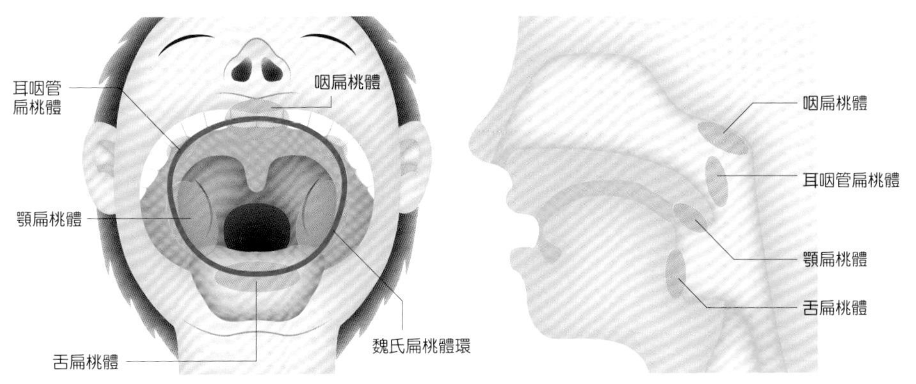

腸道細菌及免疫

POINT
- 人類的腸道細菌有1000種以上，數量高達數百兆個。
- 可分為益菌、壞菌及伺機菌。
- 免疫機能具備了不會將腸道細菌視為外敵的機制。

腸道細菌的數量遠多於人體細胞

人類的腸道中約有1000種，且數量高達數百兆個的腸道細菌。這些都是透過食物，或是與人接觸後進入體內在腸道中棲息的細菌。迴腸至大腸中的細菌尤其多，總量可達1～2kg，用顯微鏡觀察可以看見各種細菌緊密地聚集在腸黏膜上，因此稱之為腸道菌叢。

腸道細菌可分為對人體有益的比菲德氏菌等益菌，以及有害的產氣莢膜梭菌等壞菌，還有不好也不壞的伺機菌。益菌可以抑制壞菌增殖，促進腸道蠕動以預防便祕，還能製造維生素K及B群。相對的，壞菌則是會引起腹瀉及便祕。不過，益菌及壞菌的概念是以部分宿主對腸道細菌的免疫反應關係去做分類的，並非本質上的分類。

腸道細菌和免疫機能發達與否相關

腸道細菌的益菌及壞菌都具有活化淋巴球、誘導免疫耐受性等，與腸道免疫發展相關的重要功能。腸道細菌與人類維持著共存關係，因此人體的免疫機能具備了不會將其視為「外敵」的機制，這和不會將食物視為敵人的耐受性（口服免疫耐受性）的形成也有關係。雖然已知若以抗生物質消除腸道細菌，便會無法進行口服免疫耐受性的誘導，但目前還不知道引發食物過敏的關鍵菌種是什麼。

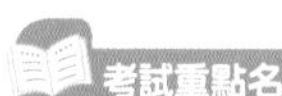
考試重點名詞

腸道細菌
棲息在小腸、大腸的細菌，在迴腸及大腸中尤其多。種類有1000種以上，數量高達數百兆個。視其對宿主的影響，可分為益菌、壞菌及伺機菌。

腸道菌叢
使用顯微鏡觀察腸道細菌，可以看到同種類的細菌像植物一樣聚集在一起，因此命名為菌叢。叢有「草叢」的意思。

筆記

腸道細菌平衡
在各種細菌生存的環境中，腸道細菌不可能全部都是益菌。此外，腸道細菌的種類會受到年齡及飲食等環境，以及宿主的免疫機能影響。成人的腸道菌叢就像指紋一樣，每個人都不一樣。舉例來說，即使吃了大量優格希望藉此改變菌叢，但2～3週後還是會回復原狀。

腸道細菌及平衡

棲息在人類腸道中的腸道細菌可分為益菌、壞菌及伺機菌。即使是壞菌也和淋巴球的活化有關係，理想的平衡狀態如下所示。

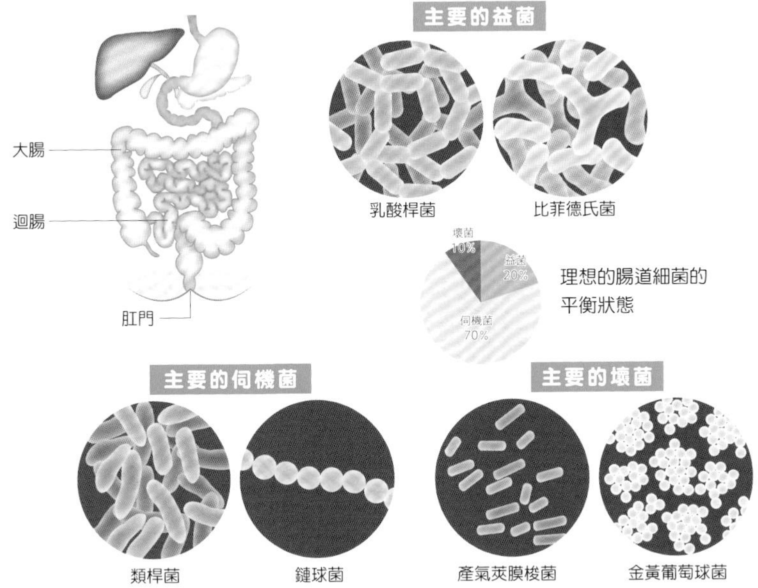

腸道細菌的功能

腸道細菌的益菌可以刺激免疫細胞。當腸道細菌失去平衡的時候，免疫機能會變差或是過度活躍。

壞菌
· 腸內腐敗
· 便祕及腹瀉
· 產生致癌物質
· 過敏或引發自體免疫疾病
· 抑制免疫功能
· 過度使用抗生物質　等等
益菌
· 合成維生素
· 改善便祕
· 幫助消化吸收
· 刺激免疫細胞
· 預防感染　等等

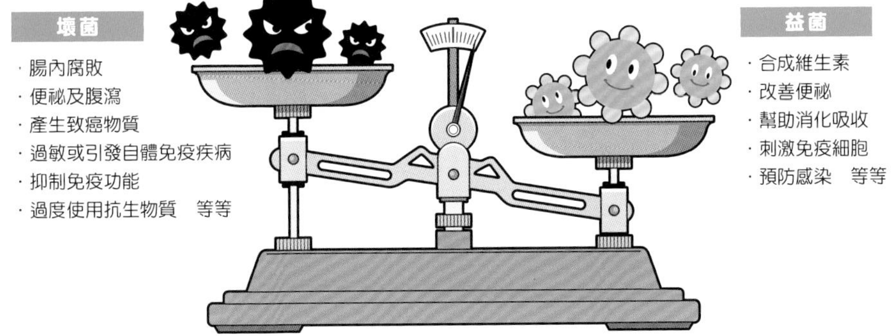

擁有免疫特權的組織

POINT
- 眼睛、大腦、精巢、胎盤等都不易變成免疫系統的攻擊對象。
- 特定組織具有不被免疫系統攻擊的特性，稱作免疫特權。
- 免疫特權的機制很複雜，目前仍處於研究階段。

具有免疫特權的組織

眼睛、大腦、精巢、胎盤等不易變成免疫系統的攻擊對象。這就稱為免疫特權。一般認為免疫特權是為了保護「維持生命及生殖機能等重要組織」不受免疫系統攻擊而獲得的機制。這種機制還會因組織而異，運作方式十分複雜，目前仍處於研究階段。

覆蓋眼睛虹膜部分的角膜，是負責讓進入眼睛的光線產生折射的組織。當角膜異常造成視覺障礙而需要進行角膜移植時，並不需要考慮角膜提供者與接受移植患者的組織相容性。因為角膜是具有免疫特權的組織。角膜不會受到免疫系統攻擊，這是因為角膜的內皮細胞沒有MHC這個盛放並呈現抗原的「盤子」，而且因為沒有血管及淋巴管，白血球也無法到這裡來；除此之外，角膜還具有殺死活化的T細胞的機制。

對母體而言，胎盤在免疫學上屬於異物

將胎兒與母體連結在一起的胎盤，是可以將母體的組織及胎兒的組織結合的臟器，因為它包含了來自父親的基因，所以對母體而言是異物。即使如此，母體的免疫系統也不會攻擊胎盤。針對此現象，目前有兩種說法，其中一種說法表示是因為胎盤的細胞具備的不是第一、二類MHC分子，而是人類共通的MHC分子。另一種說法是，胎盤的細胞會釋放某種賀爾蒙，能抑制細胞毒性T細胞及NK細胞的攻擊。

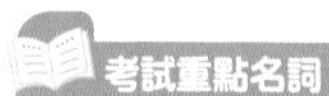
考試重點名詞

免疫特權
身體組織具有不受免疫系統攻擊的特性。這些組織稱為免疫特權區，包括眼睛、大腦、精巢、胎盤等。

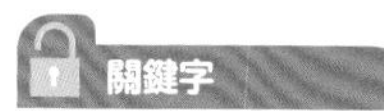
關鍵字

角膜
覆蓋眼睛虹膜的部分，具有讓光線折射的功能，組織中沒有血管及淋巴管。

胎盤
胎兒的絨毛細胞吸收由母體組織——子宮脱落的內膜所形成的臟器。負責輸送氧氣及營養給胎兒，並且回收來自胎兒的老舊廢物。與母體血液直接接觸的胎兒細胞稱為合胞體滋胚層細胞。合胞體滋胚層細胞具有不受母體免疫系統攻擊的機制。

筆記

代理孕母能成立的原因
代理孕母指的是在他人的子宮孕育受精卵的生產方式。雖然對提供子宮的人來說，受精卵完全是別人的東西，但還是可以懷孕，並且生出健康的孩子，就是因為胎盤及胎兒具有免疫特權。

眼球的構造

角膜及其周邊的組織具有免疫特權。因為角膜的內皮細胞不具有MHC分子，而且該處沒有血管及淋巴管分布，所以白血球也無法到這裡來。此外，位於角膜內側的前房中充滿了房水，房水中具有可以抑制免疫機能的物質。

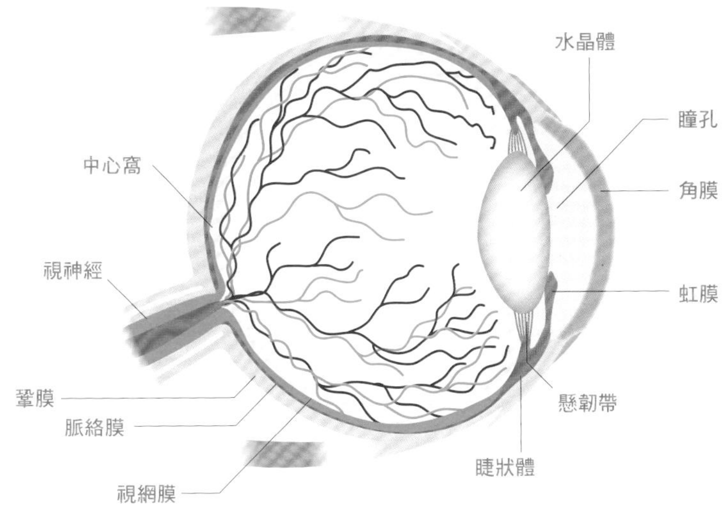

母體及胎兒、胎盤

胎兒及胎盤具有一半來自父親的基因，因此對母體而言屬於異物。即使如此，母體的免疫系統卻不會進行攻擊，有一說是因為胎盤的細胞不具有一般第一、二類MHC分子，還有另一個說法是因為胎盤會釋放抑制免疫機能的細胞激素。

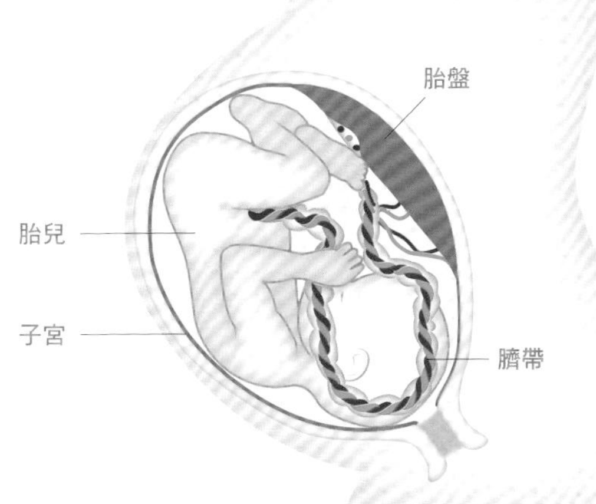

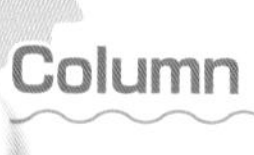

Column

詹納的功勞

開發出種痘，也就是天花預防接種的英國醫師——愛德華・詹納（參照P.12）又被稱為「近代免疫學之父」。以下將詳細介紹他的功勞。

天花的傳染力強，染病後會從全身的皮膚一直到消化道中，甚至是氣管黏膜都會長出許多膿包，導致呼吸衰竭，是種死亡率極高的可怕疾病。過去曾在世界各地大流行，造成許多人犧牲。

近年來，由於種痘已經普及於全世界，加上在流行的地區早期發現患者，以及對接觸患者的人進行追蹤並集中施行種痘等等，各種防疫措施終於開花結果，1980年時，世界衛生組織更宣布天花已從地球上絕跡。天花是人類的傳染病之中，唯一被人類克服的疾病。現在自然界中已經不存在天花病毒了。

詹納是在乳牛放牧盛行的酪農地區出生的。他在12歲的時候前往離家30km遠的海港都市成為開業醫師的弟子，開始學習醫學。當時，他曾聽到患者說「我得過牛痘（牛隻的天花）就不會再得天花了」，因此他在24歲回到故鄉時，便從因為擠牛奶而感染牛痘的女性手上取出水泡中的液體，將液體接種在傭人的兒子身上，成功地預防了天花。然後在1797年，詹納將種痘的成果投稿至英國皇家學會的科學期刊。

其實，在這之前就存在使用人類感染的天花病毒進行預防接種的人痘法。而人痘法雖說是輕度感染，但畢竟是使人感染弱化的天花病毒，有時還是會有喪命的風險。而詹納開發的種痘方式則是使用人類即使感染也只會出現輕症的牛痘，相對來說是種安全的方法。種痘法在當初發表時也經歷過不被認同的挫折，但是從1800年代開始便快速地普及於全世界。

第 3 章

擊退外敵的過程

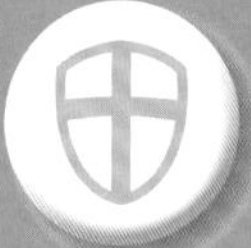

外敵入侵

POINT

- 皮膚的傷口及黏膜對病原體來說是很適合的侵入口。
- 有些病原體也能從健康的皮膚及黏膜入侵。
- 也有些病原體是透過蚊子等生物及醫療器具為媒介入侵體內。

外敵也能從健康的皮膚及黏膜入侵

外敵入侵人體的途徑包括了「傷口」、「皮膚」、「黏膜」、「被蚊蟲等生物叮咬」、「針刺及導管插入等醫療行為」等等。

因為皮膚是一層強力的防護壁，病原體無法輕易入侵。但是當皮膚受傷時，防禦機能就會出現破綻，令病原體有機可乘。此外，也有會破壞健康的皮膚，侵入人體的病原體，例如寄生在角質層而造成足癬的白癬菌（黴菌），以及從皮膚入侵並進入血液中的寄生蟲等。

和表面布滿死亡細胞的皮膚不同，黏膜表面的細胞還活著，所以防禦效果並不像皮膚那麼牢固。流感等病毒具有與人體細胞表面的蛋白質結合，再由此潛入細胞內的特性。另外，像沙門氏菌還會巧妙地運用戰略，以針狀結構刺穿腸黏膜細胞，注入可以讓自己被吸收的蛋白質，藉此入侵人體。

蚊蟲等生物及醫療行為

被蚊子及蒼蠅、蜱蟎、蜘蛛等生物叮咬時，有時生物身上的病原體會入侵體內。常見的登革熱、茲卡熱、瘧疾等都是以蚊子為媒介。

也有些病原體是經由針頭、點滴、導尿管等途徑入侵。因此在醫療現場必須萬分小心，以避免感染風險為目標。

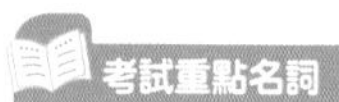

考試重點名詞

皮膚
由表皮及真皮組成。表面是由已經死亡的角質細胞堆疊數層而成，再加上將表皮細胞連結在一起的黏附分子，就形成牢固的物理性防禦。

黏膜
覆蓋在消化道內、氣管內及外陰部等處的上皮，經常以黏液保持潤滑。

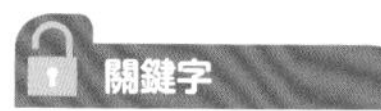

關鍵字

（對人類造成感染的）病毒
會對人類造成感染的，是可以與人體細胞表面的蛋白質結合的病毒。無法與人體細胞的蛋白質結合的病毒就不會造成感染（無法入侵）。

沙門氏菌
被分類為細菌，但是除了在宿主的細胞外，也具有入侵細胞內增殖的性質。腸道感染時會引起嚴重的腸炎。

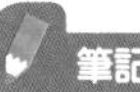

筆記

從皮膚入侵的寄生蟲
著名的有住血吸蟲。生存於淡水中，赤腳踏入水中的人會被其刺破皮膚並入侵，隨著血液寄生於尿道及腸道，因而引發皮膚炎、發燒、腹瀉等症狀。

外敵的侵入口

外敵入侵的途徑有很多種，不只傷口及黏膜，也有些病原體可以從具有堅固防禦機能的皮膚及透過生物、醫療器材等入侵。

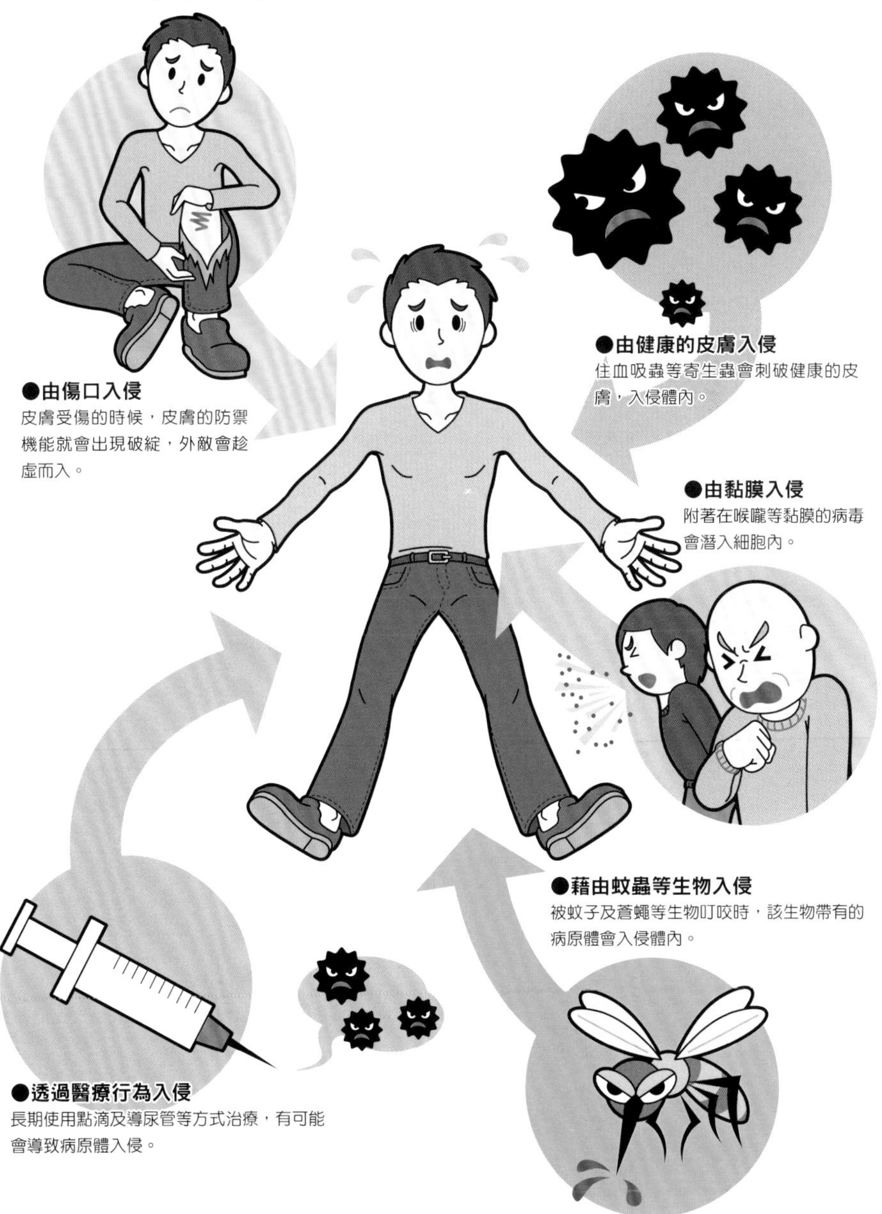

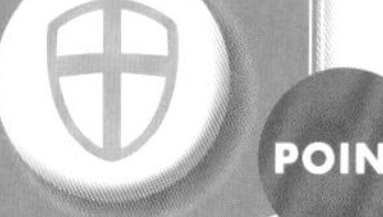

擊退外敵的過程

由吞噬細胞捕捉外敵

POINT

- 周圍的細胞受到受傷細胞釋放出的警報素刺激，或是細胞察覺到有細菌時，都會呼叫白血球。
- 嗜中性球及巨噬細胞、嗜酸性球都會前去吞噬外敵。
- 樹突細胞會透過吞噬作用進行抗原呈現，將外敵的情報傳達給T細胞，藉此保留對外敵的記憶。

察覺外敵入侵而聚集的吞噬細胞

當外敵從受傷的傷口入侵時，嗜中性球及巨噬細胞等吞噬細胞就會立即前往該處，將外敵吞噬（先天性免疫，參照P.18）。不過，吞噬細胞是如何察覺到外敵入侵的呢？原來是因為受傷的細胞會釋放出警報素來刺激周圍的細胞，而受到刺激的細胞就會釋放出趨化因子召集嗜中性球。這個反應並不是引發感染後才會呼叫必要的細胞，而是受傷的當下就會立即開始呼叫，屬於一種防禦反應。當然，透過TLR（類鐸受體，參照P.98）察覺到入侵的外敵（細菌及病毒）時，也會釋放出趨化因子等物質。接著，在現場開始進行吞噬作用的巨噬細胞也會釋放出細胞激素及趨化因子召集更多的吞噬細胞。

嗜中性球十分擅長吞噬細菌，它們會乘著血液在全身巡邏，一旦察覺到外敵入侵就會離開血管，開始進行吞噬作用。而巨噬細胞在數量上雖然沒有嗜中性球來得多，但是食慾卻不輸嗜中性球。除了由在血液中巡邏的單核球分化而成的巨噬細胞外，常駐於組織中的巨噬細胞也會前往，陸續進行吞噬。但是，僅靠這些作用無法完全驅逐所有的入侵者，因此被突破的防線仍然不少。除此之外，主要存在於皮膚及黏膜等處的樹突細胞也是屬於會吞噬外敵的吞噬細胞。但是，樹突細胞的主要工作是捕捉外敵並對T細胞進行抗原呈現，憑著對於入侵外敵的記憶將外敵捉住，再趕往T細胞所在的淋巴結。

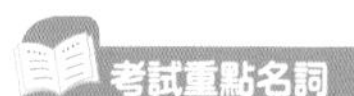

先天性免疫／非特異性防禦
天生就具備的免疫機能稱作先天性免疫。除了對所有入侵的外敵發動攻擊（吞噬細胞負責的工作）之外，先天性免疫也包括上皮細胞等處受傷時產生的反應。

吞噬細胞
具有將外敵「吞噬」機能的白血球，包括嗜中性球、巨噬細胞、樹突細胞。

細胞激素／趨化因子
負責免疫及造血的細胞之間為了傳遞情報而產生的蛋白質，就稱作細胞激素。其中主要的激素為趨化因子，具有呼叫特定白血球的功能。

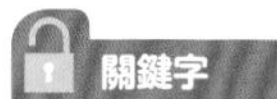

抗原呈現
吞噬細胞會將外敵吞入細胞內進行分解，再將碎片（抗原胜肽）呈現給T細胞，使其認識外敵特徵，開啟保留記憶機制（適應性免疫）的開關。

吞噬細胞往傷口聚集的機制

細胞受到傷害時會釋放出警報素，周圍的細胞受到刺激會再分泌出趨化因子，呼叫吞噬細胞。此外，透過TLR察覺到外敵的細胞也會釋放出趨化因子。

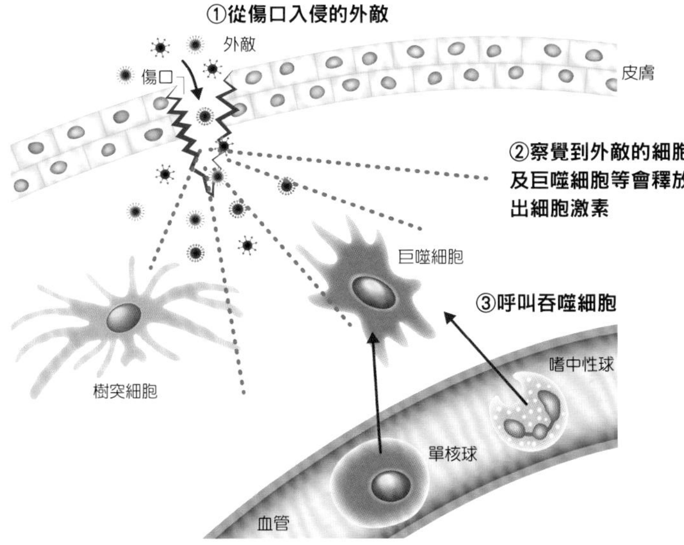

吞噬外敵的吞噬細胞

吞噬細胞會吞噬外敵。嗜中性球特別擅長吞噬細菌，而巨噬細胞則是食量特別大。樹突細胞進行吞噬作用後，便會快速前往淋巴結向T細胞報告。

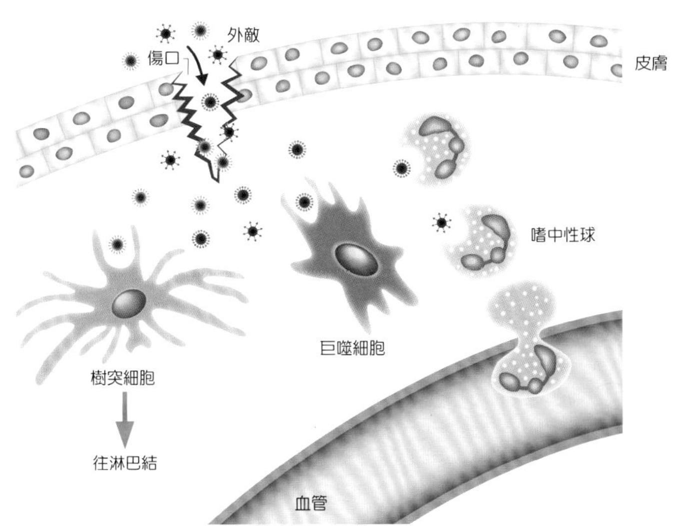

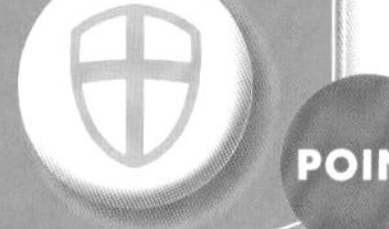

上皮細胞及抗原呈現細胞

POINT
- 上皮細胞及吞噬細胞具有可辨識（偵測）外敵分子模式的受體。
- TLR是可辨識外敵分子模式的受體中最具代表性的一種。
- 偵測微生物的機制不限於哺乳類，普遍存在動物界中。

具備辨識外敵分子特徵的受體

構成皮膚的上皮細胞偵測到外敵入侵時，會釋放出細胞激素示警。此外，巨噬細胞及樹突細胞等吞噬細胞把遇到的物質判定為外敵時，就會前仆後繼地將其吞噬。這些細胞之所以能偵測到外敵，都是因為具備了「模式辨識受體」。

模式辨識受體並不是直接辨別入侵者屬於哪種微生物，而是辨識出細菌及病毒等微生物具有的特殊分子特徵＝模式（pattern）才會開始進行免疫反應。模式辨識受體有若干種類，其中最具代表性的是TLR（Toll-Like Receptor：類鐸受體），目前已知人類具有10種左右。有些TLR能辨識細菌的細胞壁成分，其他TLR則是能辨識細菌的鞭毛成分、病原體的核酸（DNA及RNA）成分，各自負責辨識不同的成分。TLR不只會對外敵產生反應，人體細胞被破壞時釋放出的部分警報素也會引起反應，造成發炎。

模式辨識受體的種類

模式辨識受體除了TLR之外，還有CLR家族可以辨識病原體的多醣體分子，以及可以辨識細菌細胞內基質的NLR及RLR家族等。像這樣的微生物辨識機制不只存在於哺乳類等動物，而是普遍存在於包含植物的生物界中。

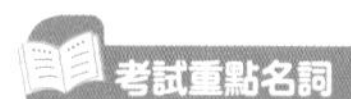

考試重點名詞

模式辨識受體
可以辨識病原體分子特徵的受體。除了代表性的TLR之外，還有CLR及NLR等。

TLR
類鐸受體，原文為Toll-Like Receptor。可辨識病原微生物特有，亦即人類等多細胞生物沒有的分子的受體。最初只在果蠅身上發現的鐸受體（Toll Receptor），後來在人類身上也發現了功能類似的基因，因此命名為「類」鐸受體。此外，Toll在德文中為「厲害」、「出色」的意思。

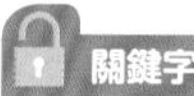

關鍵字

鞭毛
有些細菌具有長毛或是尾巴狀的器官。它們會利用鞭毛游動。

核酸
細胞核中的DAN（去氧核糖核酸）及RNA（核糖核酸）等成分。

多醣體
這是存在於細胞表面的鏈狀化合物。

以TLR辨識病原微生物特有的分子

上皮細胞及吞噬細胞具備的TLR，可以辨識病原體的細胞壁、鞭毛、脂質及核酸等病原微生物特有的分子。

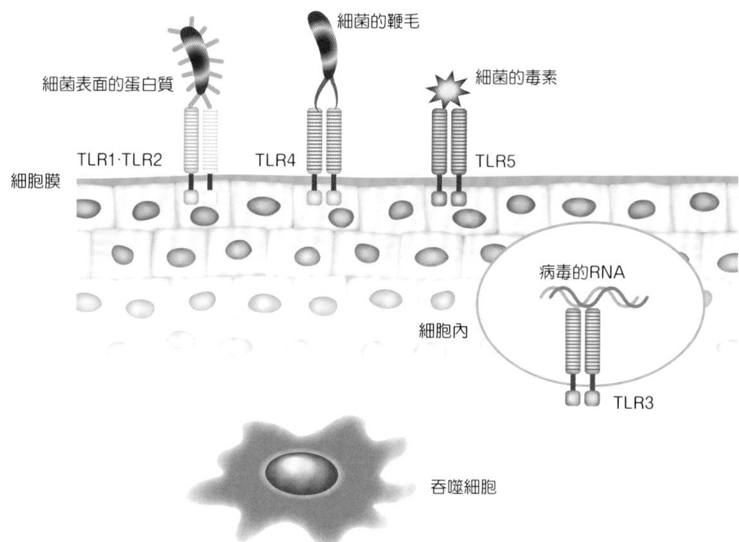

巨噬細胞什麼都吃

當TLR偵測到病原體入侵時，便會產生細胞激素通知周圍的細胞，引起發炎反應。另一方面，在吞噬因為細胞凋亡而死亡的細胞及脂質包裹的物質時，就不會引起發炎。支氣管表面具有名為表面張力素的脂質，可以將被吸入肺部的細菌包裹起來，所以吸入漂浮在空氣中的細菌通常不會引起發炎反應。

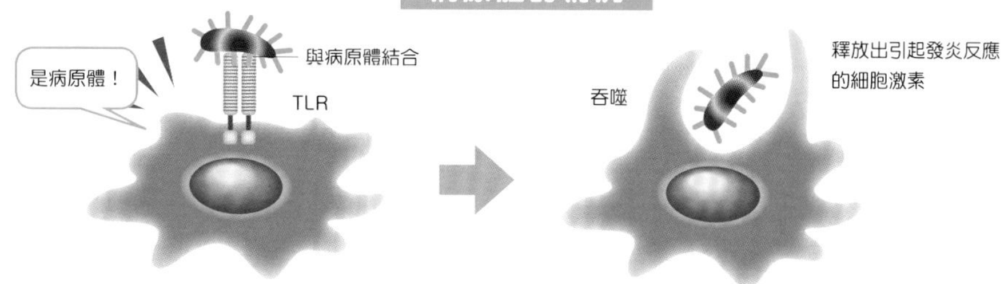

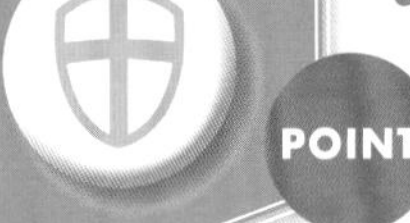

抗原呈現細胞向T細胞傳達情報

POINT

- 樹突細胞將外敵吞食之後，就會往淋巴結移動，向位於該處的免疫系統司令塔——T細胞報告外敵入侵，進行抗原呈現。
- 與呈現的抗原符合的T細胞會活化成為效應T細胞。
- 樹突細胞的活化狀態會影響T細胞的分化方向。

將外敵的碎片放在盤子上呈現

單靠吞噬細胞的吞噬作用無法完全阻止外敵入侵。因此，為了發動正式的攻擊，樹突細胞及皮膚的蘭格罕細胞會向位於後方的免疫系統司令塔進行外敵入侵的報告。樹突細胞將外敵吞噬後會往附近的淋巴結等淋巴組織移動，把在食泡內分解的外敵碎片（抗原胜肽）放在名為第二類MHC分子的「盤子」上，呈現給位於淋巴結中的T細胞，稱作抗原呈現。

MHC分子是盛裝抗原的「盤子」，可以分為第一類及第二類。幾乎所有的身體細胞都具有第一類MHC分子，將細胞質內的抗原放在MHC分子上呈現，就會成為「這裡被感染了！」的信號（病毒及結核菌等）。另一方面，第二類MHC分子存在於樹突細胞及皮膚的蘭格罕細胞中，將在食泡內分解的抗原放在這裡呈現時，就是在報告「有這種外敵入侵了！」。具有第二類MHC分子的細胞就稱為抗原呈現細胞。

尋找與呈現的抗原吻合的T細胞

樹突細胞會將第二類MHC分子及抗原呈現給位於淋巴結中的初始T細胞，尋找可以辨識該抗原的T細胞。另一方面，T細胞的表面具備了名為TCR的抗原受體，可以確認樹突細胞呈現的第二類MHC分子及抗原。能夠與之完全結合的T細胞（具有CD4）會活性化，變成效應T細胞。

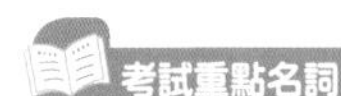

考試重點名詞

抗原呈現
這指的是吞噬細胞等抗原呈現細胞將吞入食泡內的外敵碎片＝抗原胜肽放在第二類MHC分子上，呈現給T細胞的行為。

抗原呈現細胞
具有第二類MHC分子的細胞，包括蘭格罕細胞、樹突細胞及B細胞。

關鍵字

MHC分子
主要組織相容性複合體。具有讓細胞盛放並呈現抗原的功能。

筆記

第一類MHC分子
身體的細胞幾乎都具備這種分子，當放上細胞質內的外敵碎片再置於細胞表面呈現時，就會成為「這裡被感染了！」的信號。

第二類MHC分子
存在於樹突細胞及蘭格罕細胞中，當放上在食泡內分解的外敵碎片再置於細胞表面呈現時，就會成為「有這種外敵入侵了！」的信號。

樹突細胞的死亡
樹突細胞一旦活性化並進行抗原呈現，便會在2週內因為細胞凋亡（參照P.110）而死亡。

向T細胞報告外敵入侵

樹突細胞會將第二類MHC分子及抗原胜肽呈現給T細胞，尋找具有相符TCR的T細胞。可以辨識該抗原的T細胞會活化並轉變為效應T細胞。

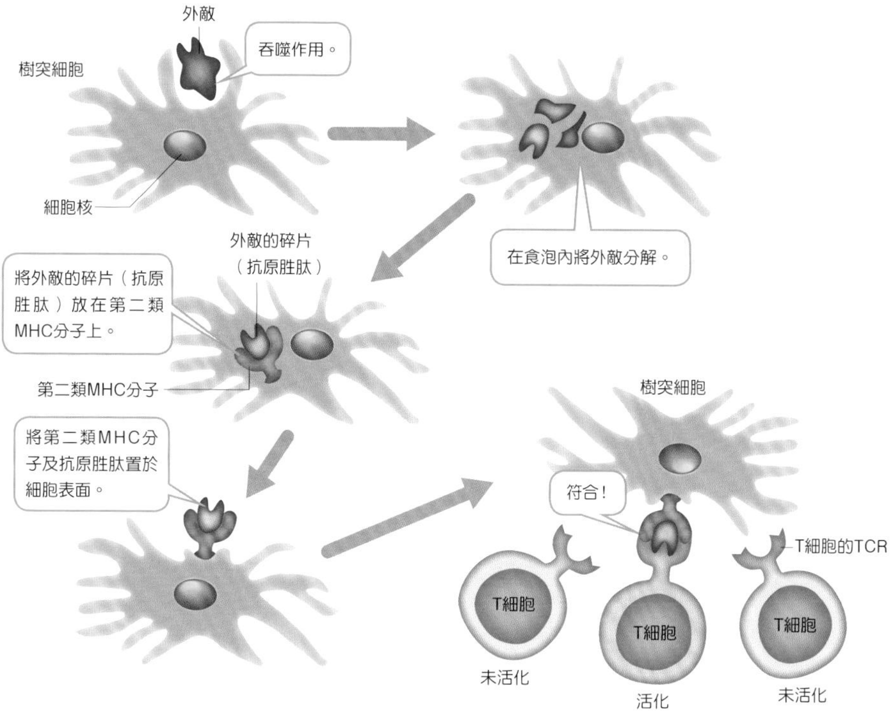

外敵
吞噬作用。
樹突細胞
細胞核
在食泡內將外敵分解。
外敵的碎片（抗原胜肽）
將外敵的碎片（抗原胜肽）放在第二類MHC分子上。
第二類MHC分子
將第二類MHC分子及抗原胜肽置於細胞表面。
樹突細胞
符合！
T細胞的TCR
T細胞
T細胞
T細胞
未活化
活化
未活化

第一類及第二類MHC分子的差異

第一類MHC分子

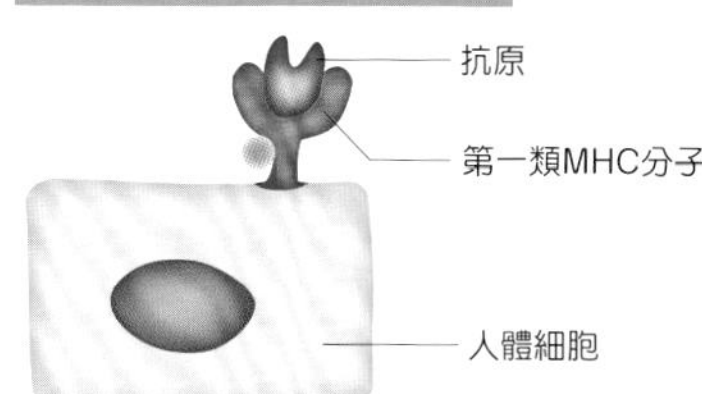

幾乎所有的人體細胞都具有第一類MHC分子。透過將潛入細胞質內的病毒等碎片盛放於此，再置於細胞表面呈現，可以告知CTL細胞及NK細胞哪些是被病毒感染的細胞。

第二類MHC分子

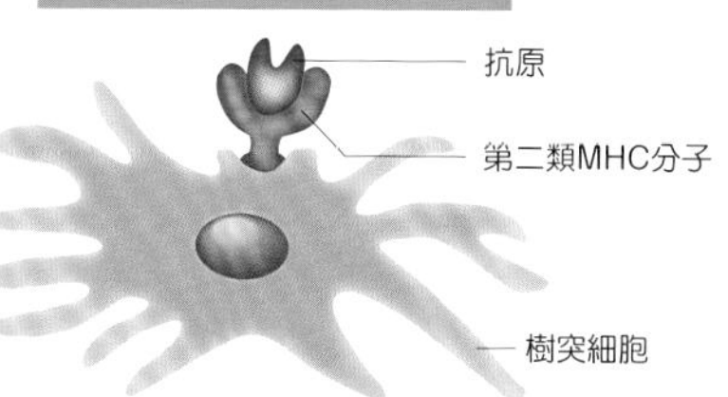

具備第二類MHC分子的是抗原呈現細胞（樹突細胞及B細胞、巨噬細胞）。在這裡放上外敵的碎片再置於細胞表面呈現，就會成為「有這種外敵入侵了！」的報告。

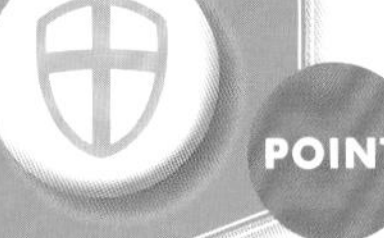

T細胞的活化機制

POINT

- 具有CD4分子的初始T細胞，活化的必要條件為抗原呈現及共同刺激。
- 樹突細胞會根據吞食抗原的環境及細胞激素的種類，轉變為不同功能的輔助T細胞。

活化的必要條件為抗原呈現及共同刺激

讓我們一起來看看T細胞從接受樹突細胞的抗原呈現到活性化的過程吧。首先必須理解的大前提是，透過第二類MHC分子接受抗原呈現的是表面具有CD4分子的T細胞。還有，具備CD4的T細胞若要活性化，必須要有抗原呈現細胞呈現的第二類MHC分子＋抗原，以及共同刺激。

抗原呈現細胞不只會呈現第二類MHC分子＋抗原，還會產生許多以CD86為首的共同刺激分子，它們會各自與T細胞表面以CD28為首的共同刺激分子結合，在細胞表面集合成筏狀（raft），分別傳遞各自的分子活化訊號。而此一訊號就會成為T細胞活性化的引信。若抗原呈現細胞進行抗原呈現時沒有一併產生共同刺激分子，T細胞便不會活性化，反而會變成麻痺狀態（無反應）。

具備CD4的初始T細胞受到抗原呈現及共同刺激後會活化成為效應（已活化）輔助T細胞，並且不斷地增殖，前往抗原呈現細胞吞噬抗原的現場應戰（參照P.104）。

初始T細胞會因為環境及樹突細胞釋放出的細胞激素種類的排列組合等因素，分化為Th1及Th2等具有不同功能的輔助T細胞（參照右圖、P.104）。依照條件不同，也會分化成具有抑制免疫機能的調節T細胞（regulatory T cell, =Treg，參照P.114）。

考試重點名詞

輔助T細胞
細胞表面具有CD4分子的T細胞，會因為不同的細胞激素轉變成具有不同功能的T細胞。

共同刺激
抗原呈現細胞與初始T細胞結合時，會同時受到各自的CD分子相互結合所造成的刺激。許多分子會在細胞膜上聚集成筏狀（raft），傳遞各自的分子活化訊號。這種刺激並非單向，而是會對雙方的細胞產生相互影響。

關鍵字

初始／效應
還沒接受抗原呈現的T細胞稱為初始T細胞，受到抗原呈現的刺激而活性化的T細胞則稱為效應T細胞。

筆記

輔助（helper）的意義
一般對輔助的原文helper會有協助的印象，但是在這裡是指刺激B細胞及吞噬細胞活性化的意思。在免疫機制中，輔助T細胞的角色比較像是司令塔。

活化T細胞的必要條件為抗原呈現及共同刺激

放上抗原碎片的MHC及T細胞受體與共同刺激分子結合（CD86及CD28等）時產生的共同刺激，以及抗原呈現細胞釋放出的細胞激素會使T細胞活性化。沒有共同刺激的抗原呈現會使T細胞陷入麻痺狀態（無反應）。

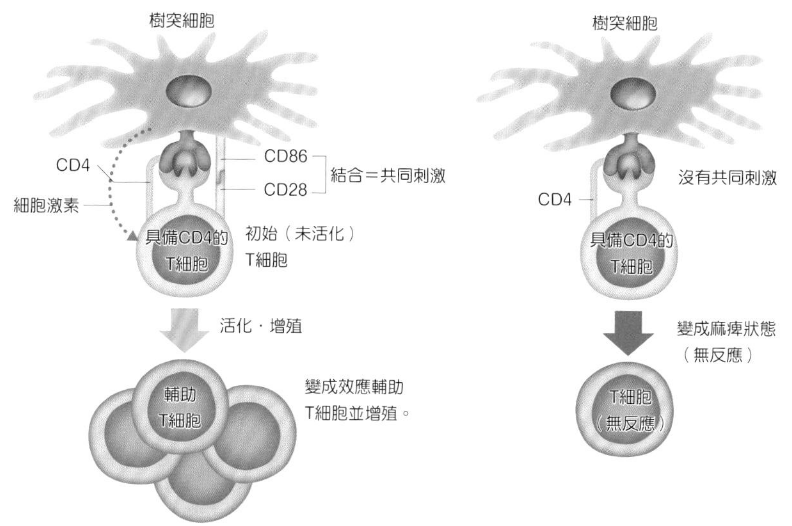

根據接觸到的細胞激素會變成不同功能的T細胞

樹突細胞及巨噬細胞的細胞激素會使初始T細胞變成不同功能的T細胞。

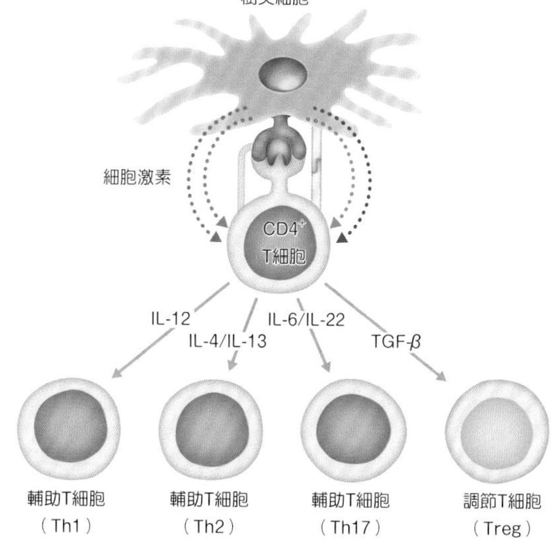

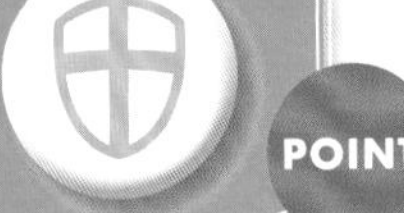

擊退外敵的過程

輔助T細胞的作用

POINT

- 活化的輔助T細胞可以利用自己的細胞激素作用進行增殖。
- 一部分的輔助T細胞會留在淋巴結中，大部分則是會前往抗原呈現細胞吞噬抗原的現場。
- 調節T細胞的功能是抑制其他輔助T細胞以防止發炎。

活化的輔助T細胞會前往感染現場

受到抗原呈現、共同刺激及細胞激素的刺激而活性化的輔助T細胞會利用自己分泌的細胞激素進行增殖，複製出許多自己的分身（具有完全相同的T細胞受體及相同性質）。大量的輔助T細胞便會離開淋巴結，趕往抗原呈現細胞吞噬抗原的現場。

初始T細胞依照接受抗原呈現時接觸到的細胞激素，會變成不同種類的輔助T細胞。在受到病毒感染的環境中，T細胞會變成名為Th1的T細胞，產生可以活化細胞毒性T細胞及NK細胞的細胞激素，並對B細胞下達產生抗體的指令，殺死被病毒感染的細胞。在受到寄生蟲感染的環境中，T細胞會變成名為Th2的T細胞，產生可以活化嗜酸性球及肥大細胞的細胞激素，並指示B細胞製造IgE抗體來對抗寄生蟲感染。但是，這種功能若作用在食物及吸入的抗原時，很有可能會誘發過敏疾病（參照P.166）。在受到黴菌（真菌）感染的環境中，T細胞則是會變成Th17這種T細胞，釋放促進抗菌胜肽生產的細胞激素，並產生可以呼叫嗜中性球的趨化因子來對抗真菌感染。

另一方面，調節T細胞則是負責抑制其他種類的輔助T細胞活化，以防止發炎。調節T細胞的功能若下降，便容易引發自體免疫疾病（參照P.192）及過敏疾病。

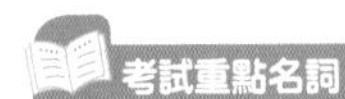

考試重點名詞

寄生蟲
寄生於其他生物的動物性生物。例如吸血蜱蟲、陰蝨，體內寄生蟲則有蛔蟲、有鉤絛蟲（豬肉絛蟲）、日本住血吸蟲等。

黴菌（真菌）
不具葉綠素的植物性生物。會造成人類疾病的包括引發足癬的白癬菌，以及引發陰道炎的念珠菌等。

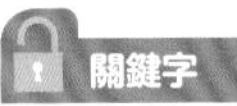

關鍵字

Th1、Th2、Th17
「T」為T細胞的T，「h」為輔助（helper）的h。1、2則為分類用的編號。Th17的17是代表這個細胞可以產生出IL-17（介白素17）。

抗菌胜肽
由白血球及上皮細胞等製造的胜肽（由若干個胺基酸連結而成），具有抑制細菌及病毒增殖的功能。

筆記

輔助T細胞的種類
人類的輔助T細胞不只內文提到的4種，其他還有可以製造IL-9，以及能夠同時製造IL-17及IFN-γ的輔助T細胞。

Th1細胞負責對抗病毒等的感染

在受到病毒感染的環境中，CD4⁺T細胞會變成Th1細胞。Th1細胞會命令細胞毒性T細胞及NK細胞破壞受感染的細胞，並指示B細胞產生抗體來對抗病毒。

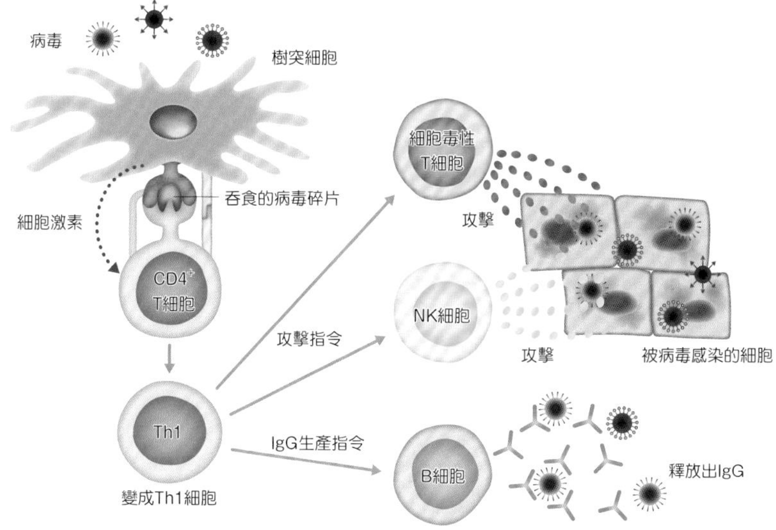

Th2細胞負責對抗寄生蟲感染

在受到寄生蟲感染的環境中，CD4⁺T細胞會變成Th2細胞。Th2細胞會釋放出可以活化嗜酸性球及肥大細胞的細胞激素，指示B細胞產生IgE，促使寄生蟲被破壞，並防止寄生蟲在腸壁等處寄生。過敏疾病是透過與抗原結合的IgE抗體，誘導肥大細胞及嗜酸性球活性化造成的。

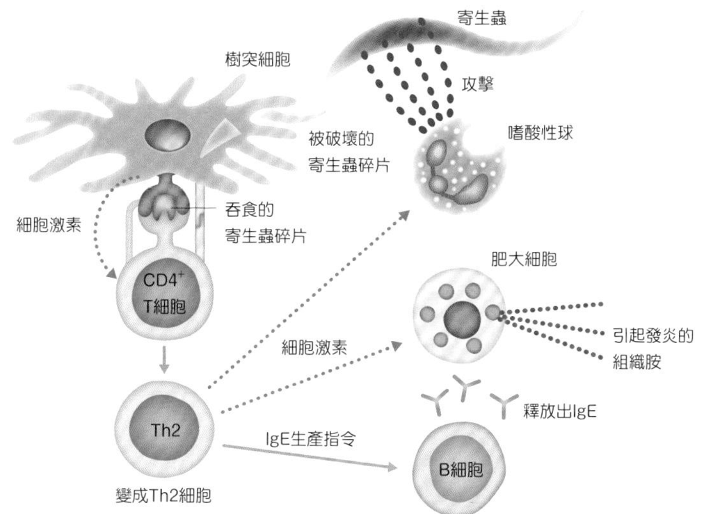

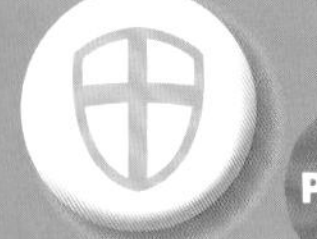

釋放出抗體的B細胞

POINT
- B細胞會吞食與自身BCR相符的外敵。
- 可以辨識相同外敵的輔助T細胞及B細胞會相互活化。
- 活化的B細胞會變成漿細胞，並釋放出抗體。

碰到輔助T細胞的漿細胞會釋放出抗體

對於逃過吞噬細胞的吞噬而繼續入侵的外敵，B細胞會製造抗體對其進行攻擊。抗體是由名為球蛋白的蛋白質所組成，會黏附在外敵身上，具有促進吞噬細胞吞噬外敵，並使外敵無力化的效果。

B細胞在體內四處巡邏，或是在淋巴結等淋巴組織中停留時，如果遇到與自己的抗原受體——BCR相符的外敵時，便會將其吞噬。這個反應和吞噬細胞只要認定為外敵就會將其吞食的非特異性吞噬不同。因為只吞噬與自己的BCR相符的外敵，所以屬於特異性的作用。在食泡內將吞噬的外敵分解後，B細胞會把外敵的碎片放在第二類MHC分子上，並宣告「我吞下這樣的東西了」。

完成這些動作的B細胞會在淋巴結等淋巴組織中與輔助T細胞相遇。這裡的輔助T細胞是因抗原呈現而活性化的細胞，它獲得的外敵情報與B細胞吞噬的外敵相同。當B細胞的第二類MHC分子＋抗原與輔助T細胞的TCR結合時，便會與對方確認「這傢伙就是攻擊對象！」並相互進行活化。接著輔助T細胞會釋放出細胞激素，並發出「繼續製造抗體進行攻擊！」的指令，而B細胞會增殖成為漿細胞，產生並釋放出大量的抗體。還有一部分的B細胞會成為記憶B細胞，持續而長期地生存，協助免疫記憶（參照P.116）。

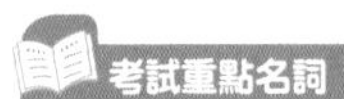

考試重點名詞

B細胞
淋巴球的同伴，是在骨髓成熟的細胞。活性化變成漿細胞後會釋放出抗體。

漿細胞
由B細胞分化，進化成可以產生並釋放出抗體的狀態。

抗體
由漿細胞釋放出來的物質，即免疫球蛋白，可以使外敵無力化，並促進吞噬細胞進行吞噬作用。包括IgM、IgG、IgA、IgD、IgE等5個種類。

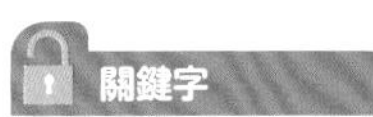

關鍵字

BCR
B細胞具有的抗原受體，為免疫球蛋白的IgM分子。

筆記

B細胞的多樣性
為了能應對各種外敵，人體會事先預備許多B細胞，它們的BCR（抗體）各有不同的前端構造。此外，在淋巴結的生發中心製造的B細胞可以產生與抗原結合力更強的抗體。

B細胞會活化成為可以釋放出抗體的漿細胞

B細胞會製造抗體來對抗逃過吞噬作用而繼續入侵的外敵。B細胞從遇到外敵到釋放出抗體的過程如下圖所示。

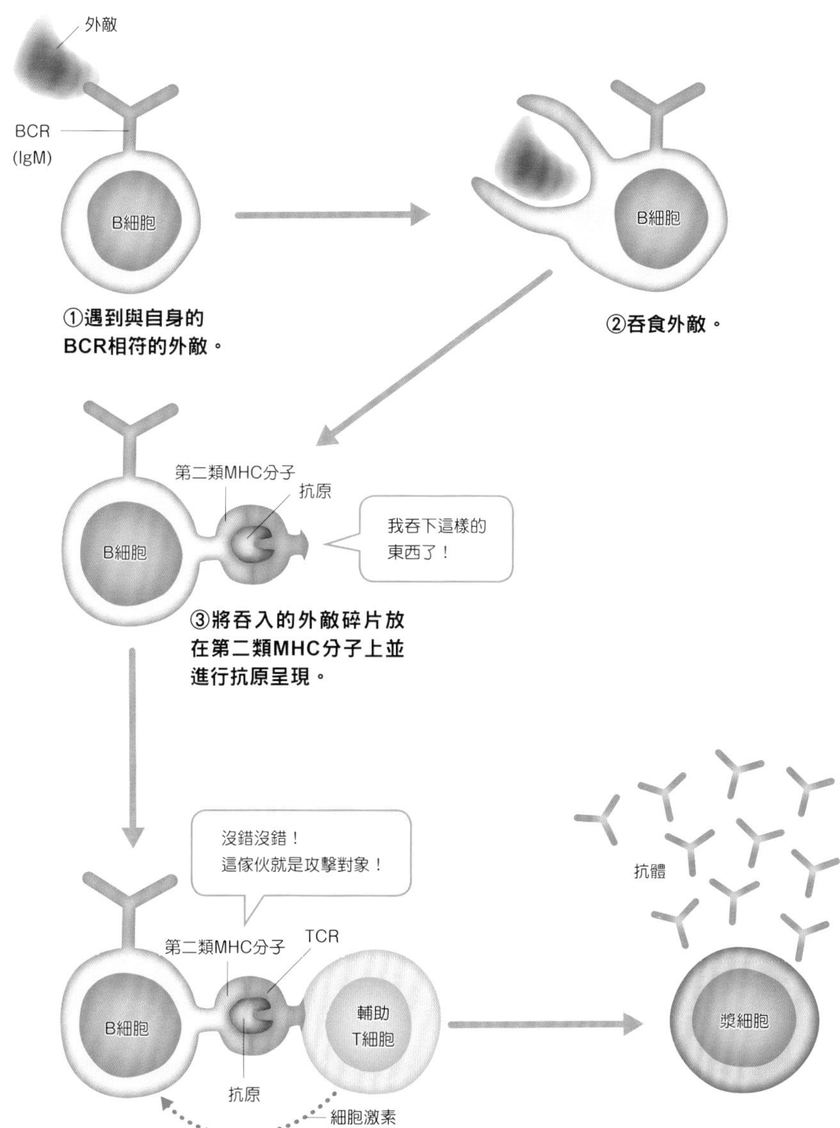

④B細胞的第二類MHC分子＋抗原與可辨識相同外敵的輔助T細胞的TCR結合。相互確認外敵並進行活化。

⑤活化成為漿細胞，並釋放出抗體。

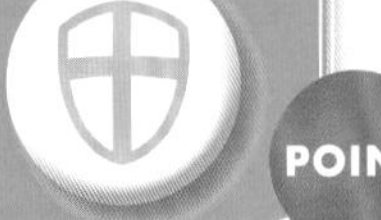

擊退外敵的過程

擊退抗原的抗體

POINT
- 透過調理作用，可以促進嗜中性球及巨噬細胞的吞噬機能。
- 當抗體附著在病毒上就能防止病毒入侵細胞，使其無力化。
- 漿細胞製造的抗體類型發生變化時，就稱為類型轉換。

抗體是如何擊退外敵的呢？

漿細胞釋放出的抗體會發揮特異性免疫的功效，附著在特定的外敵上。以下將詳細介紹這項功能的運作機制。

將抗體附著在外敵上以促進吞噬細胞的吞噬機能，稱作調理作用（參照P.62）。在感染初期製造的IgM抗體可以使補體活性化，增進巨噬細胞的吞噬機能。在感染經過一段時間後，則會開始產生IgG抗體。IgG抗體可強化嗜中性球的細菌吞噬機能。因為嗜中性球具備的受體是透過IgG的「腳」，即Fc區與之結合，接著再以IgG抗體為標的陸續吞噬細菌。

抗體附著在外敵上，使其無力化的功能稱為中和作用。這種功能是針對病毒進行的戰略。被抗體緊緊包圍的病毒就沒辦法潛入細胞中進行增殖了。

先從IgM開始，再視情況增加IgG

漿細胞一開始會先釋放出自己原有的IgM，接著透過輔助T細胞的細胞激素作用，釋放出調理作用效果更好的IgG。漿細胞製造的抗體像這樣改變類型的過程就稱為類型轉換。

IgM與IgG增加的時機多少會有一點時間差（參照右頁下圖）。

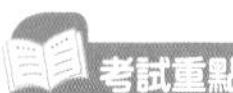

考試重點名詞

中和作用
透過將抗體附著於外敵上，藉此來抑制外敵的活動。被中和的病毒就無法進入細胞內，進行感染擴散。

關鍵字

Fc區
抗體＝免疫球蛋白的Y字足部，可與吞噬細胞表面的受體結合。而其兩側向外展開的部分是與抗原結合的特異性部位，稱為Fab區。

類型轉換
漿細胞變換製造出來的抗體類型。

筆記

免疫球蛋白的特徵
IgM原本為BCR。在擊退外敵方面效果最佳的是IgG。根據碰到的細胞激素不同，會決定漿細胞要製造IgA或IgE。IgD存在於未成熟的B細胞表面。有感染可能而進行血液檢查時，若IgM濃度較高，則可推斷出才剛感染沒幾天。隔一段時間再進行第二次檢查，若第二次血清中的IgG濃度較初次檢查高出4倍以上，則可判斷是在這段期間前不久感染的。

抗體擊退抗原的機制

抗體擊退抗原的機制包括促進吞噬細胞進行吞噬的調理作用，以及附著於外敵上使其無力化的中和作用。

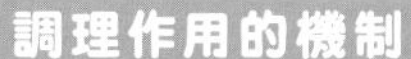

調理作用的機制

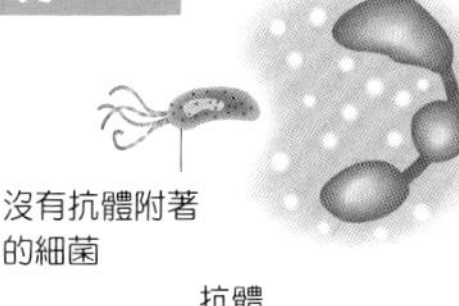

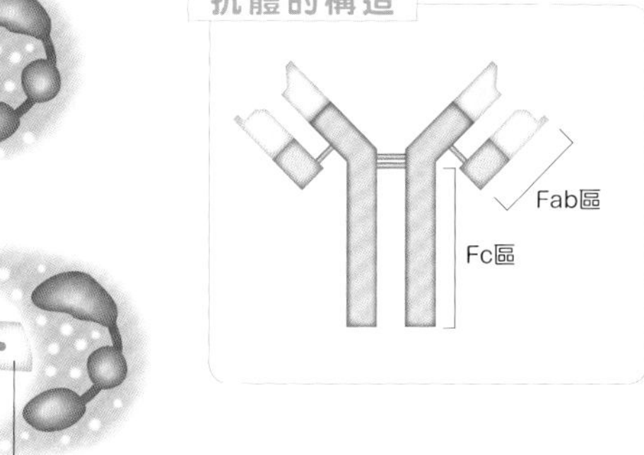

因為嗜中性球具備的受體可以和抗體的Fc區結合，與沒有和抗體結合的細菌相較之下，和抗體結合的細菌更能促進嗜中性球的吞噬機能。

中和作用的機制

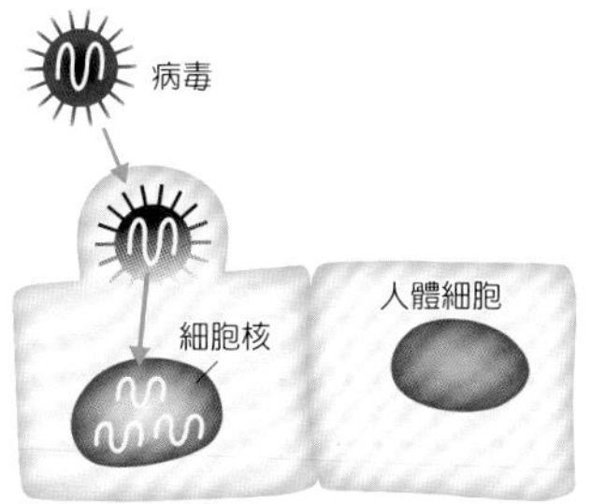

病毒會潛入人體細胞，並利用該細胞的細胞核進行增殖。

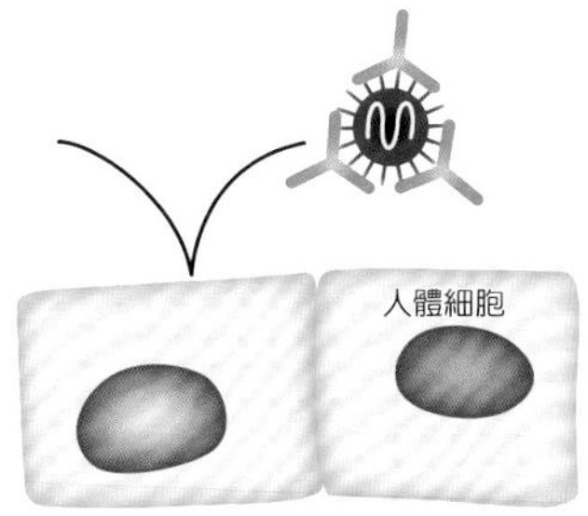

抗體會將病毒緊緊包圍，使病毒無法進入細胞內進行增殖，藉此防止感染擴散。

IgM及IgG的變化（初次感染時）

從外敵入侵到開始釋放抗體需要數天的時間。一開始會釋放出原本就有的IgM，接著會視情況釋放出較強力的IgG。

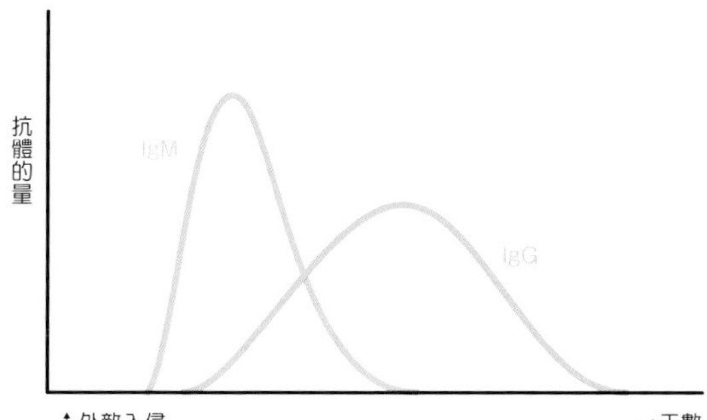

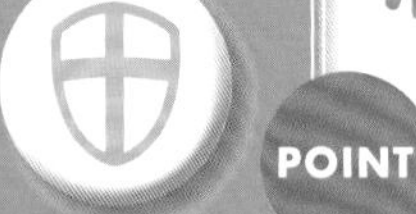

細胞毒性T細胞

POINT
- 吞噬細胞與抗體對入侵細胞內的外敵無效。
- 細胞毒性T細胞的功能是負責破壞受感染的細胞。
- 誘導包括外敵在內的受感染細胞死亡稱為凋亡誘導。

藉由殺死細胞來擊退入侵細胞內的外敵

目前為止看到的免疫戰略都無法擊退入侵細胞內的外敵（病毒及結核菌等）。因為吞噬細胞不會吞食自體細胞，抗體也無法進入細胞內。為了防止感染擴散，只能將被外敵入侵的自體細胞殺死。

負責這項任務的就是細胞毒性T細胞。細胞毒性T細胞和輔助T細胞的差異，在於其細胞表面的CD分子為CD8分子，而TCR可以辨識的則是第一類MHC分子。當具有CD8分子的T細胞在接受樹突細胞的抗原呈現（參照右頁的COLUMN）而活化後，會轉變為效應細胞毒性T細胞。接著增殖後，再由輔助T細胞釋放出的細胞激素使其活性化，並前往感染現場應戰。

細胞毒性T細胞破壞受感染細胞的運作機制

被外敵入侵而受感染的細胞會將入侵外敵的碎片（抗原）放在第一類MHC分子上，再置於細胞表面昭告「我被這個外敵感染了！」。接著，趕往感染現場的細胞毒性T細胞，便會將自己的TCR與受感染細胞的第一類MHC分子＋抗原結合，並且展開攻擊。主要的方法有兩種，一種是在受感染細胞的細胞膜上打洞，注入酵素等物質；另一種是按下受感染細胞表面的死亡開關。兩種方式都是在外敵仍在細胞內的情況下，誘導細胞死亡（凋亡誘導）。

考試重點名詞

細胞毒性T細胞
T細胞的同伴，細胞表面具有CD8分子。TCR可辨識第一類MHC分子。又稱作殺手T細胞或是胞殺T細胞（cytotoxic T cell）。

第一類MHC分子
大部分的身體細胞皆具備。被外敵入侵時，身體細胞會將該外敵的碎片放在第一類MHC分子上呈現於表面，表示「這裡被感染了！」、「破壞這個細胞！」。

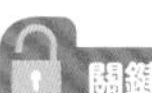

關鍵字

CD分子
位於細胞表面的蛋白質，經過國際會議討論而命名，有350種以上。具有CD8分子的T細胞會成為細胞毒性T細胞。

細胞凋亡
為了維持身體整體的狀態，會對發生感染等問題的細胞誘導其凋亡，屬於一種計畫性的死亡。過程中會對周圍的細胞發出促進吞噬的信號（稱作Eat me signal），使自己被吞噬。因為不會釋放警報素，所以不會引起發炎反應。

具有CD8的T細胞活化成為細胞毒性T細胞

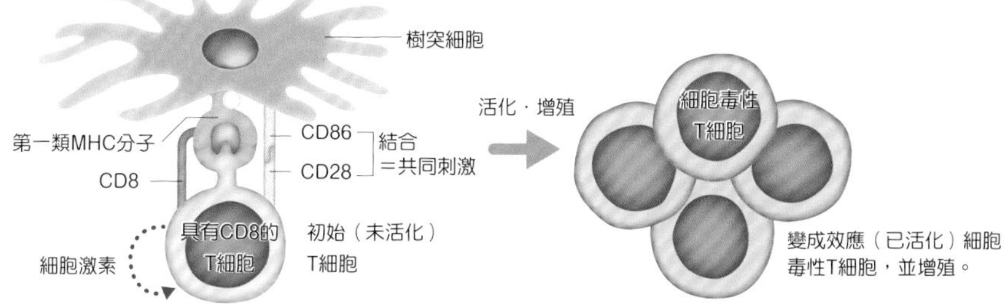

具有CD8分子的初始T細胞的TCR，與樹突細胞的第一類MHC分子＋抗原結合時，便會活化成為細胞毒性T細胞並增殖。

活化的細胞毒性T細胞會將受感染的細胞導向死亡

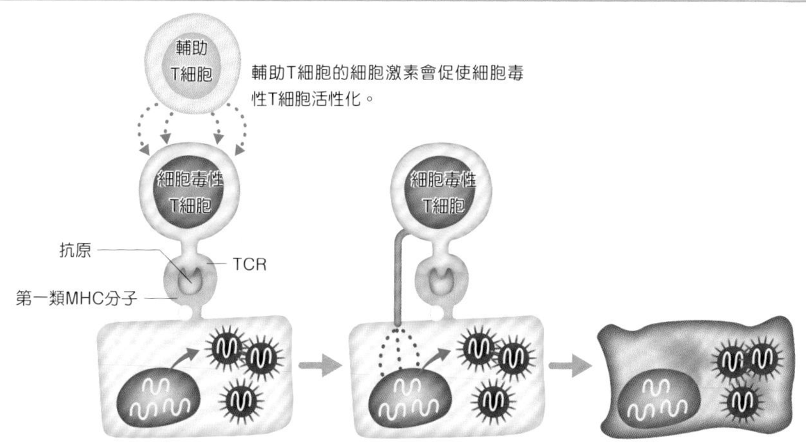

透過輔助T細胞的細胞激素可以使細胞毒性T細胞再次活性化。受感染的細胞會將外敵的碎片放在第一類MHC分子上，並且昭告「我被感染了！」。

受感染細胞的第一類MHC分子＋抗原與細胞毒性T細胞的TCR結合時，T細胞會將酵素等物質注入細胞中。

細胞會在外敵仍在其中的情況下死亡，如此一來外敵便無法繼續增殖。

COLUMN

樹突細胞的 MHC 分子是第一類還是第二類呢？

樹突細胞向輔助T細胞進行抗原呈現時，明明是將抗原放在第二類MHC分子上，這裡卻又寫著是放在第一類MHC分子上，發現這個不同的人可能會覺得是不是搞錯了，但其實並沒有弄錯。因為樹突細胞同時具有第一類及第二類MHC分子，可以將細胞質內的抗原放在第一類MHC分子上，而食泡內的抗原則是放在第二類MHC分子上。像樹突細胞這樣能將抗原放在第一類MHC分子上的行為，稱作交互呈現（Cross-presentation）。

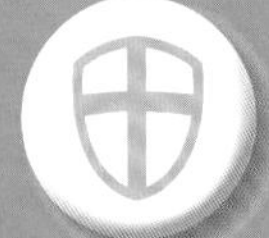

處理受感染細胞的NK細胞

POINT
- 因為NK細胞不屬於T細胞，所以不具有TCR。
- 受感染細胞釋放出的細胞激素可以呼叫NK細胞並誘導其活化。
- 將第一類MHC分子表現異常的細胞判斷為「敵人」並將其殺死。

NK細胞將受感染細胞導向死亡是非特異性行為

NK細胞的工作是負責破壞被外敵感染的細胞。但是它的操作方式與細胞毒性T細胞不同。NK細胞不屬於T細胞，所以不具有TCR，也因此無法辨識出受感染的細胞用來表示「這裡被感染了」的第一類MHC分子＋抗原。那麼，NK細胞是如何發現受感染的細胞呢？

第一個方法是接收受感染的細胞發出的「破壞我！」的信號。受到病毒感染的細胞會偵測病毒的核酸（RNA及DNA），再釋放出某種細胞激素。這種細胞激素除了可以促進周圍的細胞產生出呼叫NK細胞的趨化因子之外，也能提升NK細胞本身的活性。此外，這種細胞激素會使受感染的細胞從表面釋放出特殊的分子，令細胞發出「破壞我！」的哀號。因為NK細胞具備能辨識這種分子的受體，所以可以利用這種受體來找出受感染的細胞。

第二個方法則是確認第一類MHC分子的表現。第一類MHC分子如同細胞的「名牌」，可以表現出自己是「正常的」細胞，但是受感染的細胞及癌細胞等異常的細胞無法做出這樣的表現。NK細胞具有許多可以辨識第一類MHC分子（沒有放上抗原）的偶聯受體，透過這些受體可以將沒有顯示出「正常」信號的細胞判斷為異常，並將其殺死。

發現異常細胞的NK細胞會利用酵素在受感染細胞的細胞膜上打洞，注入誘導細胞死亡的物質。如此一來，受感染的細胞便會在外敵仍在其中的狀況下死亡。

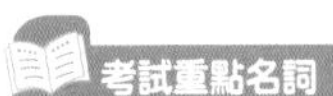

考試重點名詞

NK細胞
自然殺手細胞。具有獨特的偶聯受體，可以發現被病毒感染的細胞及癌細胞，並誘導其死亡。屬於非特異性的先天性免疫細胞。

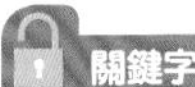

關鍵字

壓力分子
當身體細胞受到感染及高溫等壓力時，細胞表面便會釋放出名為MICA、MICB的分子。而NK細胞之中具備了可以辨識這些分子的受體（NKG2D）。

可辨識第一類MHC分子本身的受體群
NK細胞具有許多可以辨識身體細胞第一類MHC分子的受體群（KIR）。這些受體的分子群一半具有活化細胞的機能，另一半則是具有抑制細胞活化的機能，各自能夠偵測並發現不同的第一類MHC分子（HLA-A、B、G等），藉此控制NK細胞的活化狀況。

筆記

在細胞毒性T細胞開始作用前爭取時間
在細胞毒性T細胞發揮作用之前需要一點時間，而NK細胞因為能立即展開行動，所以能為細胞毒性T細胞爭取時間。

NK細胞可以聽見受感染細胞的哀號

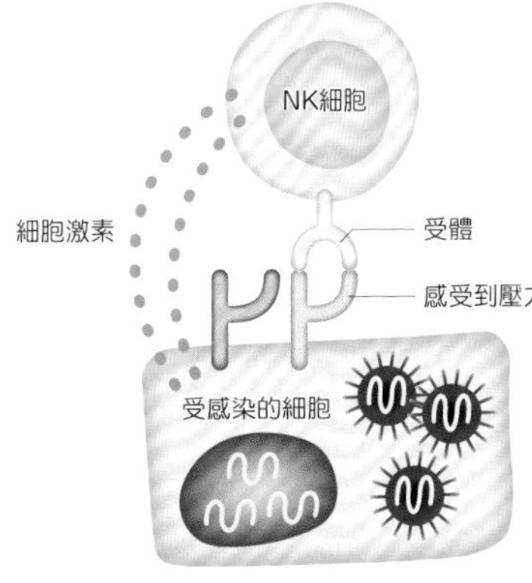

NK細胞可以察覺到受感染的細胞釋放出的細胞激素，並讓出現於細胞表面的分子與受體結合，藉此聽見受感染細胞的「哀號」。

找出無法提出正常標記的細胞

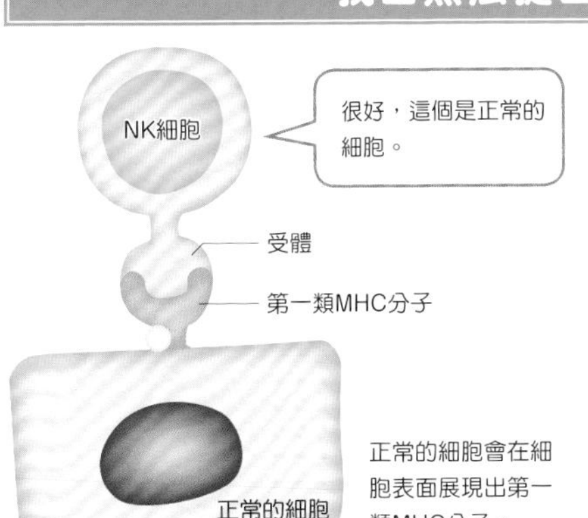

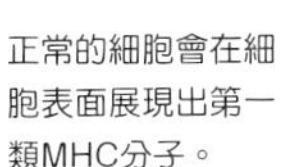

正常的細胞會在細胞表面展現出第一類MHC分子。

NK細胞
奇怪？沒有看到第一類MHC分子，非常可疑！
受體

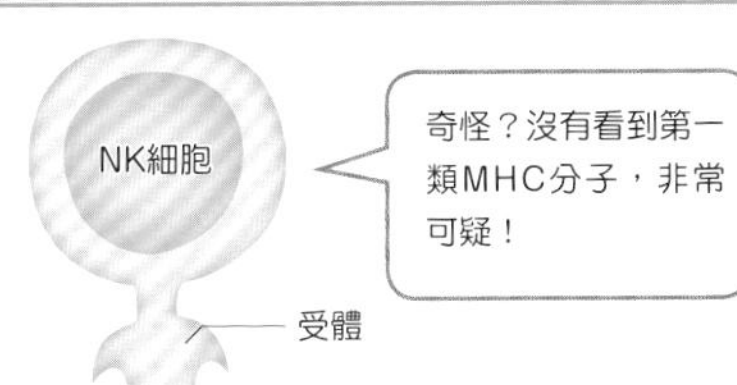

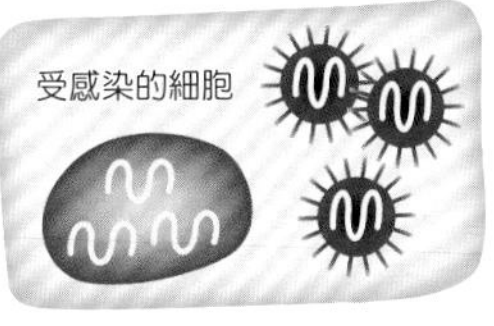

細胞表面沒有第一類MHC分子會被視為異常。

NK細胞會誘導受感染的細胞死亡

●NK細胞也會殺死癌細胞

NK細胞也會殺死早期的癌細胞，這被認為是防止癌症發病的行為。

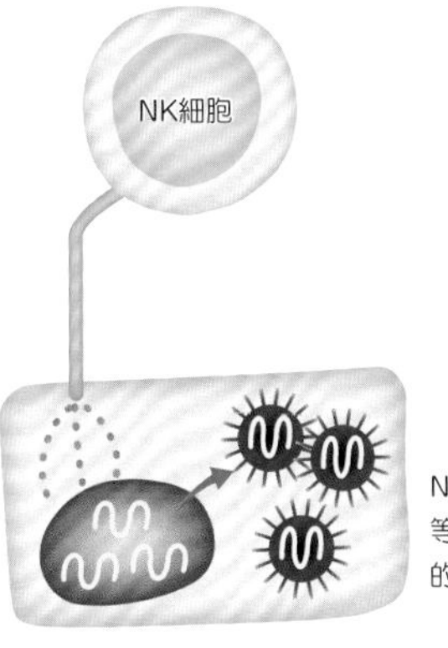

NK細胞會將酵素等物質注入受感染的細胞中。

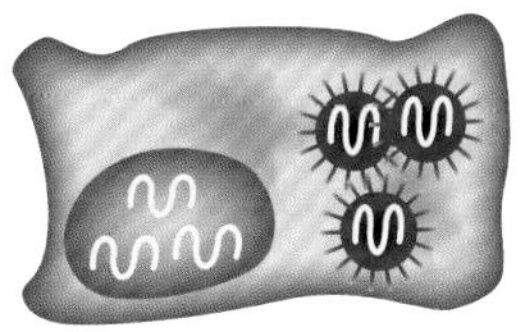

在外敵被困在細胞中的狀態下，誘導細胞死亡。這樣外敵就不會再繼續增殖了。

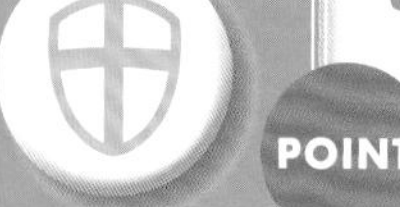

抑制免疫反應的機制

POINT

- 抑制免疫機能過度反應的機制之一，包含了調節T細胞的功能。
- 調節T細胞會針對特定抗原活性化，並干擾具有抗原特異性的效應T細胞來抑制免疫機能。

干擾免疫細胞活性化並加以抑制

免疫反應的對象並不只有外敵。過去認為，在新生兒時期對自體蛋白質（自體抗原）產生反應的T細胞會全部死亡。但是最近的研究結果發現，對自體抗原產生反應的T細胞還有一部分生還，同時又有抑制這種T細胞的T細胞（調節T細胞）存在，藉以防止自體免疫疾病的發生。此外還發現調節T細胞除了自體抗原之外，也會抑制對食物抗原產生的反應，擔任了治癒疾病的角色。

調節T細胞不僅可以防止免疫機能過度反應，它和終止外敵入侵時發生的免疫機能此一機制也有關係。調節T細胞會先抓住前往淋巴結進行抗原呈現的樹突細胞，並干擾正在工作的輔助T細胞進行活性化，使免疫機能逐漸收斂。此外，一般認為調節T細胞也會釋放出抑制免疫機能的細胞激素。抗原呈現細胞一旦經過活性化，大約在2週內就會死亡。當接受抗原呈現的T細胞不再增加後，就能停止動員新的T細胞了。其實T細胞原本就具有受到刺激便會導致死亡的受體。不過平常存在著即使受到刺激也不會死亡的機制，然而一旦活化並進行增殖，這種機制就會消失。此外，當T細胞活性化時也會產生可與該受體結合的分子（配體）。接著當活性化的T細胞相互遇見時，雙方便會以配體刺激對方的受體，互相傷害並導致死亡。

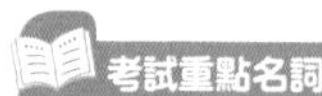

考試重點名詞

調節T細胞
關於調節T細胞的形成有兩種說法，其一是具有CD4分子的T細胞在活性化時，碰到某種細胞激素就會變成調節T細胞；另一說是由未成熟的T細胞在胸腺成長而成的。調節T細胞具有容易附著在樹突細胞上的特性，除了會干擾其他T細胞接受抗原呈現外，還會抑制T細胞進行活性化。因為先天性的基因缺陷而無法產生調節T細胞的患者，在出生時便會發生各種自體免疫疾病，長大後也會對許多食物產生過敏症狀。

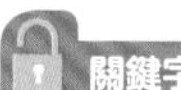

關鍵字

配體
與特定的受體結合，並引發特定作用的物質。如果將受體比喻為鑰匙孔，配體就是鑰匙。

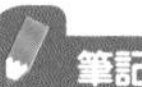

筆記

自體免疫疾病
免疫機能誤將自體細胞視為敵人並進行攻擊而產生的疾病。某些自體免疫疾病的發生，被認為和調節T細胞的機能下降有關。

調節T細胞會干擾其他細胞活性化

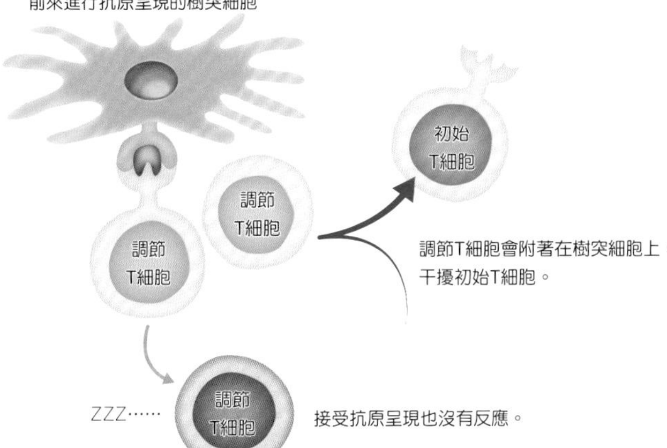

活性化的輔助T細胞會互相擊殺

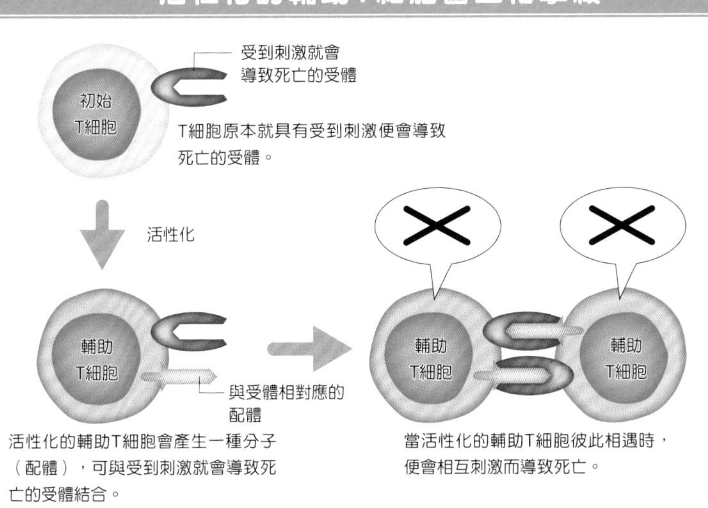

COLUMN

調節 T 細胞的重要工作是抑制對自己的攻擊

調節T細胞負責的工作，是抑制那些將自體細胞視為攻擊對象的T細胞＝自體反應T細胞。T細胞在成長過程中會於胸腺接受篩選，照理來說會把自體細胞視為敵人的細胞應該會遭到淘汰，但是篩選機制並非完美無缺，還是會有一定數量的自體反應T細胞通過胸腺的篩選。因此，調節T細胞就是要負責抑制這些自體反應T細胞，藉以防止嚴重的自體免疫疾病發生。

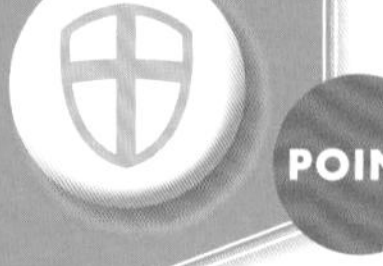

記憶B細胞的功能

POINT
- 活性化的B細胞可分化為兩種，一種會變成漿細胞，另一種會變成記憶B細胞。
- 當有同樣的外敵入侵時，記憶B細胞就會變成漿細胞並製造釋放出抗體。

具有攻擊記憶的B細胞會持續生存

免疫功能就像過去說的「不會二度感染」一樣，只要感染過一次，再次被同樣的外敵攻擊時也不會發病，或是只出現輕微的症狀便痊癒。這是因為保有初次攻擊記憶的B細胞還存活於體內，可以迅速地產生並釋放抗體，將外敵擊退。

接受抗原呈現而活性化的輔助T細胞可以使B細胞再次活化、增殖，變成漿細胞並釋放出抗體（IgG）。一般來說，經過一連串的反應而活性化並進行作用的淋巴球，會在與外敵的對戰結束後死亡，但是有部分的B細胞不會變成漿細胞，而是會變成記憶B細胞繼續存活。這些沒有變成「漿細胞」的B細胞也同時獲得了可製造用來對抗外敵的IgG的能力，下次如果有相同的外敵入侵時就能馬上變成漿細胞，開始製造並釋放出抗體。此外，存活於淋巴結中的B細胞在每次抗原入侵後，所產生的抗體都會慢慢地增加與抗原的結合力。

人類在出生之後會遭遇各種外敵，並在每一次啟動免疫機制後獲得記憶B細胞。此外，預防接種也是一種有效獲得記憶B細胞的方式。像這樣透過感染的經驗獲得記憶B細胞的機制，就是P.18說明過的適應性免疫（參照P.18）。

除此之外，部分活性化的輔助T細胞及細胞毒性T細胞也會變成記憶細胞，長期存活於體內，將免疫功能記錄下來，為下次的外敵入侵做準備。

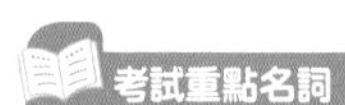

考試重點名詞

記憶B細胞
英文為Memory B Cell。屬於部分活性化的B細胞，因為不會變成漿細胞，所以會以原本的型態持續存活數十年。可以在遭受第二次攻擊時迅速地進行作用，製造抗體。

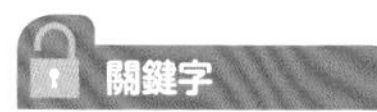

關鍵字

適應性免疫
透過感染發動特異性防禦，並獲得記憶T細胞及記憶B細胞的一連串機制。相對來說，與生俱來的免疫機能就稱為先天性免疫。

筆記

「獲得免疫」的表現
雖然只要曾經發病就不會二度感染，這就是一般所說的「獲得免疫」，但這指的其實是啟動適應性免疫，並留下對病原體的記憶。

部分B細胞不會變成漿細胞，而是變成記憶B細胞

活性化的B細胞會變成漿細胞，藉由釋放出抗體來擊退外敵，但是攻擊結束後便會死亡。不過，有部分的B細胞不會變成漿細胞，而是以記憶B細胞的型態繼續存活，為下次的敵人攻擊做準備。

輔助T細胞
B細胞
不會變成漿細胞，而是繼續存活
活性化
記憶B細胞
外敵
抗體
漿細胞

在第二次感染時快速地釋放出IgG

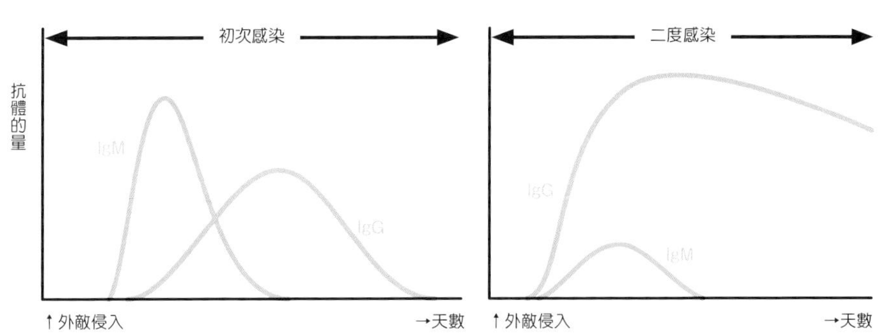

多虧有記憶B細胞，二度感染時才能比初次感染時，更迅速地釋放出效果更好的IgG（增強效應）。

COLUMN 為什麼有些傳染病會重複感染呢？

最常見的感冒（上呼吸道感染）的病原體為鼻病毒。因為鼻病毒有100種以上的類型（稱作亞型），所以感染所有的類型之前就會重複引起感冒症狀。此外，抗體可辨識的流感病毒構造具有自然變化的特性，所以也會造成多次感染。而皰疹病毒因為只要感染過一次就會一輩子留存在部分的細胞中，所以當宿主的人類免疫機能下降時，病毒就會蠢蠢欲動再次活性化，造成唇皰疹及帶狀皰疹等。

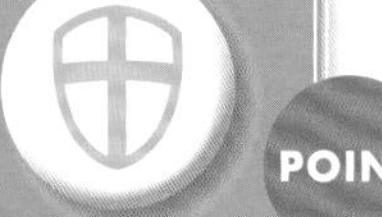

發熱·發炎的原因及意義

POINT
- 「發紅」、「發熱」、「腫脹」、「疼痛」為發炎的4種症狀。
- 由細胞激素、組織胺、前列腺素等物質引起。
- 發炎的4種症狀代表已啟動免疫機能。

發炎是免疫機能正在作戰的證明

細菌從傷口進入體內引起感染時，患部會變得紅腫、發熱且感到疼痛，這就是發炎，而「發紅」、「發熱」、「腫脹」、「疼痛」為發炎的4種症狀。

發炎是免疫機能正在展開作戰的證明。肥大細胞受到與免疫相關的白血球釋放出的細胞激素及補體等刺激時，便會釋放出組織胺等物質，使感染部位的血管擴張，所以該處才會看起來紅紅的（發紅），並感覺到熱熱的（發熱）。此外，血管內皮細胞之間的空隙也會擴張（血管通透性亢進），使血漿及白血球進入組織，造成該處腫起（腫脹），壓迫周圍而產生痛感（疼痛）。

這些現象是引發感染的部位，為免疫相關的白血球輸送氧氣及營養的必要反應。

引發感染時，全身的體溫也會上升。發熱是因為白血球等釋放出的某種細胞激素（稱作內因性致熱物質）會對腦血管的內皮細胞進行作用，促進前列腺素E2（PGE2）這種物質的產生，而PGE2會對下視丘的體溫調節中樞進行作用，使體溫升高。

當與外敵的戰役結束時，發炎的4種症狀便會消失，身體也會回復原狀，不過和感染前的決定性差異在於，體內經過該次感染獲得了記憶T細胞及記憶B細胞。此外，在曾經是戰場的患部，也就是成為感染源入口的組織（例如皮膚）的纖維會增加並硬化（纖維化），藉以預防再度感染。

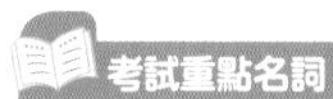
考試重點名詞

發炎
包括「發紅」、「發熱」、「腫脹」、「疼痛」4種症狀，這是免疫機能正在作戰的證明。

血管通透性亢進
覆蓋於血管內壁的內皮細胞緊縮，使細胞之間的空隙變大。如此一來，血管內的血漿及蛋白質、白血球等就能由此通過，快速地前往感染現場。

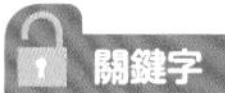
關鍵字

血管內皮細胞
覆蓋在血管壁內層的一層細胞。像磁磚一樣緊密排列，沒有縫隙。

內因性致熱物質
包括TNF-α、IL-1、IL6等細胞激素，具有促使腦血管的內皮細胞產生PGE2的作用，會造成身體發熱。

前列腺素E2（PGE2）
生理活性物質，屬於前列腺素的一種，和血管的收縮及擴張、血壓調節、發炎、發熱等各種現象有關。許多解熱劑的原理就是阻礙前列腺素E2的產生來停止發熱。

發炎的4種症狀及機制

感染時會引起免疫反應，在感染部位產生發炎症狀。發炎伴隨的疼痛是往該處輸送與免疫機能相關的白血球的必要反應。

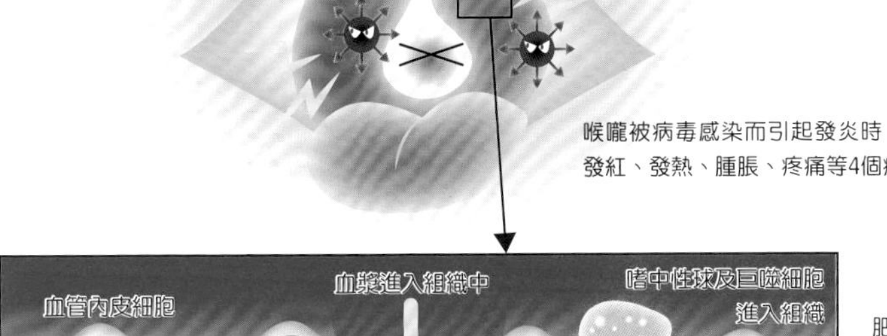

喉嚨被病毒感染而引起發炎時，會產生發紅、發熱、腫脹、疼痛等4個症狀。

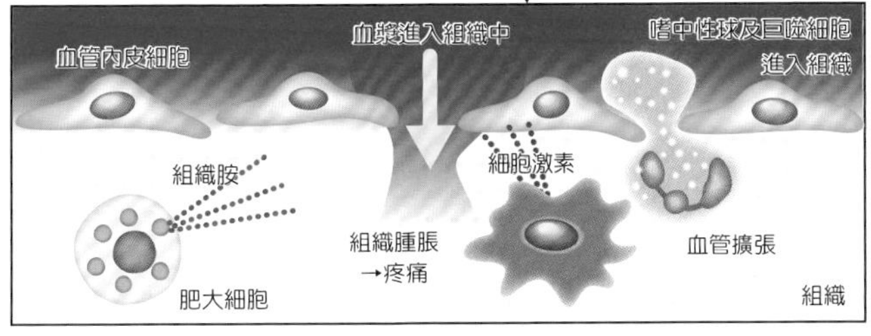

肥大細胞釋放的組織胺、白三烯，以及巨噬細胞釋放的細胞激素等物質會使血管內皮細胞之間的空隙擴大（發紅），並讓血漿及白血球進入組織（腫脹）。

發熱的機制

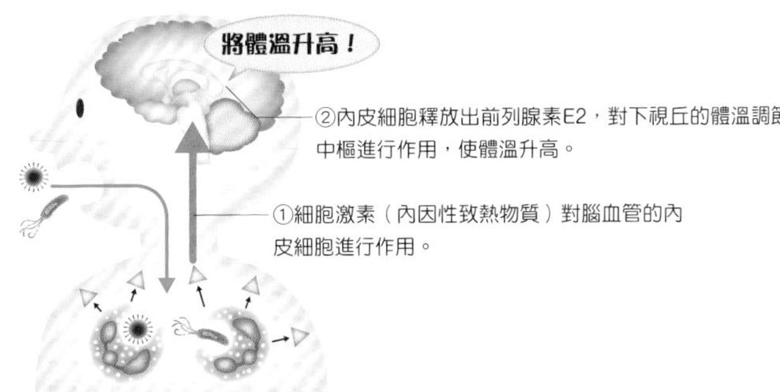

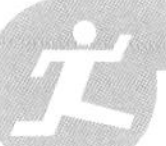

Athletics Column

解熱鎮痛藥物的作用及興奮劑

市售的解熱鎮痛藥物包括乙醯胺酚（普拿疼）及布洛芬。這些都是非類固醇消炎藥，主要是利用阻礙前列腺素E2的產生來抑制疼痛及發熱。兩種都在可服用的興奮劑清單之中，運動員也可以安心地使用。但是，含有這些成分的綜合感冒藥中，也有可能包含其他禁藥，使用時須特別注意。

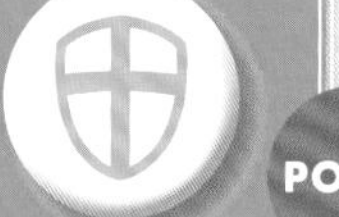

日常生活的感染預防對策

POINT
- 洗手及漱口是最簡便又有效的感染預防對策。
- 時常注意營養、睡眠、運動、消除壓力等。
- 遵守預防疾病傳染的相關禮儀。

保護自己不被傳染

雖然我們有免疫機能的保護，但是為了保持健康，平常還是要充分地做好感染預防對策。

預防感染最基本的就是洗手及漱口。雖然很單純，但是就便利性及效果而言都是最棒的方法。平常會接觸到各種東西的手，事實上也是全身被最多細菌汙染的地方，如果經由手再接觸嘴巴及眼睛的話，病原體就會輕易地由黏膜入侵。外出回家後，請參考右頁的順序徹底洗手吧。使用酒精凝膠等潔膚劑也是有效果的。漱口可以沖洗附著於喉嚨的灰塵，並且潤滑喉嚨。建議養成回家後用溫水漱口的習慣。

老化、疲勞、睡眠不足、壓力、營養不良等，都有可能是造成免疫機能降低的因素。平常就要多加注意，每天攝取均衡的飲食，避免身心過勞，適度地運動並保持充足的睡眠，適時消除壓力等。

保護他人不被傳染

當自己罹患傳染病時，必須注意不要傳染給別人。盡量避免接觸人群，要是有咳嗽、打噴嚏等症狀就要戴口罩，遵守咳嗽禮儀以預防飛沫傳染。

接受必要的預防接種也非常重要。預防接種不僅是保護自己，也是不讓疾病在與自己相關的團體、家庭、學校、職場、鄰近社區等處蔓延的對策之一。

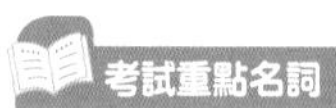

洗手
用肥皂搓洗出泡沫後，從指尖到手腕仔細地沖洗乾淨。這是最基本簡便又有效的感染預防對策。另外，由於酒精對某些細菌及病毒沒有效果，因此使用酒精洗手及消毒時須特別注意。

漱口
若病原體長時間附著在喉嚨的黏膜上，並潛入細胞內的話，便無法藉由漱口沖洗乾淨。不過，回家前才剛附著的病原體還是有可能藉由漱口去除。

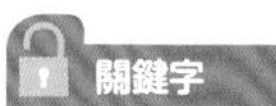

禮儀（咳嗽禮儀）
咳嗽及打噴嚏時，避免飛沫傳染的意識及方法。注意不要讓咳嗽的飛沫沾到手上也是很重要的。

嘔吐物及糞便的處理
造成食物中毒及嘔吐腹瀉的病原菌及病毒，會大量地存在於嘔吐物及糞便中。處理時須特別注意，並將手徹底清洗乾淨。不戴手套清理，或沒有將汙染物密閉處理，容易造成二次感染的風險。

日常生活中就能做到的感染預防對策

洗手及漱口是預防自身感染及感染擴散的最佳方法。由於錯誤的洗手方式會沒有效果，因此必須注意以正確的方式洗手。

正確的洗手方式

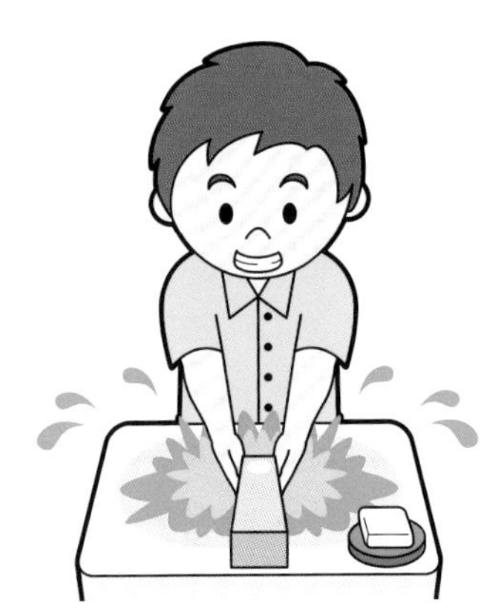

①將手用水沖濕，搓洗沖刷表面。
②取足夠洗淨雙手的清潔劑，搓洗出泡沫。
③清洗手心及指腹。
④清洗手背及指背。
⑤搓洗指間（側面）、手指根部。
⑥搓洗拇指及拇指根部。
⑦清洗指尖。
⑧清洗手腕內側、側面及外側。
⑨將手上的泡沫用水充分地清洗乾淨，避免殘留。
⑩用乾爽潔淨的毛巾把手擦乾。
⑪將酒精消毒液均勻地塗抹在手指上消毒。

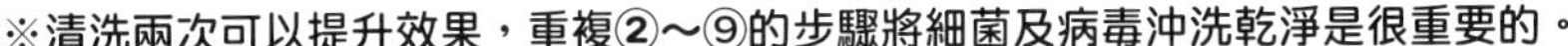

※清洗兩次可以提升效果，重複②～⑨的步驟將細菌及病毒沖洗乾淨是很重要的。

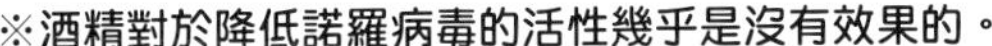

※酒精對於降低諾羅病毒的活性幾乎是沒有效果的。

咳嗽禮儀

呼吸道感染症是經由吸入感染者咳嗽及打噴嚏噴出的飛沫中所含的病毒及細菌感染的。為了預防感染，平常咳嗽和打噴嚏時就要注意不要傳染給別人。

掩住口鼻
咳嗽及打噴嚏時，為了避免飛沫四散，可以用面紙等徹底地掩住口鼻。使用過的面紙因為附著了病菌，必須馬上丟棄。

沒有準備時可用衣袖等遮掩口鼻
咳嗽時用手遮掩口鼻，之後若再用手到處觸摸，可能會使傳染擴散。突然咳嗽或打噴嚏時，可以用衣袖遮掩口鼻，以防感染擴散。

戴口罩
出現咳嗽等症狀時，必須戴口罩預防飛沫傳染。

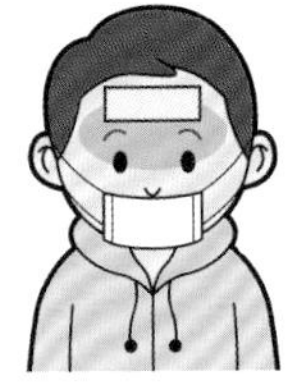

巴斯德的功勞

路易．巴斯德（Louis Pasteur）是法國的生化學家及細菌學家，又被稱為近代細菌學之父。雖然他是以狂犬病疫苗的開發者而聞名，但是他的功勞可不只這項。提倡許多疾病都是透過微生物感染的觀念，最早就是由巴斯德提出來的。此外，延續詹納種痘（參照P.92的Column）的想法，證明天花以外的許多傳染病也能透過疫苗接種來預防的人，也是巴斯德。順帶一提，將疫苗命名為「vaccine」的也是他。疫苗（vaccine）的語源為拉丁語的母牛「vacca」，將牛痘稱作「vaccinia」就是為了向詹納致敬，而為了獲得適應性免疫接種弱化的病原微生物就稱為疫苗。

巴斯德並不是醫生，他原本的研究領域是化學。由於接到了紅酒業者的委託，希望他研究紅酒腐敗的原因，才成為他接觸微生物學的契機。在那之後，他發現了蠶的傳染病及感染雞隻的家禽霍亂，還有感染家畜的炭疽病等疾病的病原體，並成功地開發出疫苗。

在此過程中，巴斯德還成功開發出狂犬病疫苗。不過，一開始疫苗是針對犬隻進行開發，並沒有想過要用在人類身上。但是，某天有位感染狂犬病的少年前來拜訪巴斯德，希望尋求治療，巴斯德為這名少年接種疫苗並確認有效後，便開始運用在人類身上，聽到消息的患者從世界各地登門拜訪。雖然狂犬病一旦發病，死亡率接近100％，但是從被感染的犬隻咬到，一直到發病前還有一段時間，只要在發病前接受暴露後預防接種即有治療效果，因此巴斯德的處置方式也被認為具有某種程度的效果。順帶一提，狂犬病的病原體為病毒，以當時的技術是無法用肉眼觀察到的。

第4章

感染症及預防接種

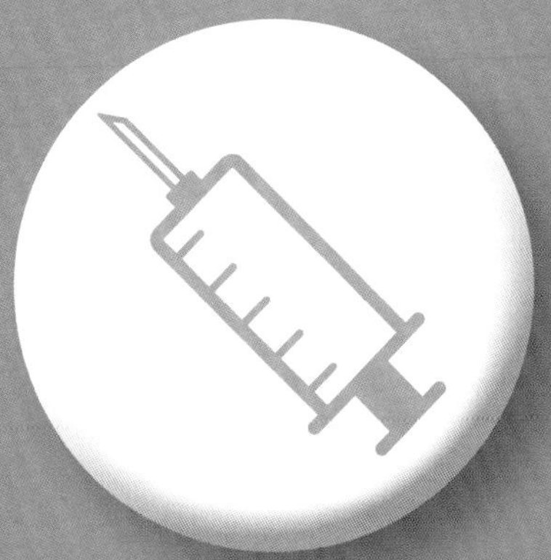

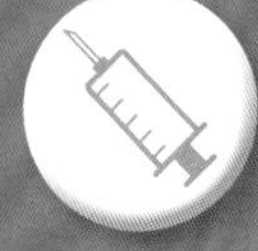

預防接種的功能

POINT
- 預防接種是免受傳染病之苦的必要手段。
- 預防接種能防止社會大眾因為傳染病的影響而受到損害。
- 可分為對象特定的定期接種，以及自由決定是否接種的自願接種。

預防接種是為了個人，也是為了社會

預防接種是在感染之前施打疫苗，獲得針對該疾病的免疫性，以防止感染症發病及重症化。預防接種對個人而言，是避免受到強烈痛苦及後遺症之苦，並且危及性命的必要手段。此外，對家庭、學校、地區及地方政府甚至國家而言，疾病大流行會對各種社會機能造成損害，為了避免社會整體遭受損害，必須建立預防接種的制度。感染疾病的患者會成為將病原體擴散至周圍的感染源，如果能事先進行個別的預防接種，也能保護因為某些原因而無法接受預防接種的人。

疫苗的種類及預防接種的制度

疫苗可分為將病原微生物的毒性弱化所製成的活性減毒疫苗，以及殺死病原微生物或是使其喪失感染能力，抑或取出毒素使其失去毒性（類毒素）製成的不活化疫苗。

目前在日本，分為在規劃時程內所有對象必須接種的定期接種，以及依個人意願進行的自願接種。定期接種幾乎都由公費提供，自願接種基本上就是自費（也會有補助的情況）。在定期接種之中，可再分為幾個種類，根據不同疫苗，施打對象的年齡及次數也會不同。施打對象的通知方式因地方政府而異，可以向主治醫師等確認，別忘了進行預防接種。

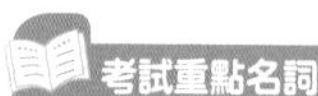

考試重點名詞

活性減毒疫苗
將病原微生物的毒性弱化所製成的疫苗。因為微生物並沒有死亡，所以會在體內增殖。也因此雖然能獲得免疫效果，但也會出現輕微的感染症狀。

不活化疫苗
殺死病原微生物，或使其失去活性製成的疫苗。雖然失去毒性，但還是具有免疫原性，可以誘導免疫機能。因為只接種一次無法獲得強力的免疫記憶，所以必須預先排定接種時間，藉由定期接種慢慢提升免疫記憶。

類毒素
去除病原微生物釋放出的毒素所製成的物質。被分類為不活化疫苗。

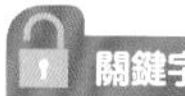

關鍵字

定期接種
限制特定對象接受規定次數的預防接種。費用基本上由公費支出。包括麻疹德國麻疹混合疫苗、日本腦炎、四合一疫苗等。

自願接種
依照個人意願進行的預防接種。費用基本上必須自費，不過也有部分是有補助的。包括B型肝炎、流行性腮腺炎等。

預防接種能保護社會大眾免於感染

定期接種的制度在過去變更了許多次，依年代不同還是有一些人沒有接受到特定的預防接種。像這種情況，在定期接種對象外的人，如果有需要也能依個人意願進行預防接種。

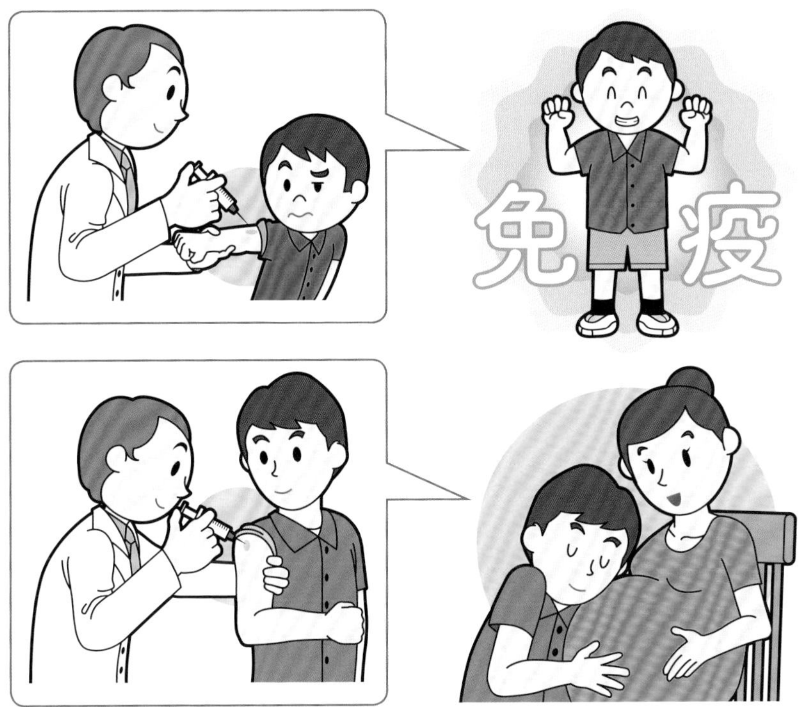

藉由預防接種防止自己成為感染源，也能保護周圍沒有接受預防接種的人不被感染。
例如：丈夫進行預防接種，藉此保護自己的妻子及職場中沒有抗體的孕婦避免感染。

在日本可以接種的疫苗種類

定期接種 ※由法令規定接種對象的相關年齡	**活性減毒疫苗**	卡介苗（BCG）、水痘、麻疹德國麻疹混合疫苗（MR疫苗）
	不活化疫苗	DPT-IPV（四合一疫苗）、日本腦炎、肺炎鏈球菌、B型嗜血桿菌（Hib）、B型肝炎、人類乳突病毒（HPV）、流感
自願接種	**活性減毒疫苗**	流行性腮腺炎、黃熱病、輪狀病毒
	不活化疫苗	破傷風類毒素、成人用白喉類毒素、A型肝炎、狂犬病、腦膜炎雙球菌

※關於台灣可以接種的疫苗種類，請至衛生福利部疾病管制署的網站查詢https://www.cdc.gov.tw/
※關於香港的疫苗接種計劃，請至衛生署衛生防護中心的網站查詢
https://www.chp.gov.hk/tc/features/17980.html

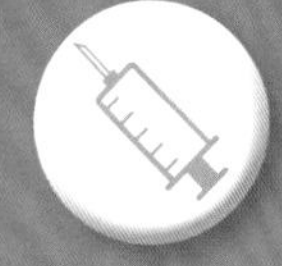

四合一疫苗

POINT

- 白喉、百日咳、破傷風、小兒麻痺的混合疫苗。
- 因為是感染後會造成重症及後遺症的疾病，所以在嬰幼兒期進行早期預防十分重要。
- 以第一劑為初次接種，第二劑為追加接種的方式進行定期接種。

預防重症化及會留下後遺症的疾病

一般所說的四合一疫苗是以白喉、百日咳、破傷風的混合疫苗「DPT」，再加上脊髓灰質炎（俗稱小兒麻痺）疫苗「IPV」混合而成，稱為「DPT-IPV」。

四合一疫苗需要定期接種，在出生後3個月以上至未滿12個月之間須進行3次第一劑的初次接種，每次間隔20天以上。初次接種後間隔6個月以上，再進行一次追加接種。第二劑則是以11歲以上，未滿13歲的孩童為對象，進行一次白喉及破傷風疫苗（DT）接種。

以下分別為這4種疾病的主要特徵。

●白喉

由白喉棒狀桿菌感染所引起，會造成發燒及喉嚨痛，也有因呼吸困難、心肌炎等症狀死亡的案例。在日本一整年只有數例，但是在發展中國家卻是經常發生的疾病。

●百日咳

主要由百日咳桿菌感染所造成。症狀與感冒相似，有些人會出現特有的咳嗽症狀，嬰兒患病容易造成重症化。

●破傷風

破傷風桿菌製造的神經毒素會造成嘴巴周圍至全身的肌肉痙攣，一旦呼吸肌麻痺，便會停止呼吸。破傷風桿菌是以梭狀芽孢的型態存活於大自然的土壤中。

●小兒麻痺

脊髓灰質炎病毒造成的感染症。感染後會造成部分四肢麻痺及肌力衰退，該部位會終生癱瘓。

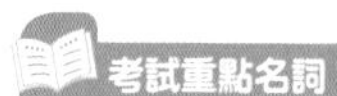

考試重點名詞

四合一疫苗
白喉（Diphtheria）、百日咳（Pertussis）、破傷風（Tetanus）、小兒麻痺（Polio）的混合疫苗，稱為「DPT-IPV」。

關鍵字

脊髓灰質炎疫苗
IPV（Inactivated Poliovirus Vaccine）是指小兒麻痺的不活化疫苗。過去日本是以口服活性減毒疫苗的方式給藥，從2012年9月開始改為使用不活化疫苗。

筆記

從三合一變成四合一
以前只有白喉、百日咳、破傷風的三合一疫苗，日本從2012年11月開始才增加了第4種小兒麻痹。

四合一疫苗預防的感染症特徵

白喉

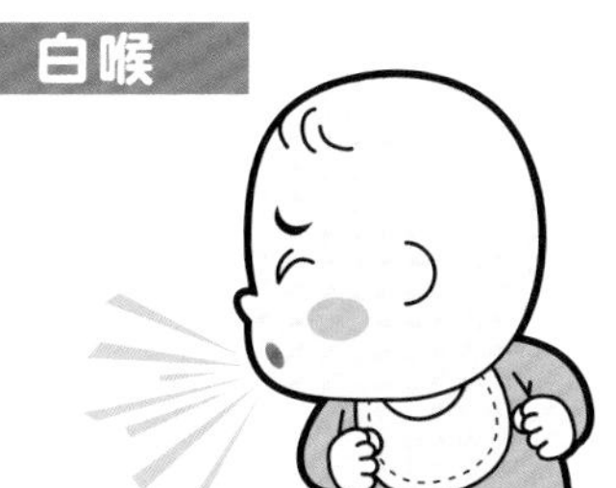

病 原 體：白喉棒狀桿菌毒素的飛沫感染
主要症狀：發燒、喉嚨痛等。黏膜會出現稱作偽膜的變化。可分為鼻白喉、咽門白喉、喉白喉這3個類型，喉白喉產生偽膜時，患者會發出狗吠般的特殊咳嗽聲，還有可能造成呼吸困難或窒息的情況。
疫　　苗：不活化疫苗（類毒素）

百日咳

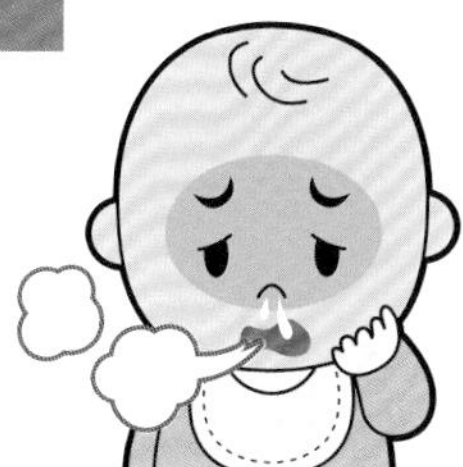

病 原 體：百日咳桿菌的飛沫感染、接觸感染
主要症狀：除了類似感冒的症狀外，有些人還會出現特殊的痙攣性咳嗽。反覆在短促的連續性咳嗽（Staccato）中，突然出現咻咻的吸氣聲（Whooping Cough）。嬰兒容易出現重症化的情況。
疫　　苗：不活化疫苗

破傷風

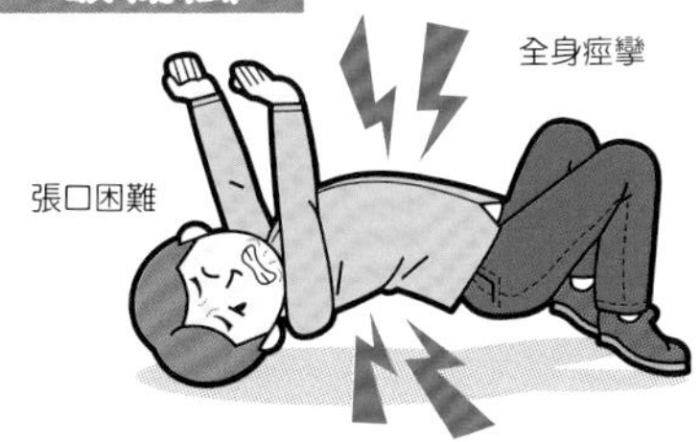

病 原 體：破傷風桿菌的神經毒素、細菌本身從傷口入侵感染
主要症狀：造成嚴重的肩膀僵硬、嘴巴周圍痙攣、舌頭轉動不靈、嘴巴無法張開。最後會發展成全身性痙攣、呼吸肌痙攣，甚至因麻痹而停止呼吸。
疫　　苗：不活化疫苗（類毒素）

小兒麻痹

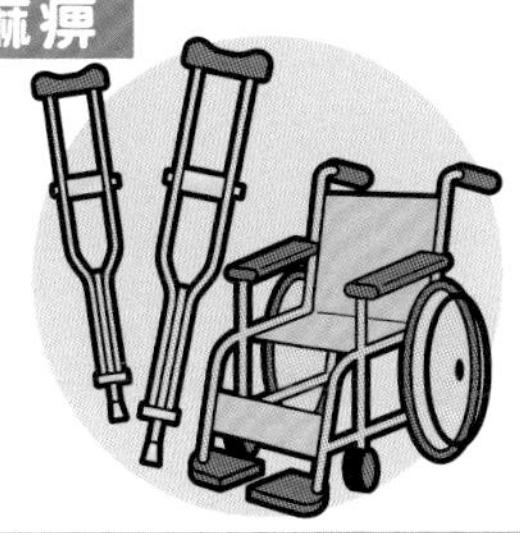

病 原 體：脊髓灰質炎病毒的經口感染
主要症狀：90%屬於不顯性感染。其餘數%會引發頭痛、發燒等可治癒的症狀，約1%左右會出現無菌性髓膜炎症狀，並造成部分四肢出現弛緩性麻痺，進而發展成該處終生癱瘓。
疫　　苗：不活化疫苗

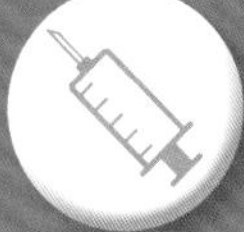

結核病

POINT
- 經由飛沫感染、空氣感染等途徑吸入結核菌而感染。
- 會引起咳嗽、痰液、發燒、倦怠感、體重減輕、呼吸困難等症狀。
- 出生後1年內的嬰兒期需進行卡介苗（BCG）預防接種。

傳染力強，可經由空氣感染

結核病是由結核菌感染所引起的疾病。除了可能直接吸入感染者咳嗽噴出的飛沫，經由其中的結核菌造成感染（飛沫感染）外，飛沫的水分蒸發後，結核菌還會繼續飄散在空氣中，只要吸入帶有結核菌的空氣，就會造成空氣感染。因為傳染力強，若有感染者待在不通風的室內，一起在室內的人就會接連感染。

吸入體內的結核菌會在肺部增殖，引發咳嗽、痰液、發燒等類似感冒的症狀。嚴重時會出現倦怠感、體重減輕、血痰、咳血、喘不過氣及呼吸困難等症狀。接著結核菌還會隨著淋巴及血液擴散至其他器官，入侵淋巴結、大腦、腎臟及骨骼等處，嚴重時可能致死。

患者可透過口服抗結核藥物的方式治療，但是若有排菌情形，還是需要住院隔離。

卡介苗（BCG）的預防接種

想要預防結核病，可以接種以弱化毒性的牛隻結核菌製成的卡介苗（BCG）。目前日本規定須於出生滿1年之前（標準接種期間為出生後5～8個月）的嬰兒期接受一次卡介苗接種。接種方式是以帶有9根針頭的印章形注射器（管針）在上臂外側的皮膚上按壓2次。針刺的部位會腫脹並痊癒，但是有可能會留下18個針刺的疤痕。這是日本特有的接種方式。

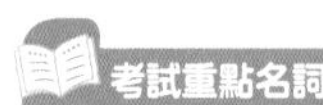

考試重點名詞

結核病
由結核菌引起的感染症。並非只存在於過去的疾病，近年來也有新的感染者出現。

結核菌
傳染力強，可以藉由空氣感染。雖然會被巨噬細胞等吞噬，但仍然可以在細胞內生存，抗體並沒辦法將其殺死（參照P.110「細胞毒性T細胞」）。

卡介苗（BCG）
使用弱化毒性的牛隻結核菌製成的疫苗。接種之後便可以獲得對結核菌的免疫性。BCG為法文「Bacille de Calmette et Guérin」的縮寫。

筆記

關於結核病的診斷
在許多沒有施行全國性卡介苗接種的國家，會利用結核菌素測試的反應來判斷是否感染結核病。但因為日本人已經接受過卡介苗接種（台港亦是新生兒全面接種），在海外測試時呈現陽性反應會被誤認為感染者。因此，若要在海外長期居留，建議帶著卡介苗接種的證明書。另外，在實行卡介苗接種的國家並不是使用結核菌素測試，而是利用不會與卡介苗交叉反應的結核菌特異性蛋白質來刺激淋巴球，再由淋巴球受刺激後釋放出的干擾素-γ的產生量來測定有無潛伏結核感染。

結核病的主要症狀

感染結核菌會引起類似感冒的症狀，例如咳嗽、有痰、發燒等。若演變為重症，則會造成體重減輕、血痰、呼吸困難等症狀，也有致死的案例。

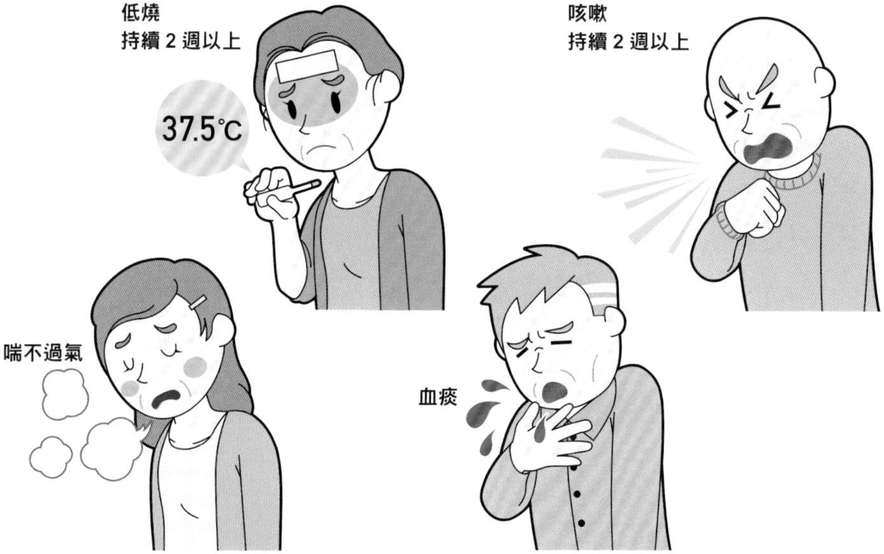

低燒
持續 2 週以上

37.5℃

咳嗽
持續 2 週以上

喘不過氣

血痰

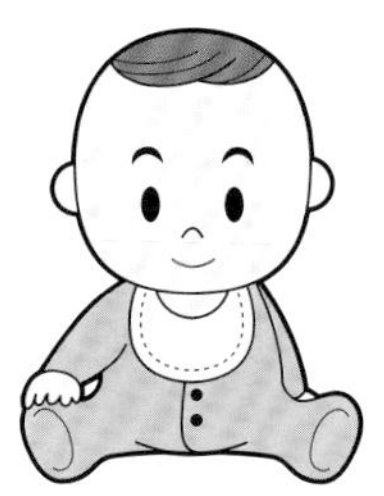

卡介苗預防接種

利用管針在手臂的皮膚上按壓，接種使用弱化毒性的牛隻結核菌製成的疫苗。出生後1年之內要接受一次定期接種。

COLUMN

日本仍屬於「中度蔓延國」

在戰後的混亂期，結核病曾是日本人死亡原因的第一名（1947～1950年）。因此，在1951年藉由《結核預防法》強化了預防接種等對策，患者也才順利地逐漸減少。但是進入1980年代，患者數量減少的情況趨緩，1990年代後期反而還有增加的趨勢。因為這樣的情況，日本又發出了結核緊急事態宣言進行防疫呼籲，近年才有整體減少的趨勢。雖然如此，這樣的患者人數在國際間並不能說是高水準的狀態，依WHO的分類標準是屬於中度蔓延國。所以結核病對日本而言，絕對不是只存在於過去的疾病。

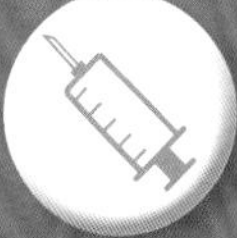

麻疹

POINT
- 麻疹的英文為「Measles」，經由麻疹病毒感染。
- 麻疹病毒具有高傳染力，傳染途徑包含空氣感染及接觸感染。
- 預防接種時程為1歲及國小就學前，共2次的定期接種。

高傳染力的麻疹病毒造成的感染症

麻疹的英文為「Measles」，是麻疹病毒造成的感染症。麻疹病毒的傳染力強，會透過各種途徑進行人傳人的感染，例如吸入患者咳嗽時噴出的飛沫造成的飛沫感染，吸入飄散於空氣中的病毒造成的空氣感染，以及接觸患者的皮膚造成的接觸感染。感染之後經過10～12天的潛伏期，便會出現咳嗽、流鼻水、發燒、眼睛充血及流眼淚等類似感冒的症狀，並且持續2～4天左右（前驅期）。接著會出現39°C以上的高燒，麻疹特有的發疹方式是從耳後及脖子開始，進而往臉部、軀幹、手臂等處，最後擴散至全身（發疹期）。經過3～4天的發疹期後，症狀會漸漸改善，雖然從發病開始約7～10天就會逐漸恢復，但是發疹後身上會殘留一陣子的色素沉著。此外，若轉變為重症會引起肺炎及腦炎，也有可能致死。日本江戶時代曾有13次的大流行，許多患者因而死亡，因此麻疹被比喻為「決定生死」的疾病，據說德川綱吉也是死於麻疹。

接種麻疹疫苗預防重症化

對麻疹沒有免疫的人只要感染幾乎都會發病，而且可能發展為重症，所以藉由疫苗接種進行預防是非常重要的。麻疹疫苗是將麻疹病毒的毒性弱化製成，目前實行的預防接種是與德國麻疹疫苗混合而成麻疹德國麻疹混合疫苗（MR疫苗），接種時程需分為第一劑（滿1歲時）及第二劑（上小學前1年）。

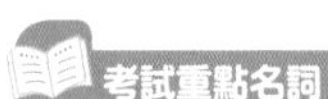

考試重點名詞

麻疹
英文為「Measles」，經由麻疹病毒感染。目前沒有可以治癒麻疹的藥物，治療方式只有對症療法。

MR疫苗
以麻疹疫苗及德國麻疹疫苗混合成的疫苗（M為麻疹的measles，R為德國麻疹的rubella）。現在的定期接種為滿1歲的第一劑及小學就學前1年的第二劑，總共2次。不過即使接受預防接種，還是有少數幾%的人無法完全免疫。

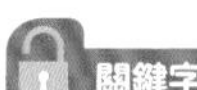

關鍵字

麻疹特有的發疹方式
前驅期結束時，出現在口腔黏膜上的柯氏斑點為麻疹診斷的重要關鍵。發疹時，紅色斑點會變成略微隆起的丘疹，周圍互相連起，最後變成暗紅色則逐漸痊癒。

筆記

成人後卻沒抗體的情況
即使在幼兒期接受了2次預防接種，但成人後還是會有人不具備麻疹抗體。此外，也有些人在幼兒期因為忘記而沒有進行預防接種，遇到這種情況可依個人意願進行疫苗接種（費用自費）。

麻疹的主要症狀及發病過程

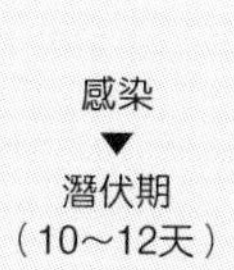

感染
▼
潛伏期
（10～12天）

7～10天

前驅期
（2～4天）

前驅期的症狀

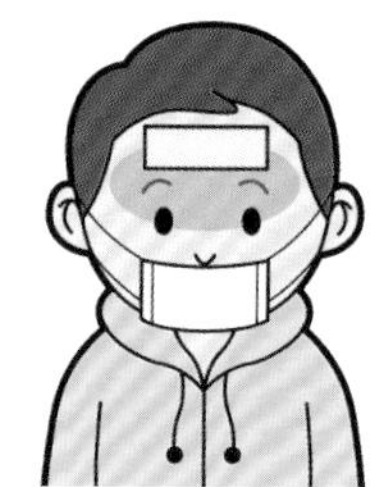
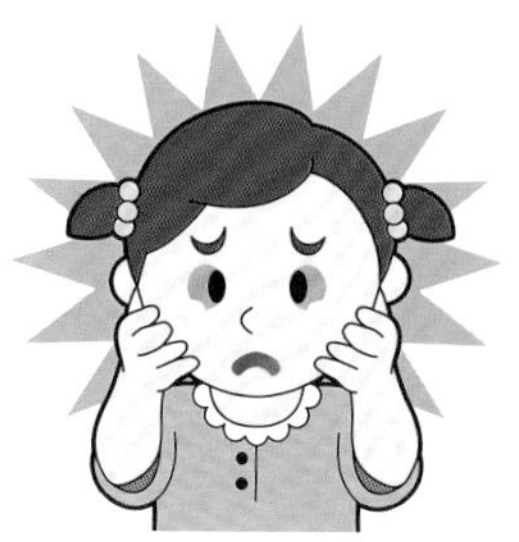

感染病毒時，會出現咳嗽、流鼻水、發燒、眼睛充血及出現分泌物等類似感冒的症狀。

前驅期結束後
會出現特有的發疹症狀。

發疹期
（3～4天）

發疹的特徵

柯氏斑點

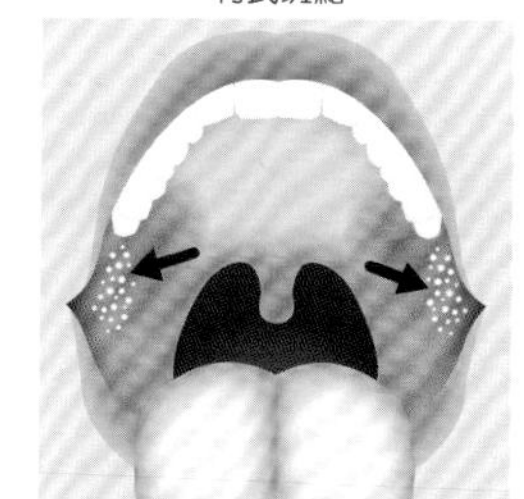

兩頰內側的口腔黏膜，在紅色隆起處會出現白色的小點。這就是診斷為麻疹的重要關鍵。

發疹

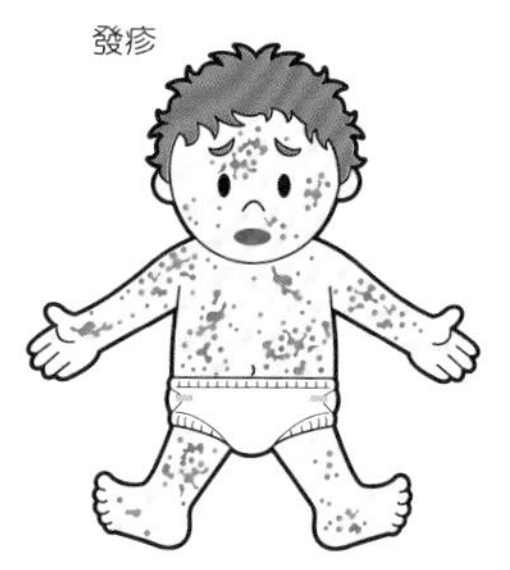

全身陸續出現紅色斑點，斑點會隆起並與周圍的斑點互相連起，逐漸擴散。會伴隨著強烈的搔癢感。當顏色漸漸變成暗紅色時，就會依發疹的順序逐漸痊癒。

恢復期

COLUMN

世代及麻疹的預防接種次數

日本在1978年規定強制接種之前，麻疹的預防接種是依個人意願進行自願接種的。但是，這個世代的人在兒童時期不時會有麻疹流行，透過自己感染或是接觸感染者，有很高的機會能夠完全免疫。接著在1978年規定強制接種時，接種次數為1次。1990年開始才變成2次。想知道自己接種過幾次，可以向父母親確認或是查詢母子健康手冊。

德國麻疹

POINT
- 由德國麻疹病毒引起的感染症，主要是透過飛沫感染傳播。
- 雖然會出現發燒及發疹等症狀，但是輕症的情況可以自然痊癒。
- 孕婦感染德國麻疹可能會造成胎兒罹患先天性德國麻疹症候群。

先天性德國麻疹症候群的危險性

德國麻疹是經由德國麻疹病毒引起的感染疾病。俗稱三日疹。主要是透過吸入感染者咳嗽噴出的飛沫感染。

感染病毒後有14～21天左右的潛伏期，接著會開始出現發燒、發疹、耳後及頸部等處淋巴結腫脹的症狀。感染的病患中有一半左右會出現發燒症狀，而有15%左右則是無症狀的不顯性感染，因此是很難單憑症狀進行診斷的疾病。雖然沒有可以根治的治療藥物，但是一般輕症的狀況，在發疹及發燒數天之後便會自然痊癒。不過淋巴結腫脹的情況會維持數週。此外，雖然也有因為持續高燒引發急性腦炎而需要住院的案例，但大多都是暫時的，進行對症療法就能逐漸痊癒。

比較嚴重的問題，主要是懷孕20週以內的孕婦受到感染，胎兒可能會罹患先天性德國麻疹症候群，造成失聰、白內障、先天性心臟病等缺陷。

德國麻疹的預防接種為幼兒期2次

目前日本統一施打的是與麻疹疫苗混合的麻疹德國麻疹混合疫苗（MR疫苗），滿1歲時接種第一劑，上小學前1年接種第二劑，總共接種2次。預防接種的制度在過去曾經變更多次，有些世代的人在小時候沒有接種過疫苗。沒有在幼兒期進行預防接種的人，應該要確認自己有無抗體，並自行安排預防接種。

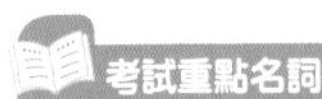

考試重點名詞

德國麻疹
經由德國麻疹病毒感染，俗稱三日疹。懷孕初期感染可能會造成胎兒罹患先天性德國麻疹症候群。

先天性德國麻疹症候群
懷孕20週以內的孕婦若感染德國麻疹，胎兒可能會罹患先天性德國麻疹症候群，造成失聰、白內障、先天性心臟病等缺陷。懷孕初期感染的發病率較高。

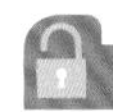

關鍵字

不顯性感染
感染了病原體，卻幾乎沒有出現任何症狀。因為仍是感染狀態，有可能會傳染給其他人。本人可以經由感染獲得免疫性。

筆記

先天性德國麻疹症候群的預防對策
因為懷孕後無法進行德國麻疹的預防接種，所以有計畫懷孕的女性必須在懷孕之前進行抗體檢查並進行預防接種。另外，男性自身感染也有可能會傳染給伴侶，所以建議也要進行預防接種。

德國麻疹的主要症狀

感染德國麻疹病毒時，初期會先出現類似感冒的症狀，接著會有紅色（或粉紅色）小疹子在全身擴散。頸部等處的淋巴結腫脹，在發疹結束後還會持續一段時間。

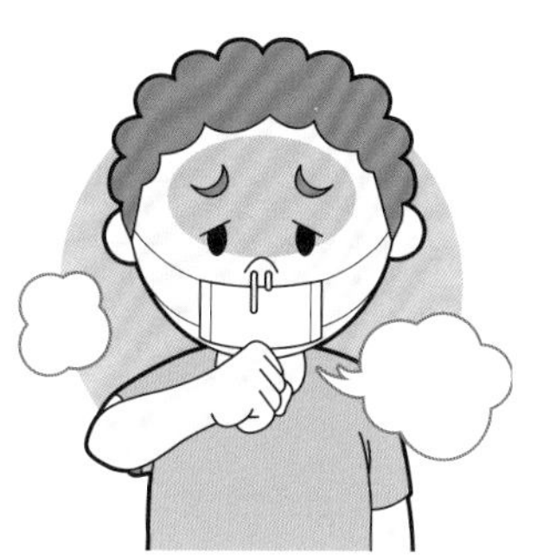

發燒、咳嗽、流鼻水等
類似感冒的症狀

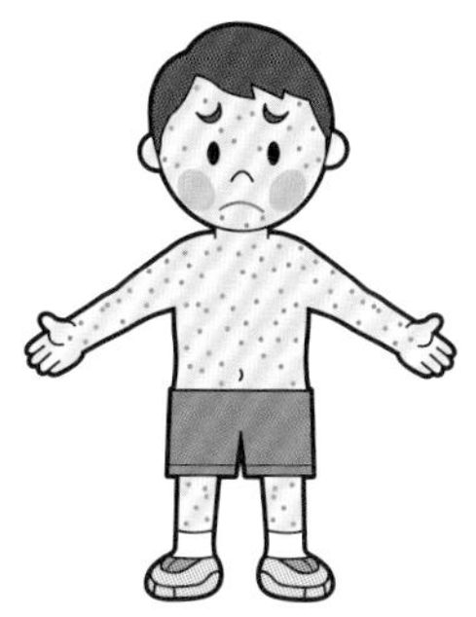

全身出現紅色或是
粉紅色的疹子

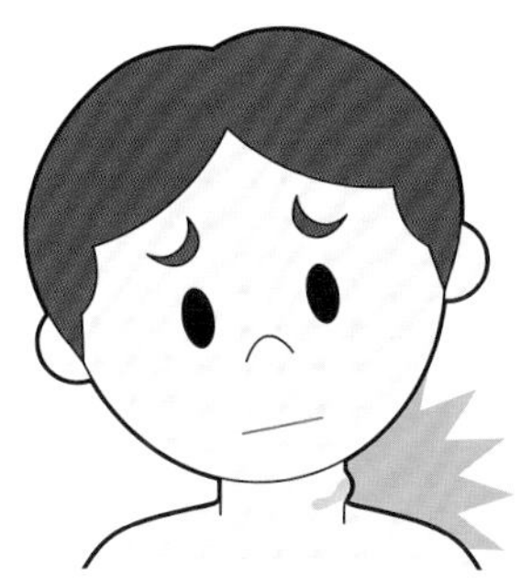

耳後及頸部的
淋巴結腫脹

各個年代的德國麻疹疫苗接種情況

德國麻疹的預防接種制度在過去曾多次變更，依年代、性別區分，可能有些族群沒有進行接種，或是只有接種過一次。這些族群可能不具備抗體。

德國麻疹的疫苗接種情況

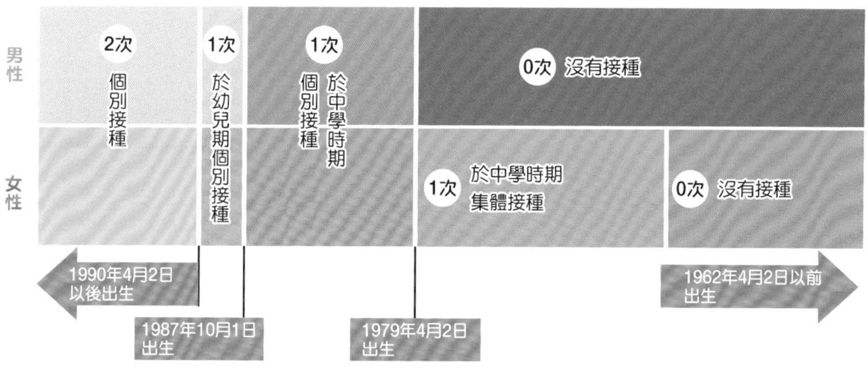

出處：日本國立感染症研究所感染症疫學中心　感染症發生動向調查週報 2013年8月9日預防接種基本方針部會資料

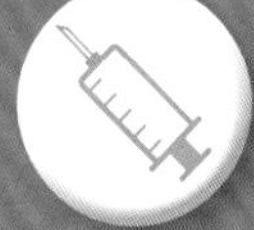

日本腦炎

POINT
- 日本腦炎病毒是以三斑家蚊等蚊子為媒介。
- 雖然發病率低，但是發病後的死亡率高。
- 日本通報的患者數，約為每年數名的程度。

發病率低，但是發病會發展為重症

日本腦炎是經由日本腦炎病毒感染所引起的疾病。雖然名稱是以日本命名，但是不只出現在日本，而是廣泛分布於東南亞及澳洲等地區的疾病。病毒的媒介是蚊子，被帶有病毒的三斑家蚊叮咬後，病毒就會注入體內造成感染。不會經由人傳人感染。

由於日本腦炎大多屬於不顯性感染，即使感染了病毒也不太會發現。但是，1000人中約有1人會發病。一旦發病，死亡率會攀升至20～40%，即使保住性命，45～70%的人會有精神障礙及癱瘓等後遺症，是種很嚴重的疾病。

感染後約有6～16天的潛伏期，接著會突然出現高燒、頭痛、噁心及嘔吐、頭暈等症狀。再來會急遽惡化，引起肌肉僵硬、異常顫動、痙攣、意識不清等症狀。目前並沒有能殺死病毒的根本性療法，只能利用對症療法進行治療。

藉由基礎免疫及追加免疫來預防

近年來，日本通報的患者數大約落在每年數名的程度。雖然不是大流行的疾病，不過一旦發病就會發展成重症，死亡率也很高，所以接受預防接種還是很重要的。目前的制度為定期接種，3歲時要進行2次（間隔6天以上）的初次接種，4歲時再接受1次追加接種，總共3次第一劑（基礎免疫）接種。9歲時會再進行1次第二劑（追加免疫）接種。

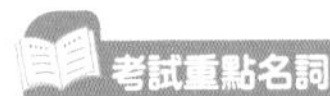

考試重點名詞

日本腦炎
經由日本腦炎病毒感染的疾病。致病率約為千分之一，但是發病之後的死亡率則為20～40%，即使倖存下來也有45～70%的人會留下後遺症。

日本腦炎病毒
造成日本腦炎發病的病毒，以三斑家蚊為媒介。不會藉由人傳人感染。

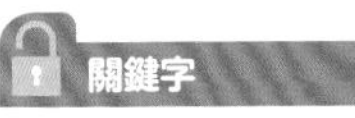

關鍵字

三斑家蚊
（Culextritaeniorhynchus）
暗紅褐色的蚊子，分布於日本全國。特別容易出現在水田較多的農村。三斑家蚊是日本腦炎病毒的傳染媒介，主要活動時間介於白天至夜晚之間。

筆記

通常會與蚊子及豬隻形成一個循環
一般來說，日本腦炎病毒會在豬隻的體內增殖，蚊子吸了帶有病毒的豬隻血液後再去叮咬其他豬隻，病毒又會在其他豬隻的體內增殖，進而形成一個循環。而偶然被那些蚊子叮咬的人類就會造成感染。通常會以各地豬隻血清中的日本腦炎病毒抗體力價檢測來進行流行預測。

日本腦炎的感染途徑

日本腦炎病毒會在豬隻的體內增殖。當蚊子吸了帶有病毒的豬隻血液再叮咬人類，便會造成感染。

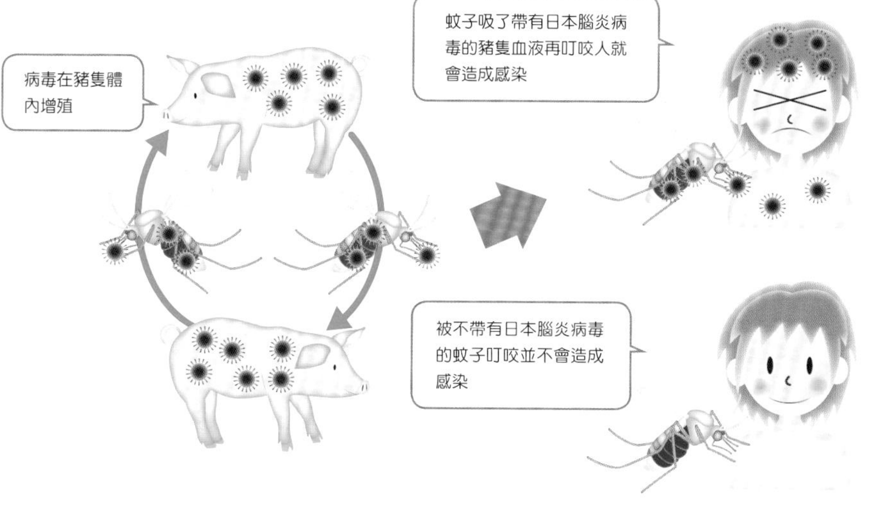

日本腦炎的發生地區

日本腦炎的名稱中雖然有「日本」二字，但並不是日本特有的疾病，在東南亞及澳洲等地也會發生。沒有進行充分預防接種的人，到這些地區進行海外旅遊時須特別注意。

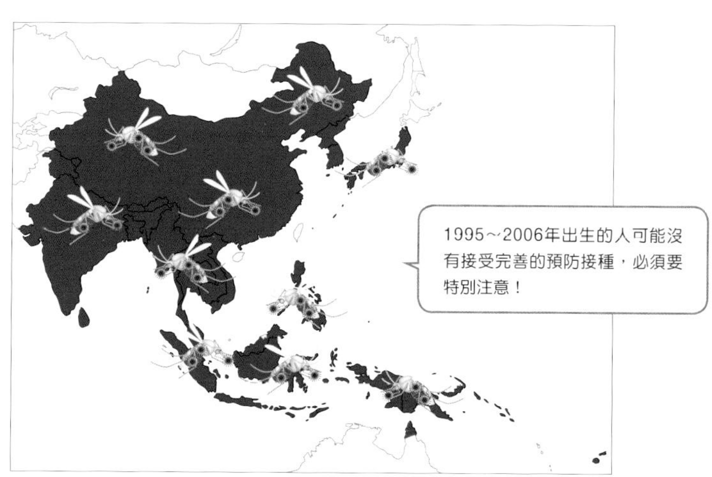

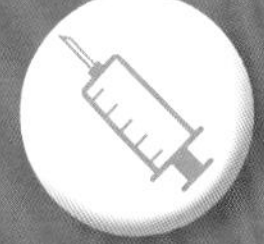

流行性感冒

POINT
- 流感病毒是經由飛沫造成感染。
- 每年引起流行的是A型及B型病毒。
- 為了防止發病及重症化，建議每年進行預防接種。

發病後2天內服用抗病毒藥物

流行性感冒是由流感病毒引發的感染症，在日本每年冬天左右都會造成全國性的流行。主要是經由吸入患者咳嗽或打噴嚏時噴出的飛沫而造成感染。

感染後會有1～3天的短暫潛伏期，接著就會突然出現38°C以上的高燒、頭痛、全身倦怠感、全身的肌肉及關節疼痛等，還有咳嗽、流鼻水等感冒症狀。發展成重症時會引發腦炎及肺炎等，甚至造成死亡。嬰幼兒、高齡者及孕婦感染後特別容易發展成重症。

口服或吸入抗病毒藥物可以減輕症狀。不過，抗病毒藥物需於發病後2天內服用才會有效果。

每年進入流行季節前進行預防接種

冬天容易造成流行的流感，主要是由A型及B型病毒引起。A型病毒的亞型（構造會逐漸變化）特別多，因為會發生突變並陸續產生新的亞型病毒，所以才會在每年造成全國性的流行。預防接種會依照當年的流行預測，準備包含幾種預測類型的疫苗。流感的預防接種，包含以高齡者及患有心臟疾病者為對象的定期接種（1次接種），還有以自願者為對象的自願接種（2次為佳）。建議在每年正式進入流行季節之前進行接種。

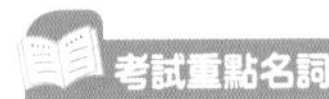
考試重點名詞

流行性感冒
由流感病毒引起的感染症。會出現高燒、關節疼痛等強烈的全身性症狀。冬天是流行的高峰。

流感病毒
造成每年流行的流感，主要是由A型及B型病毒引起。A型病毒的亞型特別多，因為會發生突變並產生新的亞型，所以無法藉由過去感染所獲得的免疫性進行防禦。

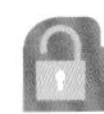
關鍵字

亞型
構造會逐漸變化的類型。英文為subtype。A型流感病毒會逐漸改變病毒的構造，不斷產生亞型。

筆記

接受預防接種還是有可能感染
預防流感病毒必要的鼻黏膜分泌型IgA抗體，即使對未感染者施打流感疫苗也不太會產生。此外，由於流感病毒的亞型眾多，即使接種流感病毒疫苗也不代表就不會感染。

流感及感冒的辨別方式

流感的症狀及特徵，主要為38℃以上的高燒及全身肌肉、關節疼痛。

項目	流行性感冒	一般感冒
主要症狀	發燒伴隨全身性症狀	上呼吸道症狀（鼻黏膜、喉嚨）
其他症狀	畏寒、肌肉痛、倦怠感、咳嗽、喉嚨痛	鼻水、喉嚨痛、鼻黏膜瘀血
症狀發生的速度	急劇	緩和
發燒	38～40℃	37℃～
臨床過程、痊癒	持續出現症狀（1～2週）	快速恢復
重症程度	重度	重度
發生情況	季節性	經年都有發病的情形

流感流行期的感染預防對策

在流感流行期，除了預防接種外，還要徹底執行基本的感染預防對策。

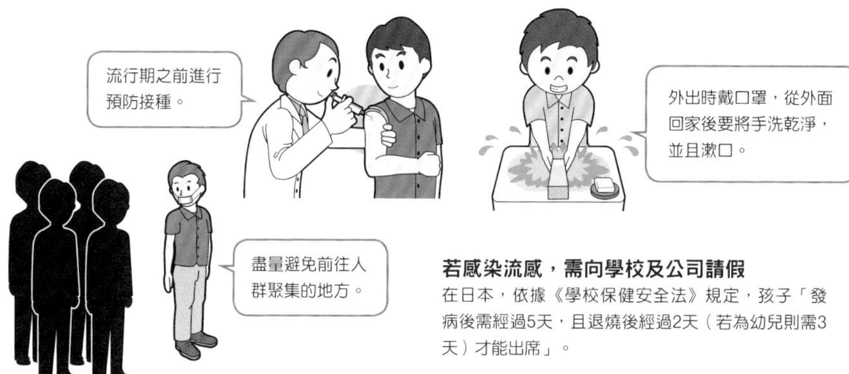

若感染流感，需向學校及公司請假

在日本，依據《學校保健安全法》規定，孩子「發病後需經過5天，且退燒後經過2天（若為幼兒則需3天）才能出席」。

COLUMN

對禽流感保持警戒

目前對於名為「H7N9」的禽流感必須提高警戒。原本是只在鳥類間傳染的病毒，後來確定可以透過鳥類傳染給人類，並且有疑似人傳人的案例通報。因為是新品種病毒，所以還沒有人對其免疫，若再突變為人傳人的類型，可能會造成世界性的大流行。此外，由於症狀嚴重且死亡率高，若造成大流行，可能會對全世界的社會運作造成衝擊。

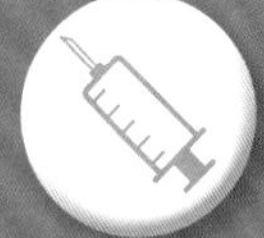

Hib(B型嗜血桿菌)感染症

POINT
- Hib指的是B型嗜血桿菌。
- 感染者大多為未滿5歲的嬰幼兒。
- 一旦因為某些因素而發病,便會造成死亡或是留下後遺症。

有很多無症狀的帶菌者

Hib指的是B型嗜血桿菌(又被稱為B型流行性感冒嗜血桿菌),取英文Haemophilus influenzae Type b的字首,故稱為「Hib」。雖然名稱中有流感,但Hib是細菌,和造成冬季流感的流感病毒是不同的病原體。感染這種細菌而引發肺炎等症狀的疾病,就稱為Hib感染症。Hib感染症為常見於孩童的疾病,患者大多是未滿5歲的嬰幼兒。

Hib存在於帶菌者的鼻腔中,主要會透過吸入鼻水等飛沫(飛沫感染)或是直接接觸(接觸感染)而感染。許多人即使感染了也不會出現症狀,而會以帶菌者的狀態維持日常生活。但是若因為某些因素引起發病,便會出現肺炎、敗血症、髓膜炎、化膿性關節炎等嚴重症狀,有數%的致死率,若引發髓膜炎,可能會留下失聰等後遺症。

預防接種從出生後2個月開始

Hib感染症可以透過疫苗達到極佳的預防效果,因此,務必要讓嬰幼兒進行預防接種。首先在嬰兒期,出生後2個月、未滿7個月的期間進行第一次接種,接著在27～56天的間隔內,進行共3次接種。這3次接種稱為初次免疫。接著在初次免疫的第三劑之後間隔一年左右,再進行一次接種,稱作追加免疫。沒有在嬰兒期接受初次免疫接種的孩童(1歲以上、未滿5歲),只要進行一次接種。

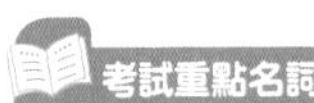

Hib
指的是B型嗜血桿菌,又被稱為B型流行性感冒嗜血桿菌。有可能在感染後並不會出現症狀,但會因為某些因素造成Hib感染症這種嚴重的疾病。

Hib感染症
由Hib引起的感染症。患者大多未滿5歲,其中有一半為嬰兒。若引發肺炎、敗血症、髓膜炎等,有數%的致死率。疫苗的預防效果佳。

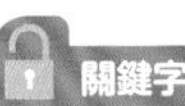

敗血症
細菌及病毒進入血液中,對全身器官造成損害的狀態。症狀包括有發燒與畏寒、顫抖,以及低血壓、意識不清等休克症狀、腎衰竭、肝衰竭、呼吸衰竭,有致死的可能性。

髓膜炎
這是覆蓋在中樞神經上的髓膜出現發炎的症狀。會造成頭痛、嘔吐、後頸僵硬(頸部僵硬)、發燒、精神混亂或意識不清等症狀。

Hib感染症的症狀

雖然感染Hib有可能是不顯性感染，但若是因某些因素發病，便會造成發燒、肺炎、急性會厭炎、髓膜炎等症狀。

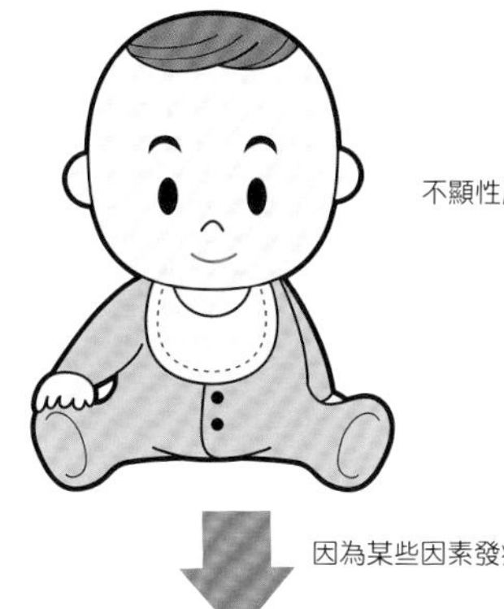

不顯性感染的孩童

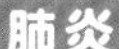

因為某些因素發病

肺炎	發燒	急性會厭炎	細菌性髓膜炎
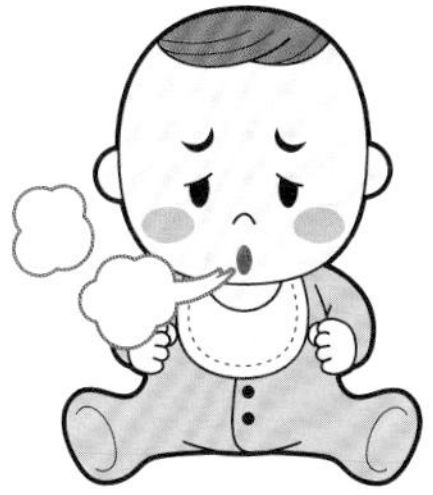	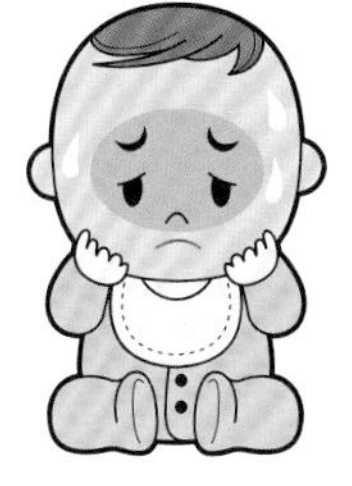	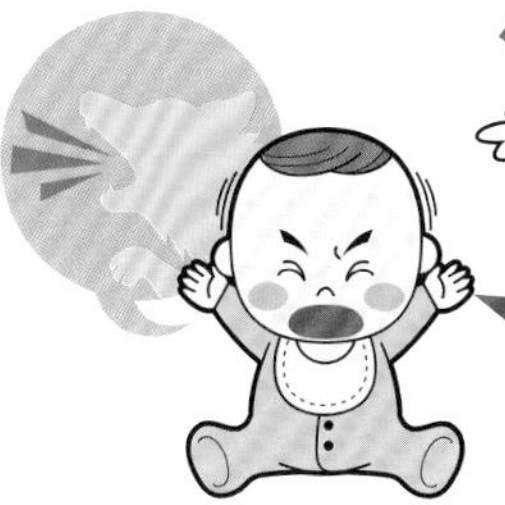	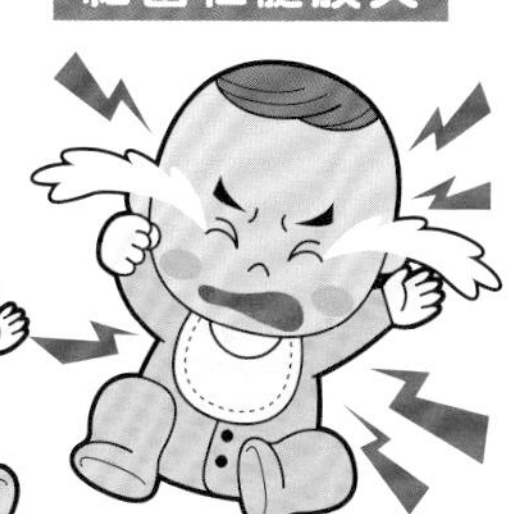
發炎的症狀波及肺部，產生38～40℃的高燒，喉嚨因為生痰而造成激烈的咳嗽。	早期會出現發燒症狀，而且情緒不穩定。	出現乾咳，以及如狗吠般的咳嗽聲。	突然感到倦怠或是出現痙攣及意識不清等症狀。可能會造成失聰等後遺症。

COLUMN

流行性感冒嗜血桿菌的名稱由來

Hib（B型流感嗜血桿菌）雖然名稱中有流感，但和流感病毒卻是不同的病原體。名稱中之所以會有流感，是因為在1800年代流感流行的時候，將其誤認為流感的病因才會以流感命名。後來雖然發現Hib並非流感的病原體，卻沒有改名，而是直接沿用了這個名字。

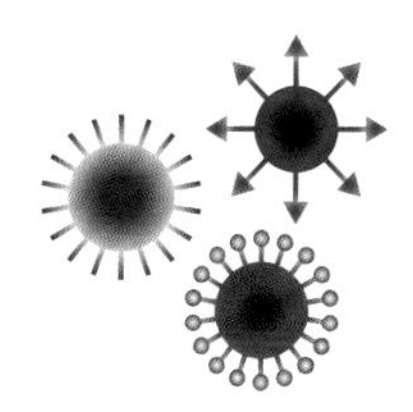

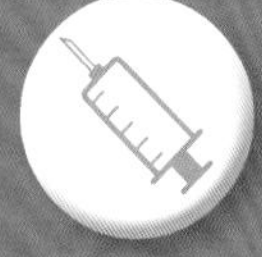

水痘

POINT

- 水痘為水痘帶狀疱疹病毒造成的感染症，主要發生於孩童。
- 在日本，依照《學校保健安全法》規定，在所有疹子結痂前必須停止出席。
- 痊癒後病毒仍然潛伏於感覺神經中，免疫機能下降時會再度開始活動。

搔癢發疹的孩童疾病

水痘俗稱出水珠，主要是發生在孩童身上的疾病。病原體為水痘帶狀疱疹病毒，傳染力相對來說較強，可經由飛沫感染、空氣感染、接觸感染等途徑傳染，在家庭及學校等患者活動範圍內的人都有可能被傳染。

經過大約2週的潛伏期之後，患者會出現伴隨著強烈搔癢感的疹子，發疹範圍包括頭皮、軀幹、四肢。疹子一開始是紅點（紅斑）的狀態，有些人的疹子會隆起（丘疹），變成蓄積了水分及膿液的水疱，最後形成痂皮後痊癒。水痘的特徵是各個階段的發疹情況會同時發生。在日本，依照《學校保健安全法》規定，所有疹子形成痂皮前必須停止出席。雖然會伴隨著38°C左右的發燒及全身倦怠感等症狀，但一般來說都算是輕症，大約在數天內便能獲得控制。

水痘帶狀疱疹病毒即使在發疹痊癒之後，還是會潛伏在感覺神經中持續生存。在因為過勞、壓力及老化等原因造成免疫機能下降的時候，病毒又會開始活動，沿著神經出現伴隨著激烈疼痛的帶狀疱疹。

針對孩童進行的預防接種屬於定期接種，出生後12～36個月之間，必須進行2次疫苗接種，中間要間隔3個月以上。此外，懷孕中若感染水痘，可能導致胎兒畸形，因此打算懷孕卻對水痘不具免疫性的女性，可以在沒有懷孕或是接種後避孕的條件下接受自願接種。此外，高齡者也可以透過疫苗接種來抑制帶狀疱疹發病。

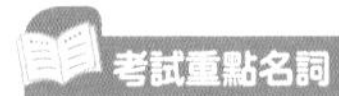

考試重點名詞

水痘
由水痘帶狀疱疹病毒所造成的感染症。症狀包括全身發疹、發燒、全身倦怠感等。感染初期使用抗病毒藥物可減輕症狀。

水痘帶狀疱疹病毒
傳染力相對較強，患者若在學校等處活動有可能傳染給周圍的人。水痘痊癒後病毒會潛伏在感覺神經內，將來免疫機能降低時便會再度活化，引起帶狀疱疹。

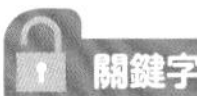

關鍵字

丘疹
隆起的疹子。

痂皮
皮膚結痂。

筆記

伴隨著激烈疼痛的帶狀疱疹
在臉部、頸部、背部及胸腹部等處，沿著神經分布區域出現帶狀的水疱，因此稱為帶狀疱疹。活化的病毒會對神經造成傷害，所以會伴隨著激烈的疼痛感，並且嚴重影響生活品質，甚至也有患者為了鎮痛而住院。帶狀疱疹幾乎都是在成人時發病，接受水痘疫苗接種來「預防50歲以上的帶狀疱疹」此一方式已經受到認可。

水痘的發疹過程

水痘的發疹過程變化為紅斑→丘疹→水疱・膿包→痂皮。發疹進入巔峰期時，會有水疱及痂皮同時並存的情況。在全部的水疱變成痂皮之前是禁止上學的。

發病
第0～1天
出現紅斑，大多分布於軀幹，頭皮上也會有。手腳的末端較少。
水疱
痂皮
發病
第4～5天
同時存在新舊各種階段的疹子。

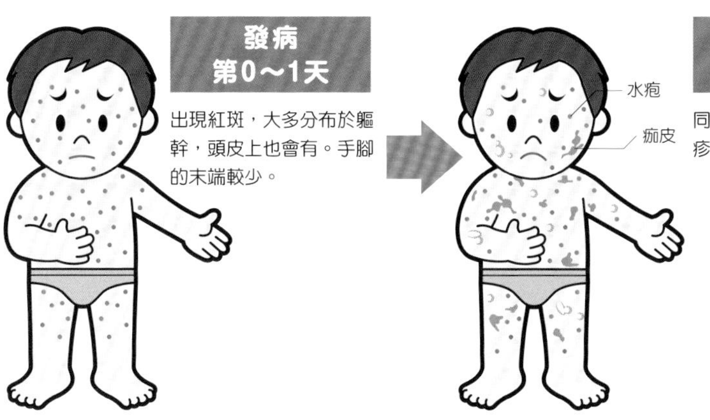

免疫機能下降時出現的帶狀疱疹

即使水痘痊癒了，水痘帶狀疱疹病毒仍會潛伏在感覺神經中。若因壓力及老化等原因造成免疫機能下降時，就會使病毒活化，引發帶狀疱疹。容易發生的部位包括頸部、背部、胸腹部、臉部等。

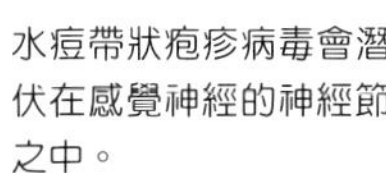

水痘帶狀疱疹病毒會潛伏在感覺神經的神經節之中。

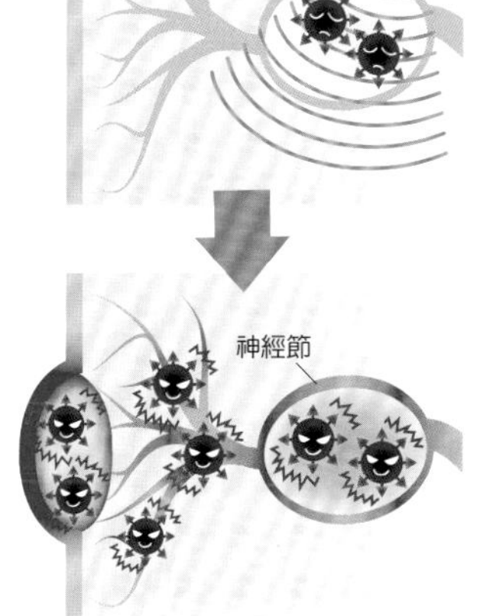

免疫機能下降時就會開始作亂。

帶狀疱疹

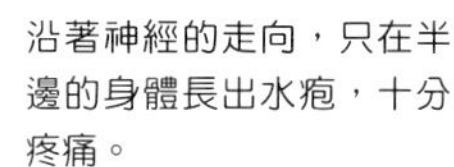

沿著神經的走向，只在半邊的身體長出水疱，十分疼痛。

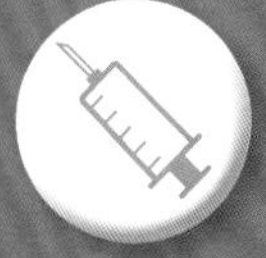

流行性腮腺炎

POINT
- 由腮腺炎病毒引發的感染症，會造成唾液腺腫脹。
- 可能有髓膜炎等併發症或留下後遺症的情況。
- 青春期以後的男性有引起睪丸炎，女性則有引起卵巢炎的風險。

唾液腺腫脹發熱

俗稱豬頭皮，英文為Mumps，這是種常發生於兒童的疾病。病原體為腮腺炎病毒，會藉由飛沫感染及接觸感染的方式傳染。之所以會有「豬頭皮」這個名稱是因為感染時腮腺腫大，使臉頰鼓起，看起來就像豬頭一樣。有3分之1的人即使感染也不會出現症狀，屬於不顯性感染。

經過2～3週的潛伏期之後，患者會從腮腺開始，連帶整個唾液腺全部腫起，並會感到疼痛。唾液腺腫脹的情況有可能是單側，也可能是兩側皆有。雖然會伴隨著發燒，但一般而言都是輕症，約1～2週就會痊癒。但是也有引發髓膜炎及髓膜腦炎等併發症的情況，少數會造成後遺症。目前沒有能殺死病毒的藥物，只能使用對症療法。

此外，青春期以後的男性可能會引發睪丸炎，使製造精子的機能下降。女性則是會引發卵巢炎，孕婦感染時會增加流產的風險。

疫苗接種為自願性

流行性腮腺炎可以透過疫苗接種達到預防效果。這種疫苗的預防接種屬於自願接種，對象為出生12個月以上，且還沒有感染過的兒童。多數人約在4～5歲左右受到感染，接種時間建議在2～5歲之間。雖然也有超過這個年齡區間的人自願接種，但女性要注意懷孕期間須避免接種。

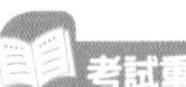

考試重點名詞

流行性腮腺炎
俗稱「豬頭皮」，英文則為Mumps。這是由腮腺炎病毒造成的感染症，會引發唾液腺腫大及發燒等症狀。青春期以後的男性患者會引起睪丸炎，女性則是卵巢炎。

腮腺炎病毒
藉由飛沫感染及接觸感染的方式傳染。除了唾液腺外，還會侵襲內分泌系統及中樞神經系統。

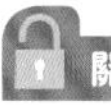

關鍵字

唾液腺
唾液腺屬於外分泌腺，包括耳下的腮腺，顎下的頷下腺及舌下的舌下腺。

筆記

成年男性罹患腮腺炎會造成不孕？
腮腺炎引發睪丸炎的機率為20～30%，若製造精子的機能因而降低就會成為不孕症的因素。但是，因為腮腺炎而完全喪失製造精子機能的情況很少見。

停止出席的基準
基準已從「腮腺腫脹消失」變更為「從腮腺、頷下腺或舌下腺腫脹開始五天之後，並且恢復至全身狀態良好為止」（《學校保健安全法》規定的相關措施）。

流行性腮腺炎的症狀

感染時會造成唾液腺腫脹疼痛。腮腺腫脹會使臉頰鼓起如豬頭，因此俗稱為「豬頭皮」。會伴隨發燒症狀。

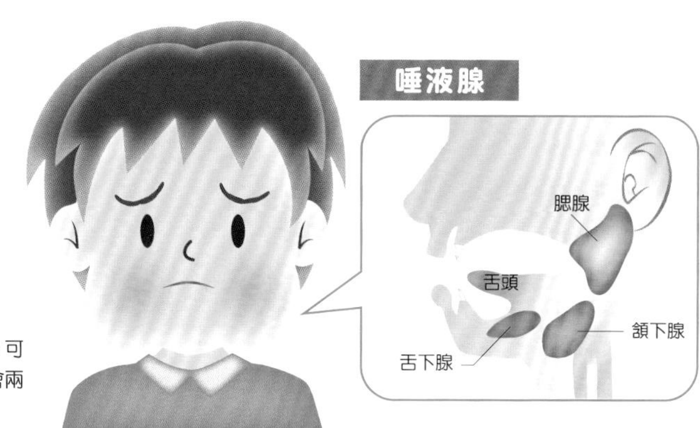

腮腺等唾液腺腫脹、疼痛。可能只有單側腫脹，也可能會兩側都腫起。

流行性腮腺炎的併發症

無菌性髓膜炎
最常見的併發症（約10%）。若發展成腦炎，有可能致死。

青春期以後的女性：卵巢炎
不會造成不孕。

青春期以後的男性：睪丸炎
約有30%的致病率。雖然會造成製造精子的機能下降，但是完全喪失機能的情況很少見。

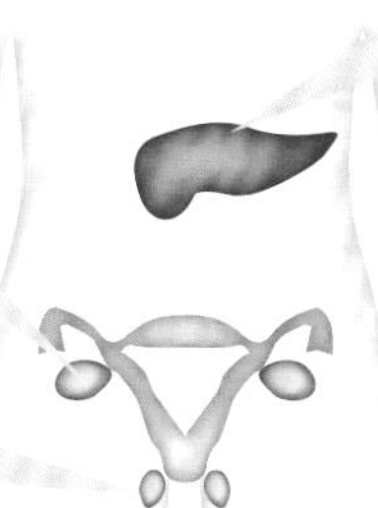

失聰
較少見的併發症。有時會有單側喪失聽力的情況。

胰臟炎
較少見的併發症。如果發展成重症，有可能致死。

其他
心肌炎、腎臟炎等併發症。

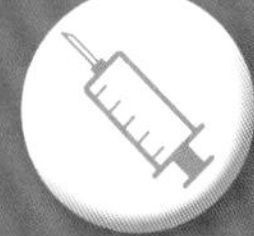

B型肝炎

POINT
- 透過血液等傳染B型肝炎病毒而引發的肝炎。
- 經由感染者使用過的針頭等物造成的感染稱為水平感染。
- 孕婦為帶原者，再傳染給孩子的情況稱為垂直感染。

經由血液傳染的水平感染及其預防措施

B型肝炎是由B型肝炎病毒（HBV）感染所引發的肝炎，主要是經由感染者的血液等傳染。舉例來說，與感染者共用針頭（靜脈注射毒品的濫用、刺青、穿耳洞等）、進行性行為、醫療從業人員的針扎事故等造成的感染，都稱作水平感染。

像成年人這種免疫機能十分發達的族群感染時，免疫系統會攻擊病毒而引發急性肝炎。症狀包括全身倦怠感、食慾不振、噁心及嘔吐、黃疸等，痊癒時可將病毒清除，屬於暫時性感染。但是，若發展成猛爆性肝炎這樣的重症狀態，雖然很少見，但仍有可能致死。

要預防水平感染，可在出生後2個月、3個月、7～8個月時，各進行一次B型肝炎疫苗接種（定期接種）。

帶原者母傳子的母體垂直感染及其預防措施

帶有病毒的母親在懷孕中或生產時經由產道傳染給孩子的情況，稱為垂直感染。胎兒及新生兒因為免疫機能尚未成熟，並不會將病毒視為外敵，因此不會引發肝炎，而是以無症狀帶原者的狀態與病毒共存。這種狀態稱為慢性持續性感染。成長後免疫機能便會將病毒視為外敵，進而引起肝炎，雖然大部分都能治癒，但是病毒並不會因此被清除，而是會成為終生帶原者。另外，有部分的人會發展為慢性肝炎，造成肝硬化及肝癌。在日本，預防垂直感染可利用健康保險，在出生後立即至半年內進行疫苗接種。

考試重點名詞

B型肝炎
由B型肝炎病毒造成的感染症，經由血液等感染。

B型肝炎病毒
取英文Hepatitis B Virus的字首縮寫為「HBV」。

關鍵字

水平感染‧垂直感染
經由血液人傳人的情況稱作水平感染。由帶原者母親傳染給胎兒及新生兒的母子感染，稱為垂直感染。

暫時性感染‧慢性持續性感染
感染後引發肝炎並痊癒，將病毒清除的情況稱為暫時性感染。感染後成為帶原者，或是引發肝炎並持續帶有病毒的情況則稱為慢性持續性感染。

無症狀帶原者
沒有出現症狀，與病原體共存的狀態。

筆記

其他的病毒性肝炎
病毒性肝炎還包括經口感染的A型肝炎，以及經由血液感染，並經歷10～20年以上緩慢地發炎，可能發展成肝硬化及肝癌的C型肝炎。

B型肝炎的水平感染

透過血液等水平感染B型肝炎病毒時，免疫系統會攻擊病毒，引起急性肝炎。

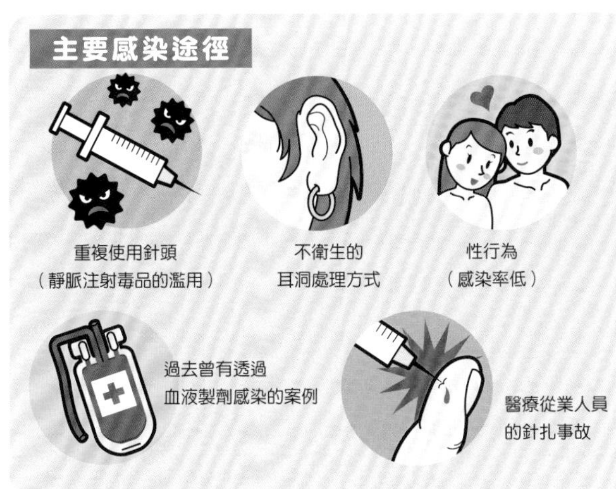

急性肝炎

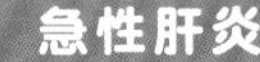

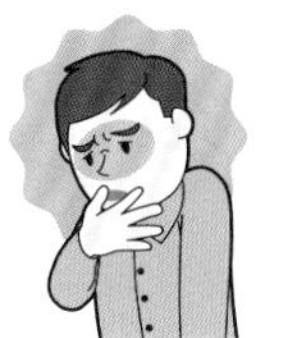

全身倦怠感、噁心・嘔吐、食慾不振、黃疸等症狀。

大多數人都能在痊癒時將病毒一併清除，有部分會引發猛爆性肝炎。

B型肝炎的垂直感染及過程

在胎兒期或生產時透過身為帶原者的母親垂直感染，成為無症狀帶原者。長大後會引發肝炎，或是變成慢性疾病，進而發展成肝硬化及肝癌。

長大後引發肝炎
懷孕中透過胎盤，或是生產
時經由產道感染了B型肝炎
病毒。
無症狀帶原者
肝炎痊癒
並成為帶原者。
一部分人發展成
慢性肝炎及肝癌。
雖然肝炎痊癒了，
但還是有可能復發。

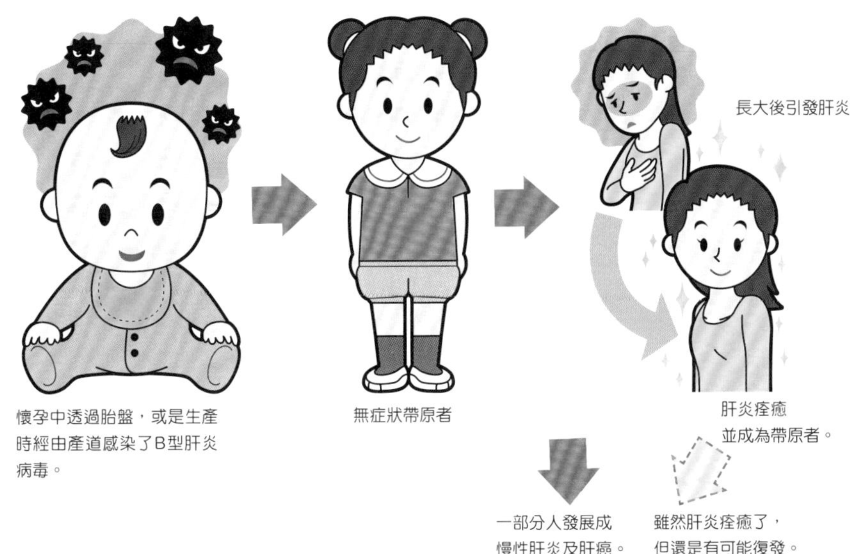

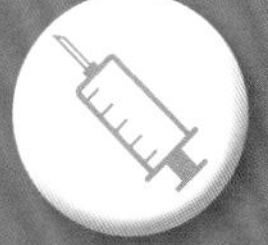

肺炎鏈球菌感染症

POINT
- 肺炎鏈球菌感染症為經由肺炎鏈球菌引發肺炎的疾病。
- 有些人不會出現症狀，但是肺炎鏈球菌會存在於鼻腔中。
- 發展成重症時會演變為髓膜炎等病症，有致死可能。

在鼻腔及喉嚨中的細菌開始作亂並引發肺炎

肺炎鏈球菌感染症是因為感染肺炎鏈球菌，進而造成肺炎及中耳炎等症狀的疾病。鼻腔及喉嚨中的細菌會透過咳嗽飛散，吸入帶菌的飛沫就會造成感染。但是，有些人即使感染也不會出現任何症狀，細菌就這樣存在於鼻腔中，而這樣的人其實還不少。這是因為這種細菌被稱為莢膜的厚膜包住，較難引起免疫機能產生作用。

集體生活的孩童的鼻腔及喉嚨中，大多都具有肺炎鏈球菌，成人則是有數%的人帶有肺炎鏈球菌。但是當免疫機能下降時，細菌就會伺機而動，引發肺炎等症狀。症狀嚴重時可能發展成髓膜炎及敗血症，並造成死亡。孩童罹患髓膜炎後即使治癒，仍有10%左右的孩子會留下失聰、精神發展遲緩、四肢麻痺、癲癇等後遺症。

在日本，孩童及高齡者為預防接種對象

孩童在出生後2～7個月之間會進行第一次接種，之後間隔27天以上再進行2次的接種，出生後24個月內共有3次的初次接種。第三次接種後，間隔60天以上會再進行一次追加接種。

高齡者至2018年度為止，在該年度內若為65、70、75、80、85、90、95、100歲的人，以及60歲以上、未滿65歲，但是有心臟或腎臟疾病及免疫缺乏的人，即可接受一次接種。

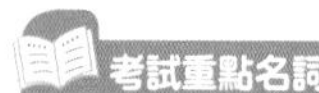

考試重點名詞

肺炎鏈球菌感染症
因為肺炎鏈球菌造成的肺炎及中耳炎、髓膜炎、敗血症等。好發於兒童及高齡者。重症可能會導致死亡。

肺炎鏈球菌
有不少人的鼻腔及喉嚨中經常存在著這種細菌。因為某些因素而導致細菌開始作亂時，就會引起肺炎鏈球菌感染症。有稱為莢膜的厚膜包覆著。

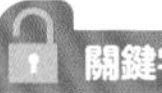

關鍵字

莢膜
有些細菌具備這種包覆在細胞壁外層的膜狀物。可以防止自己被免疫細胞攻擊。

筆記

孩童及高齡者使用的疫苗不同
肺炎鏈球菌感染症的預防接種疫苗分為孩童用及高齡者用。肺炎鏈球菌的血清種類有93種，孩童疫苗包含13種血清，高齡者疫苗則是有相對應的23種血清。

肺炎鏈球菌及肺炎鏈球菌感染症

由肺炎鏈球菌引發的疾病，可分為局部感染症及全身性（侵襲性）感染症兩大類。入侵途徑為鼻腔及咽頭，全身性疾病則是潛入血液中的細菌造成。

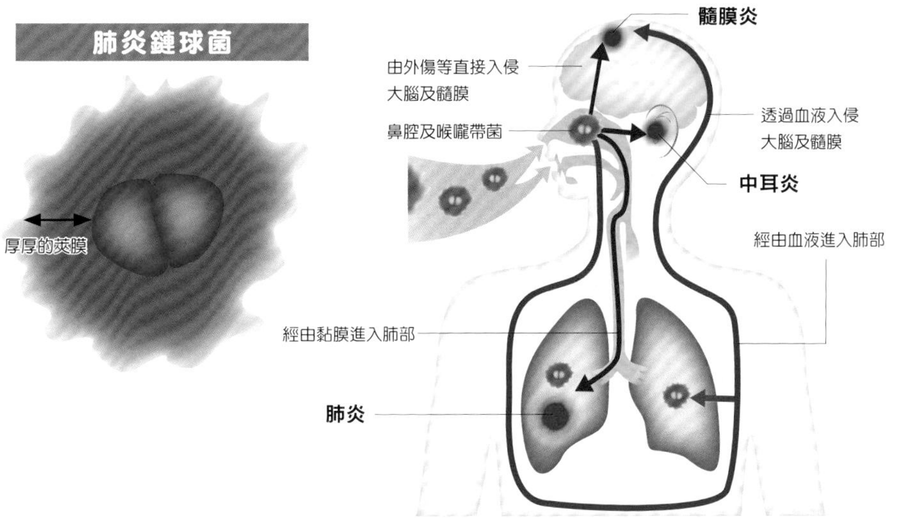

嬰幼兒及高齡者預防肺炎鏈球菌感染症的意義

嬰幼兒

肺炎鏈球菌感染症和B型嗜血桿菌（Hib）感染症一樣，都是造成嬰幼兒細菌性髓膜炎的原因。一旦發展成重症會有致死的可能，因此透過預防接種來預防是十分重要的。

細菌性髓膜炎的症狀

肺部、喉嚨深處的會厭及髓膜等處產生發炎症狀。起初會有嘔吐及發燒等類似感冒的症狀，接著便會出現抽筋痙攣、倦怠無力、失去意識等症狀。若發展成重症會留下嚴重的後遺症，對精神及身體造成傷害，最壞的情況可能導致死亡。

65歲以上的高齡者

肺炎在日本人死因排名中名列第三，因為肺炎而死亡的人，有95%以上為65歲以上的高齡者。因此，接種高齡者用的疫苗來預防肺炎是很重要的。

高齡者的肺炎特徵

雖然症狀與感冒十分相似，但是肺炎的高燒達38℃以上，還有劇烈咳嗽及濃痰等比感冒更嚴重的症狀，還會有喘不過氣及呼吸時胸痛等症狀。不過，症狀嚴重的程度因人而異，只有輕症的人也不少。高齡者因為體力及免疫機能下降，雖然容易感染肺炎，卻不容易出現症狀，經常造成太晚發現而重症化的情形。

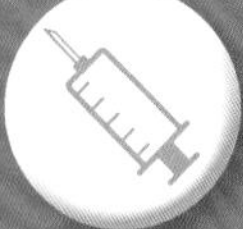

輪狀病毒感染症

POINT
- 因感染輪狀病毒而造成伴隨著腹瀉及嘔吐的腸胃炎。
- 會造成脫水症狀甚至引起腎衰竭，還有可能併發腦炎及心肌炎等。
- 傳染力強，可透過疫苗接種達到預防的效果。

嚴重腹瀉及嘔吐造成脫水

輪狀病毒感染症是因為感染輪狀病毒而引起嚴重腹瀉及嘔吐的疾病。患者糞便中的病毒透過某些方式進入口中而造成感染。傳染力極強，只要有10～100個病毒進入口中就會造成感染。患者主要為嬰幼兒，大部分的孩童在5歲之前都會感染一次。在日本，兒童的腸胃炎約半數都屬於輪狀病毒感染症。

感染病毒後經過2～4天的潛伏期，便會出現水狀腹瀉及激烈嘔吐、發燒及腹痛等症狀。特徵是腹瀉時會排出顏色泛白、類似洗米水的糞便。因為腹瀉及嘔吐而造成嚴重的脫水狀態，有可能會發展成腎衰竭。此外，還有可能併發腦炎、痙攣、肝功能異常及心肌炎等症狀，過去曾有重症導致死亡的案例。只能針對腹瀉、嘔吐及脫水症狀進行對症療法，但是大多數天就會逐漸恢復。

預防接種屬於自願接種

雖然輪狀病毒感染症較常發生於衛生條件惡劣的發展中國家，但是病毒在各種環境都能穩定地存活，所以在日本這樣的已開發國家也不會絕跡。而且由於傳染力強，只依靠洗手等防疫對策也難以防止感染，因此可以透過接種疫苗達到預防的效果。目前日本有針對嬰兒實施出生14週又6天內的自願接種（根據疫苗種類不同，施打次數可分為2次或3次）。

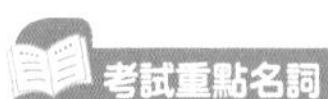

考試重點名詞

輪狀病毒感染症
感染輪狀病毒而引起嚴重腹瀉及嘔吐的疾病。好發於嬰幼兒，孩童的腹瀉約半數都屬於這種疾病。

輪狀病毒
大量存在於感染者的糞便之中，病毒會藉由處理糞便者的手進入口中而造成感染。傳染力極強，只要有10～100個病毒就能造成感染。

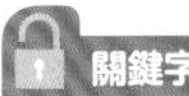

關鍵字

脫水造成的腎衰竭
脫水會使循環的血液量極度減少，讓血壓降低，當腎臟中沒有足夠的血液流動，腎臟製造尿液的機能也會急速下降，造成急性腎衰竭。

筆記

輪狀病毒疫苗
以嬰兒為對象進行的自願接種，所使用的疫苗包括單價（接種2次）及五價（接種3次）。「價」指的是包含的病毒種類數量。雖然很少見，但有報告顯示曾經發生過腸套疊這種副作用。

輪狀病毒感染症的感染途徑及家庭感染防治對策

感染途徑

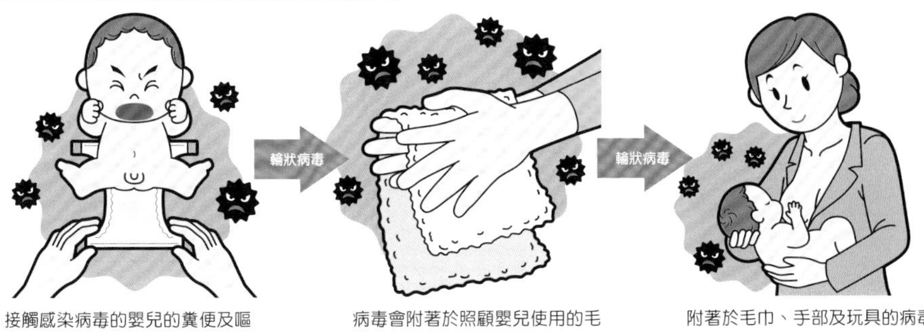

接觸感染病毒的嬰兒的糞便及嘔吐物。

病毒會附著於照顧嬰兒使用的毛巾及手部，藉此再繼續附著於其他物品上。

附著於毛巾、手部及玩具的病毒會進入口中造成感染。

輪狀病毒感染者的嘔吐物等清理方式

如果孩子感染了輪狀病毒，處理尿布的時候必須戴上一次性使用的口罩及手套，並以紙抹布清理。擦拭過嘔吐物的抹布或是弄髒的衣物，必須以含氯漂白水清洗。尿布、手套、紙抹布等必須立即放入塑膠袋中密封。清理完之後，要用肥皂將雙手搓洗出泡沫，仔細地清洗30秒以上再沖洗乾淨。

輪狀病毒感染症及諾羅病毒感染症

輪狀病毒感染症和諾羅病毒感染症一樣，都是冬天常發生的流行性腸胃炎，會引起劇烈的腹瀉及嘔吐。雖然症狀相似，但是糞便的狀態不同。

	輪狀病毒	諾羅病毒
流行的時期	1月～4月	11月～3月
主要症狀	腹瀉、嘔吐、發燒	
糞便的狀態	類似洗米水的泛白水便	腹瀉糞便
容易感染的年齡	出生後6個月～2歲	無特殊年齡範圍
疫苗	有	無

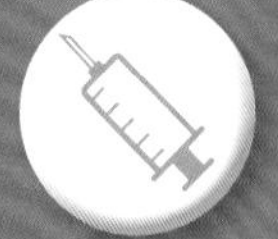

沒有疫苗的感染症

POINT
- 諾羅病毒及呼吸道融合病毒等感染症目前還沒有可用的疫苗。
- 引發愛滋病的HIV病毒因為容易變異，所以疫苗開發十分困難。
- 沒有疫苗的感染症，只能以基本的感染預防對策進行預防。

開發困難及研究開發中的疫苗

在醫學發達的現代，還是有許多感染症因為沒有疫苗，而無法藉由預防接種來防治。

例如，每年冬天都會引起嚴重腸胃炎流行的諾羅病毒，以及症狀類似感冒的RS病毒（呼吸道融合病毒），尤其嬰兒受到感染會引起伴隨著呼吸困難的細支氣管炎。這些疾病的疫苗仍在研究開發中或是還在進行安全性測試，尚未發展至可供使用的階段。此外，經過長時間慢慢發展為肝炎，進而引起肝硬化及肝癌的C型肝炎，疫苗也還處於研究開發的階段。

要針對不斷變異的病毒製作疫苗並不是件容易的事。其中最具代表性的就是造成愛滋病（後天免疫缺乏症候群，參照P.162）的HIV（人類免疫缺乏病毒）。HIV除了容易變異之外，還有只會對人類造成感染，沒辦法進行動物研究的問題，因此目前還沒有疫苗。

其他還有引起咽結膜熱（泳池熱）及流行性角結膜炎（急性結膜炎）等常見感染症的腺病毒；引發手足口病，造成手、腳及口腔出現疹子的克沙奇病毒及腸病毒等，也都有很多種類型。製作所有病毒類型的疫苗實在太費工，目前日本還沒有疫苗通過認證。

此外，還有數年會發生一次流行的黴漿菌肺炎（肺炎黴漿菌造成）目前也還沒有疫苗，只能透過基本的感染防治對策進行預防。

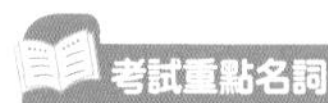

考試重點名詞

諾羅病毒
感染後會引起伴隨著嚴重腹瀉及嘔吐的腸胃炎。每年冬季會造成流行。嬰兒及高齡者若受到感染，可能會因為嚴重脫水而死亡。

愛滋病
後天免疫缺乏症候群。經由HIV（人類免疫缺乏病毒）感染所引起，在發現愛滋病的1980年代，這種疾病被喻為不治之症，但是現在透過發達的治療藥物，已經轉變為慢性疾病。

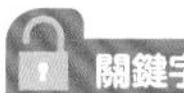

關鍵字

咽結膜熱
由腺病毒造成的感染症。會出現喉嚨痛、結膜炎（眼睛充血及產生分泌物）、發燒等症狀。好發於孩童。因為孩童經常在泳池貼緊彼此遊玩，或是共用毛巾而互相傳染，因此又稱為泳池熱。

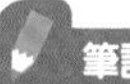

筆記

美國已有可供使用的腺病毒疫苗
在美國，已有針對造成急性呼吸道疾病的腺病毒類型製作的疫苗通過認證。但是，這種疫苗只能針對集體活動的士兵施打。

無疫苗感染症的例子

有些感染症目前還沒有疫苗。原因除了尚在研究開發階段之外，還有因為病毒本身具有極高的變異性而造成研發困難。

呼吸道融合病毒感染症(RS病毒)

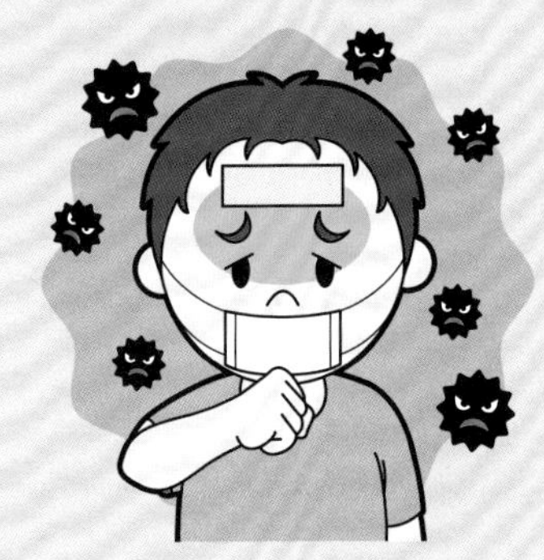

・引起發燒、咳嗽、流鼻水等類似感冒的症狀。
・發展成重症時會引發支氣管炎及肺炎。
・主要會對嬰兒造成中耳炎。
・嬰幼兒的肺炎有50%左右屬於這種感染症。

愛滋病（HIV）

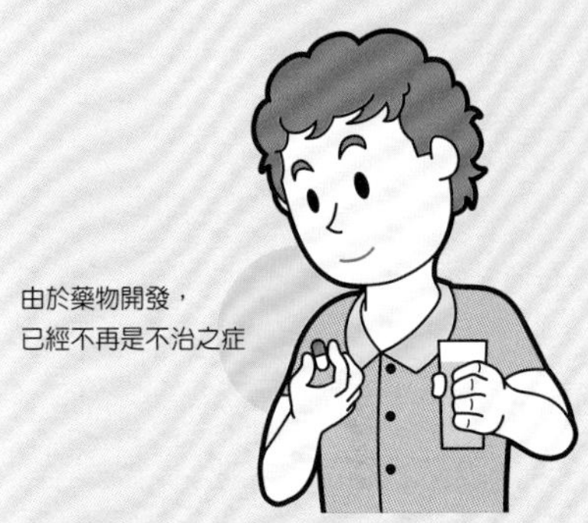

・感染HIV會出現類似感冒的初期症狀，接著會逐漸恢復。
・出現初期症狀後會有5～10年的無症狀潛伏期。
・接著當病毒開始活動時就會破壞免疫細胞。
・最後會造成免疫缺乏、感染症、腦病變、癌症等疾病。

咽結膜熱（腺病毒）

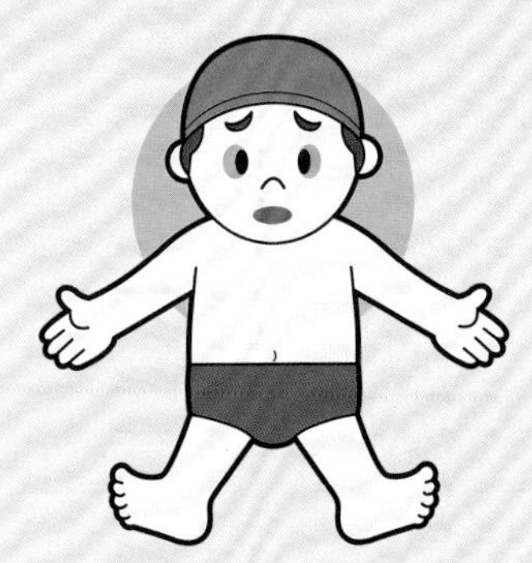

・感染之後會出現發燒、咽喉炎造成的喉嚨痛和咳嗽，以及結膜炎造成的眼睛充血及疼痛等症狀。
・經常於夏天的泳池造成傳染，又稱為泳池熱。
・應避免與感染者共用毛巾及密切接觸。

手足口病（克沙奇病毒等）

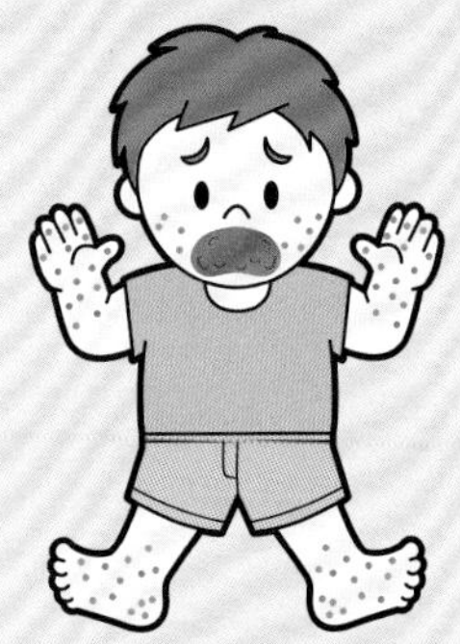

・經由克沙奇病毒、腸病毒等造成的感染症，會在手、腳及口腔黏膜出現水疱性的疹子。
・主要是透過飛沫感染、接觸感染、糞口感染等途徑傳染。
・少數會引發髓膜炎、腦炎、心肌炎等。

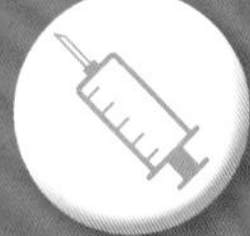

寄生蟲病

POINT
- 寄生蟲為寄生在人類及動物身上的生物，具有運動性。
- 可分為多細胞的蠕蟲及單細胞的原蟲。
- 對於寄生蟲的感染防禦而言，嗜酸性球能發揮重要的功能。

寄生蟲可分為蠕蟲及原蟲

寄生蟲是寄生於人類及動物的生物，可以分為蠕蟲及原蟲。跳蚤、蝨子、蜱蟎等也屬於寄生蟲。因為寄生蟲寄生而引發的疾病就稱為寄生蟲病。在針對寄生蟲的免疫反應中，嗜酸性球扮演了重要的角色。

蠕蟲為多細胞生物，是肉眼可見的大小。包括寄生在鯖魚身上的海獸胃線蟲等蛔蟲及絛蟲，還有以吸盤附著在宿主身上的吸蟲等種類，有些長達數公尺。原蟲屬於單細胞生物，包括痢疾阿米巴等變形蟲、陰道滴蟲等鞭毛蟲、瘧疾及弓形蟲等孢子蟲。

主要的寄生蟲病及症狀

生食有海獸胃線蟲寄生的鯖魚及竹筴魚等，因而造成海獸胃線蟲寄生在腸胃內壁上，會引起強烈的腹痛、嘔吐等症狀。因為人類不是海獸胃線蟲的中間宿主，也不是最終宿主，所以海獸胃線蟲通常會在數天後死亡，並被排出體外。

生食感染弓形蟲的肉類，或是經由貓的糞便使弓形蟲進入口中，就會造成弓形蟲感染症。孕婦感染這種疾病會造成胎兒罹患伴隨著水腦症等症狀的先天性弓形蟲感染症。

瘧疾是常見於亞熱帶及熱帶地區的感染症，被帶有原蟲的瘧蚊叮咬造成感染時，會引起發燒、頭痛、嘔吐等症狀，還有可能致死。

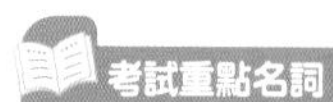

考試重點名詞

寄生蟲
寄生在人類及動物身上的生物。一般都具有可自力移動的能力。包含多細胞生物的蠕蟲及單細胞生物的原蟲，以及蜱蟎、跳蚤等。

蠕蟲
寄生蟲之中的多細胞生物，包含蛔蟲、絛蟲、吸蟲等。可用肉眼確認，其中有些長度可達數公尺。

原蟲
寄生蟲之中的單細胞生物，包含阿米巴變形蟲、鞭毛蟲及孢子蟲等。

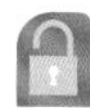

關鍵字

單細胞生物
以一個細胞構成的生物。細菌同時是原蟲也是單細胞生物。其他還有眼蟲、草履蟲及新月藻等。

筆記

細菌與原蟲的差異
細菌及原蟲都屬於單細胞，也都會對人類造成疾病，但是它們被分類在不同的生物類別。細菌為原核生物，沒有核膜及胞器。而原蟲為真核生物，具有核膜及粒線體等胞器，體型也比細菌大。此外，細胞膜的構成成分等也不一樣。

寄生蟲的分類

寄生蟲可大致分為多細胞的蠕蟲及單細胞的原蟲。其他還有蜱蟎及跳蚤等稱作害蟲的「蟲類」也被分類為寄生蟲。

分類		主要的寄生蟲
蠕蟲	線蟲類	海獸胃線蟲（蛔蟲）、蟯蟲、糞小桿線蟲等
	吸蟲類	日本住血吸蟲、肝吸蟲等
	條蟲類	無鉤條蟲、有鉤條蟲、包生條蟲等
原蟲	根足蟲類	痢疾阿米巴等
	鞭毛蟲類	錐蟲、陰道滴蟲等
	孢子蟲類	瘧原蟲、弓形蟲等
	纖毛蟲類	大腸纖毛蟲等
害蟲		蜱蟎、跳蚤、蝨子、蚋（黑蠅）等

常見的寄生蟲病

海獸胃線蟲症，是在有生食魚肉習慣的日本人身上常見的寄生蟲病。還有弓形蟲感染症是孕婦必須特別注意的寄生蟲病。

海獸胃線蟲症

- 幼蟲會寄生在鯖魚、沙丁魚、鰹魚、鮭魚、烏賊、秋刀魚等海鮮的內臟。
- 宿主死亡之後，幼蟲便會從內臟往肌肉移動。
- 生食有海獸胃線蟲寄生的魚類後，幼蟲會吸附在人類的腸胃內壁，引起伴隨著強烈腹痛的食物中毒。
- 關於海獸胃線蟲的食物中毒治療方式，主要是透過內視鏡將幼蟲清除。
- 只要將魚類冷凍或是充分加熱，就能殺死海獸胃線蟲的幼蟲。
- 趁魚類還新鮮時（幼蟲還沒從內臟移動到肌肉），將內臟取出也可達到預防的效果。

弓形蟲感染症

- 大多寄生於哺乳類及鳥類的身上。
- 貓科動物為其最終宿主（有性生殖的情況），在貓排泄出的糞便中會有許多含有原蟲卵囊的球狀物。
- 人類會經由食用肉類（羊肉、豬肉、鹿肉中特別多），或是透過某些方式誤食貓糞中的卵囊而造成感染。
- 若免疫機能正常，只會造成多處淋巴結腫脹的症狀。
- 少數會引發髓膜腦炎及心肌炎等，造成痙攣及頭痛等症狀。
- 孕婦（特別是懷孕6個月以上的孕婦）若受到感染，少數會經由胎盤傳染給胎兒，造成先天性弓形蟲感染症。

感染症及
預防接種

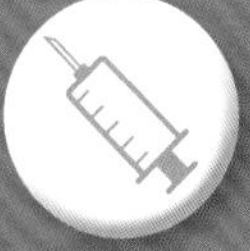

出國往來及感染症

POINT

- 海外存在著許多國內沒有的感染症。
- 事先調查前往地點的感染症情報，進行預防接種等準備。
- 在醫院的旅遊醫學門診及旅遊診所可進行諮詢。

在海外會有國內沒有的感染症

海外可能會有在國內沒有見過的感染症流行。針對這些疾病，國內當然沒有施行預防接種，國人也因此不具有免疫性。毫無預防對策就前往海外會有高度感染風險，其中有些疾病並無有效的治療方式，甚至可能危及性命，必須特別注意。此外，我們必須有這樣的認知——若在海外感染沒有就醫便回國，自己就會變成該疾病的感染源。

根據不同地區、國家或感染症，可能會有需要出示預防接種證明才能入國的狀況。因為旅遊、出差、留學等情況而前往海外時，必須先確認當地有什麼樣的感染症，應該注意什麼，再進行預防接種等必要的措施。日本厚生勞動省檢疫所的官網有針對欲前往海外者刊載詳細的感染症情報，請務必查看。

出國前的健康檢查及預防接種

首先應該要向自己的主治醫師諮詢，確認目前的健康狀態。特別是有疾病正在治療的人，必須遵照醫生的指示，在出國期間進行藥物及身體管理。接著配合欲前往的地點事先進行必要的預防接種。若附近的醫療機構無法處理，可至設有旅遊醫學門診的醫院及旅遊診所諮詢。關於出國前的準備及專門醫療機構的資訊，都可以在日本厚生勞動省檢疫所的官網（FORTH）查詢。

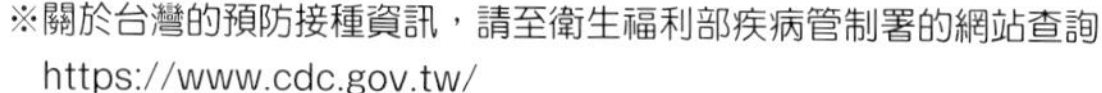

※關於台灣的預防接種資訊，請至衛生福利部疾病管制署的網站查詢
https://www.cdc.gov.tw/
※關於香港的疫苗接種計劃，請至衛生署衛生防護中心的網站查詢
https://www.chp.gov.hk/tc/features/17980.html

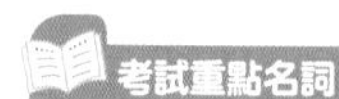

考試重點名詞

旅遊診所
指專門負責欲前往海外者的感染症及高山症等疾病的預防，以及歸國者在海外罹患特殊疾病的治療與精神衛生的診所。有些大學醫院也設有旅遊醫學門診及旅遊醫療中心。

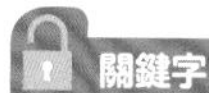

關鍵字

日本厚生勞動省檢疫所
彙整了海外流行的感染症，以及海外健康管理的相關資訊。詳細情報都刊載在官網上，並且每日會進行更新，請務必要查看。https://www.forth.go.jp/index.html

筆記

在海外無法使用日本的公共醫療保險
在日本加入的公共健康保險無法在海外使用。因此，在海外罹患感染症時，若在醫療機構就診必須自行負擔醫療費用。費用有可能相當昂貴，所以事先做好預防對策很重要。

世界各地發生的主要感染症及感染源

世界上還有許多沒有在日本發生過的感染症。因為許多在日本都沒有進行預防接種，所以前往海外時必須多加注意。

經由飲食、被汙染的水等進入口中

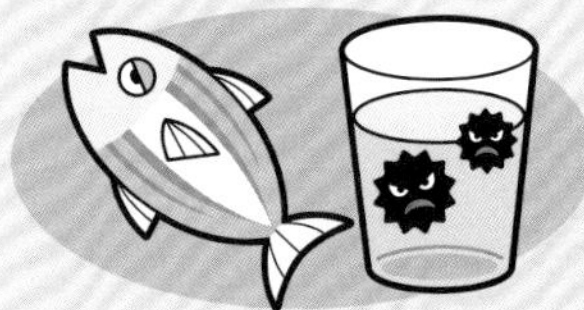

<疾患>
A型肝炎、O157型大腸桿菌感染症、諾羅病毒感染症、霍亂、桿菌性痢疾、傷寒、阿米巴性痢疾、沙門氏菌感染症、曲狀桿菌感染症、布氏桿菌病（乳製品）等
<注意>
勿生食，勿生飲自來水等

被蚊子及蜱蟎、跳蚤等叮咬

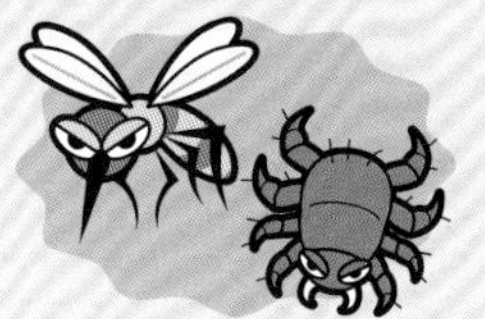

<疾患>
登革熱、茲卡熱、屈公病、黃熱病、瘧疾、絲蟲病、西尼羅熱、萊姆病、回歸熱、洛磯山斑疹熱、鼠疫、克里米亞-剛果出血熱、地中海斑點熱、日本腦炎、利什曼原蟲症（沙蠅）、非洲錐蟲症（采采蠅）、蟠尾絲蟲症（蚋）等
<注意>
盡量避免前往有蚊子及蜱蟎的地方，使用防蚊液等

被動物咬傷、接觸動物的糞便及死屍等

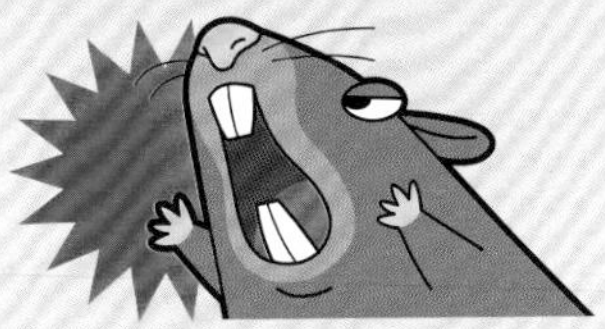

<疾患>
漢他病毒肺症候群（老鼠等）、Q熱（也有人傳人的情況）、狂犬病（野狗、浣熊、蝙蝠等）、炭疽病（經由受感染動物的死屍及毛皮等感染）、包生條蟲病（犬科動物等）、禽流感（鳥類）等
<注意>
盡量不要靠近及觸碰感染源動物

經由被汙染的湖泊、河川、土壤等傳染

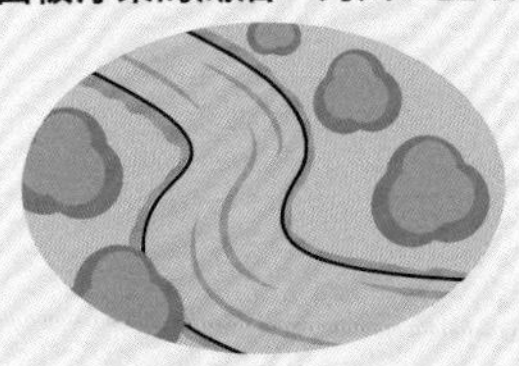

<疾患>
住血吸蟲病（在水中，由皮膚入侵）、皮膚幼蟲移行症（經由被汙染的糞便及被糞便汙染的土壤感染）、鉤端螺旋體病（經由被感染動物的糞尿汙染的土壤及水源感染）等
<注意>
不要進入有汙染警告的土地及水源地等

經由人傳人感染（飛沫感染等）

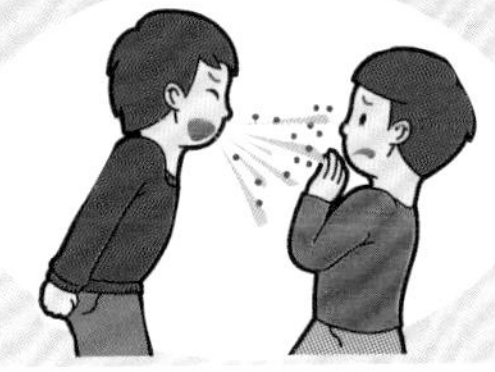

<疾患>
麻疹、流行性髓膜炎、伊波拉出血熱等
<注意>
不要前往發布流行警告的地區。進行麻疹等疾病的預防接種，不可輕忽基本的感染預防對策。

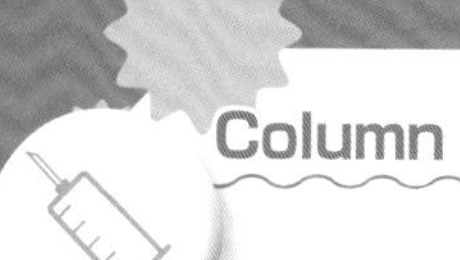

羅伯·柯霍的功勞

羅伯·柯霍（Robert Koch）是與路易·巴斯德（參照P.122的Column）齊名的近代細菌學始祖之一。他是位德國醫師，同時也是細菌學者。他為細菌學打下了基礎，讓後續發展得以大幅躍進。他還因為結核菌的研究，在1905年獲得了諾貝爾獎。

在柯霍眾多的事蹟當中，必須特別提到的是他確立了細菌培養法的基礎。巴斯德在進行細菌培養時是使用液體培養基，但是液體培養基會使多種細菌混雜在一起，無法單純地培養目標細菌。因此柯霍嘗試了固體培養基的方法，起初是使用馬鈴薯切片的斷面當作培養基，但是沒有順利培養出病原微生物。

接著，柯霍又想出將吉利丁拌入肉汁使其凝固，用來當作培養基的方法。不過這個方法的問題是，培養細菌的環境必須維持在和體溫相近的溫度，在這樣的溫度下吉利丁會融化無法凝固。所以後來使用的是寒天培養基。寒天要在85℃以上才會融化，很適合用來培養細菌。使用寒天培養基培養的檢體會依細菌的種類形成菌落，只要從菌落中取出單一種類的細菌就能進行純粹培養了。

柯霍透過這樣的方法陸續發現了炭疽桿菌、結核菌及霍亂弧菌。結核病在過去曾是種死因不明的疾病，但透過細菌的發現辨明原因之後，讓治療與預防向前邁進了一大步。1882年3月24日，柯霍發表有關結核菌發現的這天也被定為「世界結核病日」。

柯霍在柏林大學任教時，研究室也是人才輩出，包括開發出培養皿（Petri dish）的佩特里、發現傷寒桿菌的加夫基（Gaffky）、因為血清療法研究獲頒諾貝爾生理醫學獎的貝林（Behring），除此之外還有日本細菌學之父北里柴三郎等許多優秀的研究者。

第5章

免疫異常

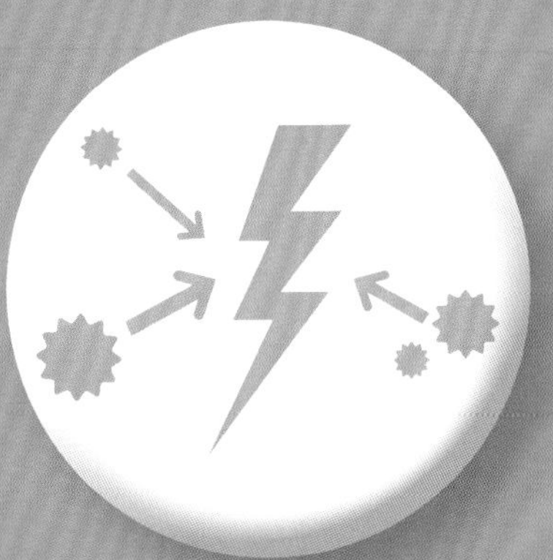

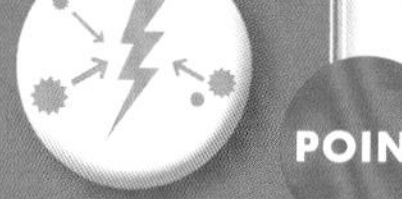

免疫缺乏及伺機性感染

POINT
- 免疫缺乏可分為先天性及後天性。
- 免疫缺乏造成身體容易受到病原體感染的狀態稱為易感染性。
- 通常不會造成感染的微生物也會引發伺機性感染。

免疫機能沒有正常運作的免疫缺乏

免疫機能因為某些原因沒有正常運作的狀態就稱為免疫缺乏，因此而容易引發疾病的狀態則稱為免疫缺乏症候群。免疫缺乏症候群可分為，天生因為免疫機能問題而發病的原發性免疫缺乏症候群（參照P.160），以及因為病毒感染與癌症、自體免疫疾病等因素，再加上老化及壓力等引起的續發性免疫缺乏症候群。這兩種情況的病因都不只一種，有吞噬細胞的問題、T細胞的問題、B細胞及抗體的問題等各式各樣的類型，因此容易感染的病原體種類（細菌、病毒等）也不同。

免疫缺乏的成因是什麼呢？

免疫機能無法正常運作的話，便容易造成細菌及病毒等病原體感染。這種狀態稱為易感染性，容易頻繁地感染感冒、中耳炎、支氣管炎、肺炎、腸胃炎等感染症，感染後也容易發展成重症，而且不容易痊癒。

此外，我們的皮膚及黏膜通常會帶有一些不會對人體造成不良影響的細菌及病毒等微生物，統稱為常在菌。當身體處於免疫缺乏的狀態時，這些低病原性的常在菌也會造成感染而引發疾病。像這樣被平常不會造成感染的微生物感染，就稱為伺機性感染。

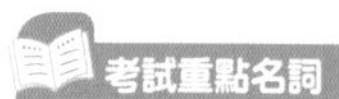

考試重點名詞

免疫缺乏
免疫機能出現問題，造成生物防禦機能下降，導致容易感染的狀態。

續發性免疫缺乏症候群
因為某些疾病造成免疫缺乏而引發的感染症。其中包括經由人類免疫缺乏病毒感染的後天免疫缺乏症候群（參照P.162）。

關鍵字

易感染性
容易被微生物感染的狀態。會被一般不會造成感染的病原體感染，症狀可能發展為重症或是不容易痊癒。

伺機性感染
被常在菌等通常不會引發感染症的微生物感染。

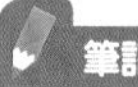

筆記

「伺機性」的意義
「伺機性」的意思是等候有機可乘的時機。因為對健康的人沒有影響，只會在免疫缺乏的狀態下引發感染，所以稱作伺機性感染。

免疫缺乏症候群可分為2個種類

因為免疫缺乏造成的免疫缺乏症候群，可以分為原發性免疫缺乏症候群及續發性免疫缺乏症候群。

原發性免疫缺乏症候群

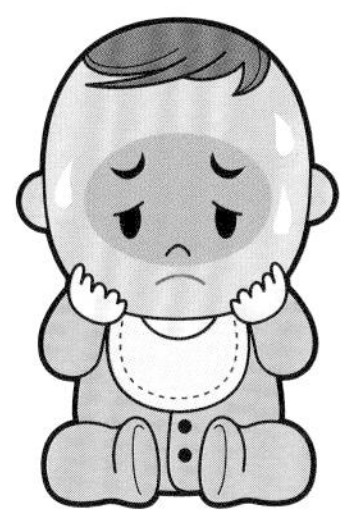

天生就有免疫機能缺陷，這是因為基因異常而造成的。

續發性免疫缺乏症候群

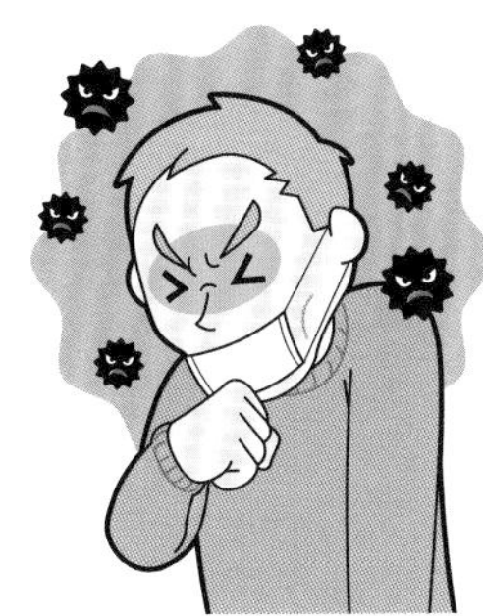

因為感染症及癌症、自體免疫疾病、老化、壓力等因素，間接造成免疫機能異常。

伺機性感染

人類的皮膚及黏膜都帶有稱為常在菌的微生物。通常不會造成什麼影響，但是因為免疫缺乏使得機能下降時就會增殖，進而引發疾病。這種狀況就稱為伺機性感染。

常在菌（細菌）的例子

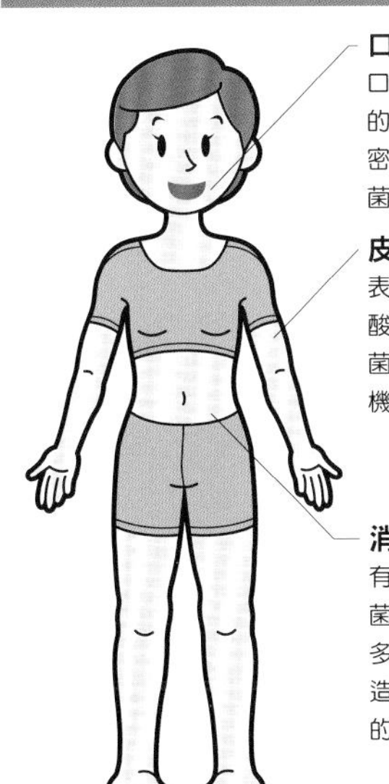

口腔
口腔內部有高達數百種的常在菌，例如和蛀牙密切相關的變異型鏈球菌等。

皮膚
表皮葡萄球菌、痤瘡丙酸桿菌等。表皮葡萄球菌還具有維護皮膚屏障機能的功用。

消化道
有比菲德氏菌、大腸桿菌、產氣莢膜梭菌等眾多細菌。當中也有能製造維生素等對人體有益的細菌。

續發性免疫缺乏症候群

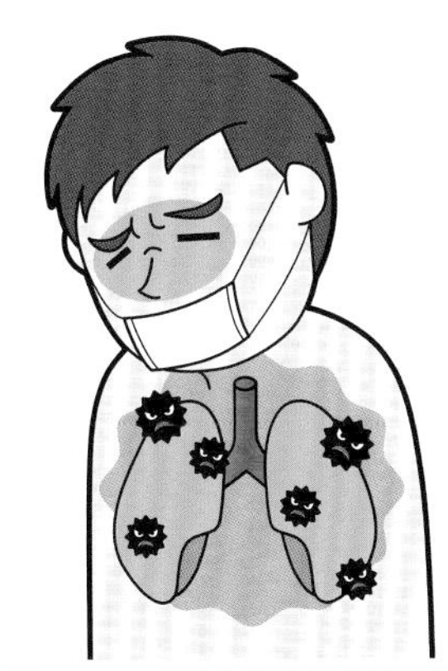

會引起MRSA（具抗藥性金黃葡萄球菌）感染症、單純皰疹、肺囊蟲肺炎等。

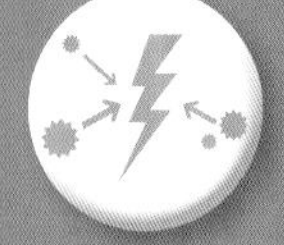

原發性免疫缺乏症候群

POINT
- 主要是因為製造蛋白質的基因異常所造成。
- 目前已經發現近300種異常的基因。
- 主要症狀為易感染性，與重症化及死亡也有關連。

免疫缺乏有近300種類型

天生具有免疫系統缺陷稱為原發性免疫缺乏症候群。但是，實際上還會再分成許多不同類型，分類方式主要取決於哪些免疫機能的環節出現異常，而顯現出來的症狀也是各式各樣。

原因大多是負責製造在免疫系統中發揮機能的蛋白質的基因出現異常。目前已經發現了將近300種，為了確認病因，目前實施的決定性診斷也會使用到。

雖然症狀會依異常的種類而有所不同，但是主要的症狀為容易感染各種感染症的易感染性。不只會容易感冒及頻繁地發燒，就算使用抗菌藥等藥物，感染症還是有可能發展成重症，並且急遽惡化而造成死亡。其他還有出現淋巴結腫脹及溼疹等症狀，也有引發過敏疾病及自體免疫疾病的案例。

實踐中的治療方式

無法製造抗體的免疫缺乏類型，可以透過定期注射人體免疫球蛋白製劑這種以血漿成分製成的藥物來預防感染症。因為多數基因異常而欠缺T細胞這個免疫系統司令塔的嚴重複合型免疫缺乏症，可以利用骨髓及臍帶血進行造血幹細胞移植，藉此重建免疫系統。此外，最近還有直接導入欠缺基因，從根本層面進行治療的基因療法也在試驗中。

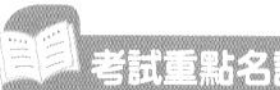

考試重點名詞

原發性免疫缺乏症候群
天生就具有免疫系統缺陷。大多是因為製造與免疫相關之蛋白質的基因出現異常所造成。

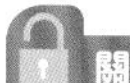

關鍵字

嚴重複合型免疫缺乏症
因為多數基因異常而引發T細胞的欠缺、B細胞．NK細胞的減少等情況。有若干種類型。如果沒有進行妥善的治療，在嬰兒期就會造成死亡。

造血幹細胞
存在於骨髓中，是所有血球的基礎細胞。治療血球分化異常的疾病時，必須先將自身的骨髓細胞移除，再從他人的骨髓及臍帶血中採取造血幹細胞進行移植，這樣就能製造正常的血球了。

筆記

新生兒有時不會出現易感染性的症狀
胎兒期從母體中獲得的IgG及母乳中含有的IgA，可以讓新生兒受到某種程度的保護。若有免疫缺乏的狀況，在出生後數週～數個月，從母親那裡獲得的免疫球蛋白消失之後，便會出現易感染性的症狀。

原發性免疫缺乏症候群的主要症狀

罹患原發性免疫缺乏症候群的人會因為免疫系統缺陷而出現下列症狀。

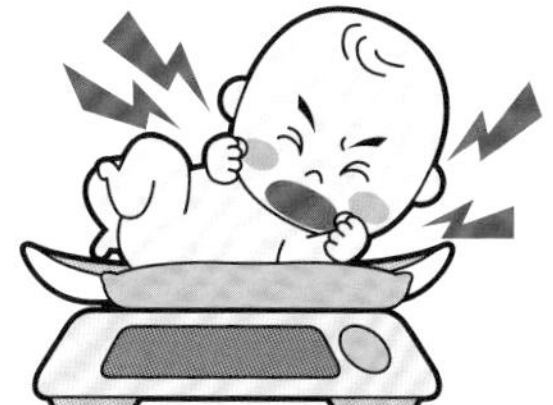

1 在嬰兒期會有發育不良的情況，此外還會多次發生呼吸器官及消化器官的感染症。

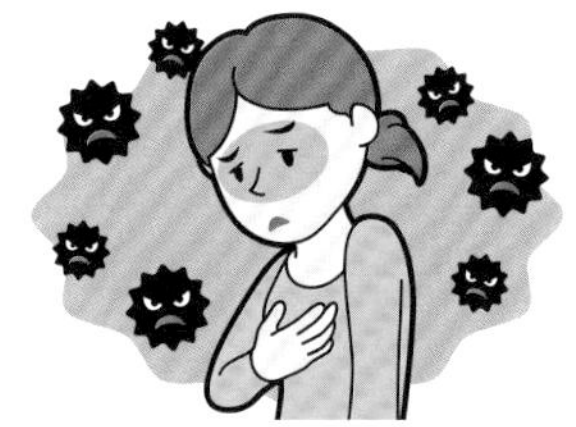

2 感染肺炎的頻率達到1年2次以上。

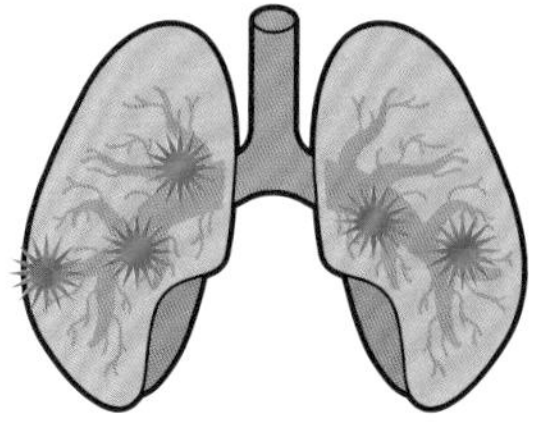

3 罹患支氣管擴張症。

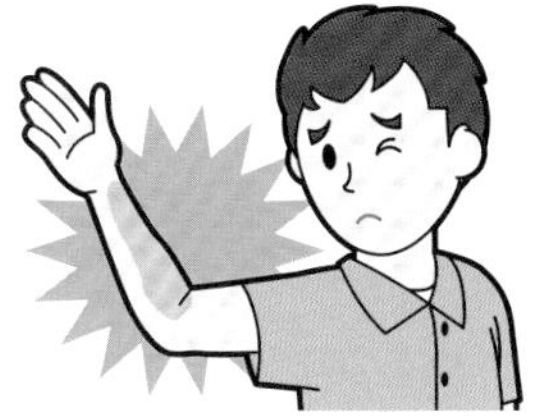

4 罹患髓膜炎及骨髓炎、敗血症等深部感染症2次以上。

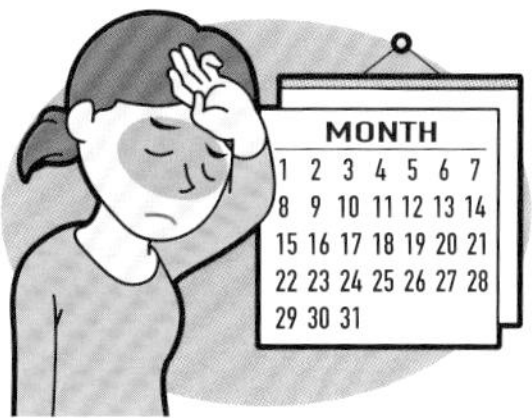

5 即使服用抗菌藥也無法將感染症治好。

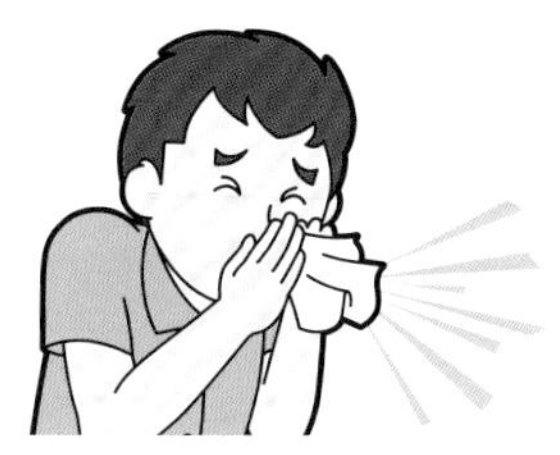

6 反覆罹患嚴重的鼻竇炎。

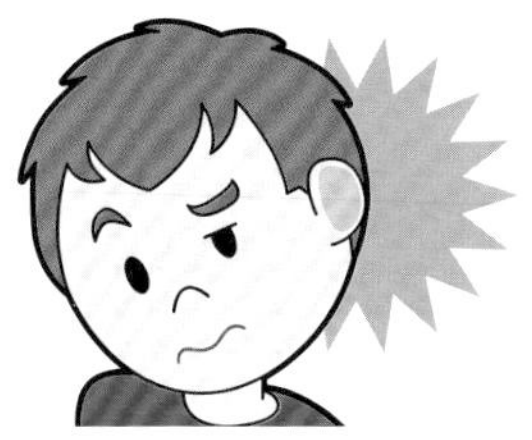

7 1年罹患4次以上的中耳炎。

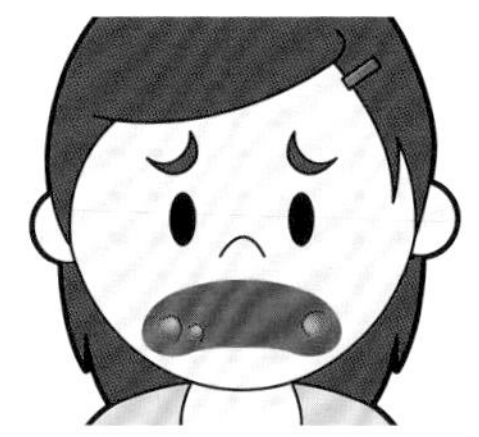

8 1歲之後出現鵝口瘡、皮膚真菌感染，以及大範圍長疣等情況。

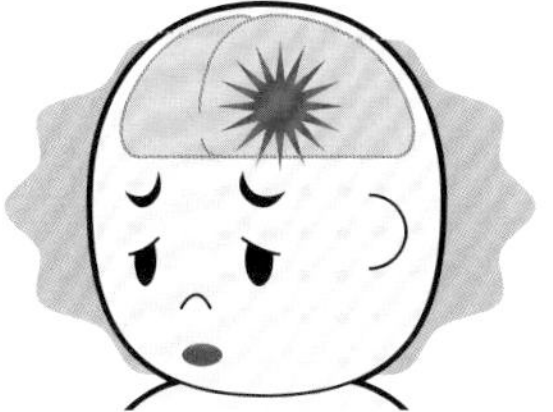

9 感染單純皰疹病毒造成的腦炎，以及髓膜炎菌造成的髓膜炎等。

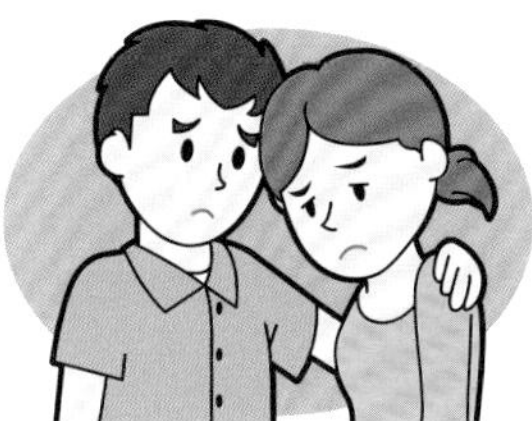

10 具有原發性免疫缺乏症候群的家族病史。

後天免疫缺乏症候群

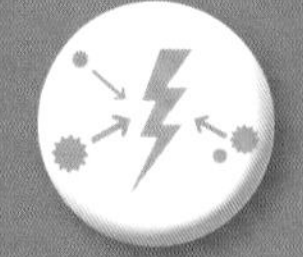

POINT
- 因為感染人類免疫缺乏病毒而引起後天免疫缺乏症候群。
- 經歷長期的無症狀潛伏期後發病，會引發嚴重的感染症。
- 可以透過治療藥物抑制及延緩發病。

後天免疫缺乏症候群稱作AIDS

在續發性免疫缺乏症候群中，因為感染人類免疫缺乏病毒（HIV）而造成免疫缺乏的疾病稱作後天免疫缺乏症候群（AIDS／愛滋病）。

HIV存在於感染者的血液、精液、陰道分泌液、母乳等體液中，傳染的方式包括性行為、共用針頭、醫療人員的針扎事故、經由生產時的產道及母乳造成的母子感染等。HIV會潛入帶有CD4分子的T細胞中增殖，具有會破壞T細胞的性質。

在長時間的無症狀潛伏期後轉變為發病期

感染HIV約2～4週後，便會出現倦怠感、發燒、關節痛、喉嚨痛等類似感冒的症狀（急性期）。這時可能會以為是普通的感冒，因為症狀輕微所以沒有特別注意。這些症狀約在數週內就會痊癒，之後會進入數年至10年左右的長期無症狀潛伏期。

在無症狀潛伏期時，因應感染而增加的T細胞與破壞T細胞的HIV會悄悄地展開攻防戰。但是T細胞會逐漸減少，最後演變為免疫缺乏而進入發病期，引發卡波西氏肉瘤、肺囊蟲肺炎等伺機性感染，以及惡性淋巴瘤等疾病。

在AIDS剛被發現時還是不治之症，現在已經可以利用藥物延緩發病及控制病情的發展，治療方式如同慢性病。最近還有透過治療完全治癒的案例。

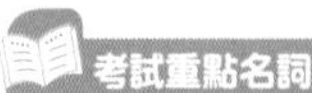

考試重點名詞

後天免疫缺乏症候群
指的是經由人類免疫缺乏病毒（HIV）感染所引發的免疫缺乏症。又被稱為愛滋病（AIDS）。

人類免疫缺乏病毒
取英文Human Immuno-deficiency Virus的字首，縮寫為HIV。該病毒會潛入具有CD4分子的T細胞中增殖，並且破壞T細胞。

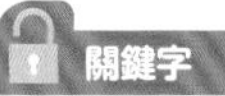

關鍵字

AIDS
Acquired Immune Deficiency Syndrome的字首縮寫。

卡波西氏肉瘤
某種皰疹病毒對血管內皮細胞造成感染而引發癌症。肉瘤屬於惡性腫瘤。

肺囊蟲肺炎
由稱作肺囊蟲的真菌感染，進而引發的肺炎。過去稱作卡氏肺囊蟲肺炎。

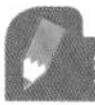

筆記

防範母子感染
防範母子垂直感染的方法包括，在懷孕中期以後施打抗HIV藥物、選擇剖腹生產以避免胎兒經由產道感染、不餵母乳等。

HIV感染及增殖

HIV病毒會潛入具有CD4分子的T細胞中，將自己的RNA合成DNA再與T細胞的DNA組合在一起，一邊製造病毒蛋白，一邊破壞T細胞。

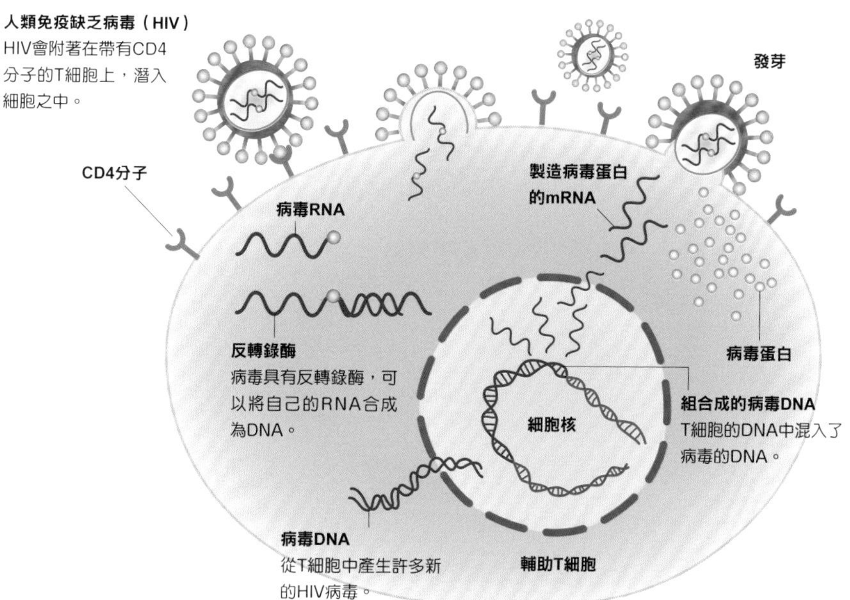

感染HIV病毒後的症狀發展階段

感染HIV後會有短期的急性期，接著進入長期的無症狀潛伏期。最後會因為T細胞的數量減少造成免疫缺乏而引發疾病，進入發病期。

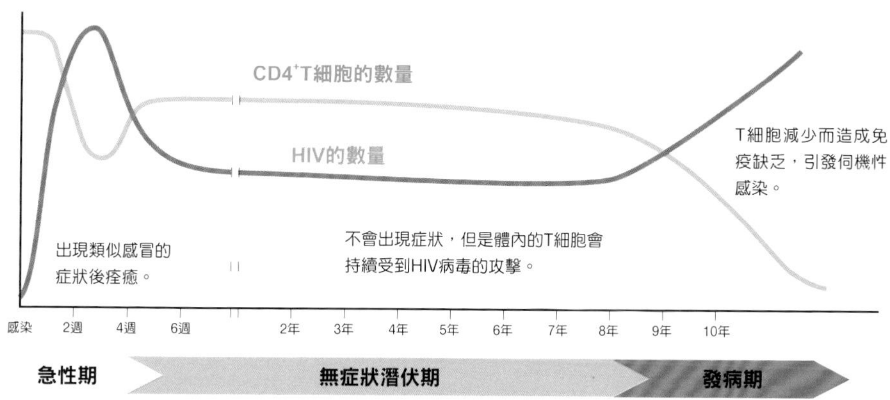

何謂過敏

POINT
- 對特定抗原的免疫反應同時對宿主造成不利的狀態稱為過敏。
- 過敏的發病被認為是遺傳及環境的相互作用。
- 學術上將過敏反應分為4個種類。

針對特定抗原的免疫反應

過敏指的是對特定抗原產生免疫反應時，同時也對自己的身體造成一些不利的影響。

隨著過敏反應相關研究的進行，分類也逐漸變得複雜，不過大致分為第Ⅰ型到第Ⅳ型的古典分類（Gell和Coombs提出的分類學說）因為容易理解，所以現在也還是經常使用。4種分類分別為第Ⅰ型：立即型、全身性過敏型（參照P.166）；第Ⅱ型：細胞毒性型（參照P.168）；第Ⅲ型：免疫複合體型（參照P.170）；第Ⅳ型：延遲型、細胞免疫（參照P.172），反應的速度及症狀也不同。

其中會對自體抗原產生免疫反應，進而攻擊自身細胞的疾病就稱為自體免疫疾病，主要屬於第Ⅱ型及第Ⅲ型，但是對自己的IgE抗體產生IgG抗體，使肥大細胞不斷活性化的慢性蕁麻疹則是屬於第Ⅰ型。

人類為什麼會過敏呢？

覆蓋在皮膚及肺部表面的上皮細胞受到傷害時，便會將該處的抗原（食物或吸入抗原）誤認為吸血蜱蟲及寄生蟲並製造IgE抗體，這個過程被認為是觸發過敏的機制。目前推測這是在進化過程中，只有身體覆蓋著柔軟皮膚的哺乳類才具備的防禦機制。實驗也顯示，沒有IgE抗體、肥大細胞及嗜鹼性球的老鼠，無法防禦吸血蜱蟲的二度攻擊。

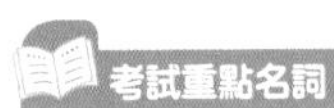

考試重點名詞

過敏
廣義的定義是指對特定抗原產生免疫反應的同時，也對自己的身體造成一些不利的影響。

過敏原
引發第Ⅰ型過敏的外來抗原稱作過敏原。

關鍵字

過敏（Allergy）的語源
將希臘語中代表奇怪、奇異的「allos」，以及表示能力與反應的「ergon」組合而成的詞。

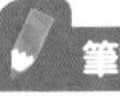

筆記

第Ⅰ型過敏的遺傳
若雙親之一具有過敏疾病的話，孩子過敏的機率會比父母沒有過敏的孩子高出2～2.5倍。

發現IgE抗體的是日本人
引發第Ⅰ型過敏的IgE抗體是由日本的石坂公成及石坂照子夫妻經由研究共同發現的，並在1966年2月20日進行發表。日本過敏協會因此將2月20日定為過敏日，2月17日～2月23日定為過敏週。

過敏的主要症狀

器官及部位	主要症狀
眼・鼻・口腔・咽喉・耳	眼睛充血發癢、流眼淚、流鼻水、鼻塞、打噴嚏、口內炎、牙齦炎、嘴唇及嘴巴周圍腫脹、咽喉有異物感及發癢、喉嚨痛、暈眩、耳炎、耳鳴等
循環系統	低血壓、心律不整、心悸等
泌尿器官・生殖器官	蛋白尿、膀胱炎、頻尿、外陰部及陰道搔癢、產生分泌物等
骨骼肌肉	關節及肌肉疼痛、無力感及肌力下降、關節僵硬等
皮膚	皮膚乾燥、搔癢、蕁麻疹、發疹、皮膚粗糙、浮腫等
精神・神經症狀	頭痛、焦躁、注意力不集中、憂鬱、情緒不穩定、失眠等
口腔・顳顎	顳顎關節症候群、舌頭粗糙、口內炎、口角炎、牙齦炎等
呼吸系統	咳嗽、喘鳴（參照P.178）、喘不過氣、呼吸困難等
消化系統	腹痛、腹瀉、噁心・嘔吐、腹部膨脹感等
全身症狀、其他	體重減輕、發燒、疲勞感等

過敏的古典分類

過敏依抗體及免疫細胞的反應，有4種古典分類。

第Ⅰ型過敏

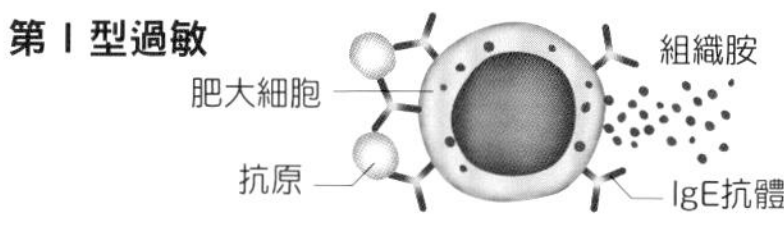

第Ⅰ型
立即型。抗原與附著在肥大細胞上的IgE抗體結合之後，釋放出組織胺等物質而造成蕁麻疹等症狀（參照P.166）

第Ⅱ型過敏

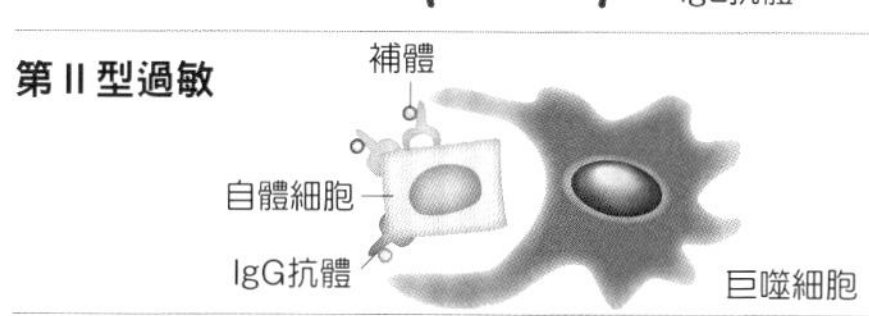

第Ⅱ型
細胞毒性型。形成自體抗體與補體結合，並破壞自體細胞（參照P.168）。

第Ⅲ型過敏

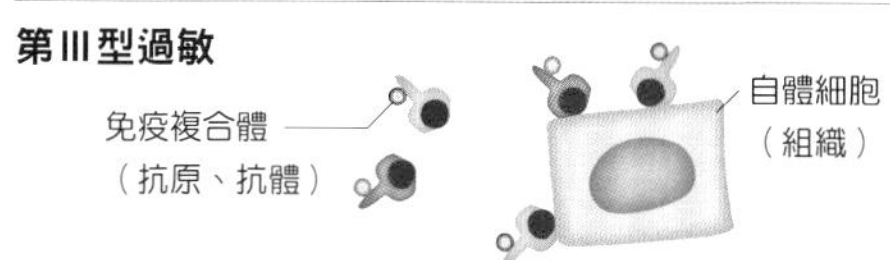

第Ⅲ型
免疫複合體型。抗體與可溶性抗原結合的免疫複合體會對嗜中性球及補體造成刺激，引起發炎反應（參照P.170）。

第Ⅳ型過敏

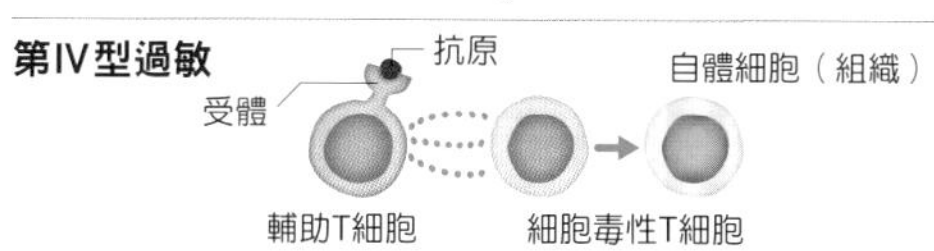

第Ⅳ型
延遲型。細胞免疫所造成的過敏（參照P.172）。

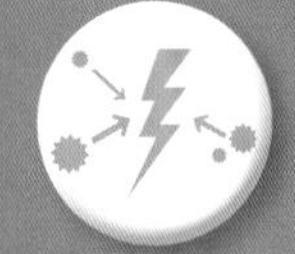

第Ⅰ型過敏

POINT

- 花粉症及食物過敏屬於第Ⅰ型過敏。
- IgE與肥大細胞及嗜鹼性球結合時稱作致敏化作用。
- 當過敏原與IgE結合時，身體會釋放出組織胺等，產生立即症狀。

常見的過敏為第Ⅰ型過敏

一聽到過敏，大多數人想到的應該都是花粉症、食物過敏、蕁麻疹等。這些症狀可由發生機制被分類為第Ⅰ型過敏。蜂螫引起的全身性過敏反應；對雞蛋及小麥、甲殼類等過敏的食物過敏；部分的藥物過敏等也都屬於第Ⅰ型過敏。第Ⅰ型過敏是和IgE相關的體液免疫所造成的，反應時間約15～30分鐘，症狀出現得很快，所以又稱為立即型過敏。

第Ⅰ型過敏的發生機制

過敏原從因為濕疹及感染等受傷的皮膚．黏膜入侵時，樹突細胞會將其吞噬，並且向初始T細胞（尚未分化的T細胞）進行抗原呈現。初始T細胞活性化後會變成Th2類型的T細胞（參照P.104），誘導B細胞生產IgE。產生的IgE會附著在位於全身組織中的肥大細胞，以及血液中的嗜鹼性球表面的受體。這樣就完成了過敏的準備狀態，而這個過程稱為致敏化作用。

當致敏化作用形成且過敏原再次入侵時，過敏原就會與附著在肥大細胞表面的多個IgE結合（稱為交叉反應），刺激肥大細胞釋放出組織胺及白三烯等物質。接著這些物質會促使平滑肌收縮、血管通透性亢進、腺體分泌增加，進而引發蕁麻疹、搔癢、流鼻水、支氣管收縮等症狀。

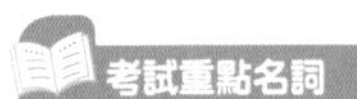

考試重點名詞

第Ⅰ型過敏
在古典分類方式中，與IgE相關的立即型過敏。一般常見的過敏大多都是屬於這個類型。

IgE
免疫球蛋白的一種。與過敏及寄生蟲感染有關。

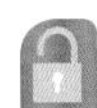

關鍵字

致敏化作用
受到某種抗原入侵後，適應性免疫會為下次的入侵做好防禦準備。

交叉反應
指的是抗原與若干個IgE以類似搭橋的形式互相結合在一起。結合後會使肥大細胞活性化。

筆記

組織胺的作用
促進支氣管及腸道的平滑肌收縮、增加血管通透性造成浮腫、產生發紅及搔癢。還有使微動脈擴張讓血壓下降的作用。在體內被分解約需2～3小時。

白三烯的作用
長時間使血管擴張及造成支氣管強力收縮。

第I型過敏的發生機制

又稱為立即型過敏，當過敏原入侵體內時會在短時間內引起過敏反應。

形成致敏化作用（耗時）

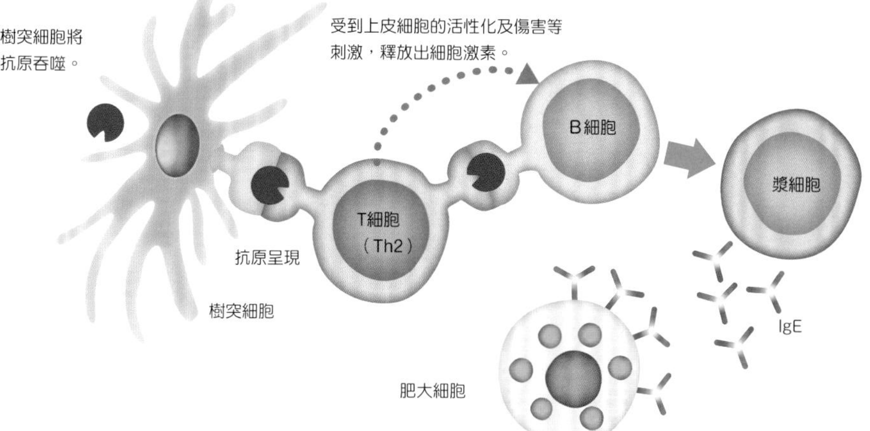

樹突細胞會吞噬形成過敏原的物質，而受到上皮細胞的活性化及傷害等刺激釋放出的細胞激素會刺激T細胞活性化，接受抗原呈現的初始T細胞則會分化為輔助T細胞（Th2）。Th2會使B細胞活化變成漿細胞，漿細胞再釋放出IgE，附著於肥大細胞的表面。

引起反應（立即反應）

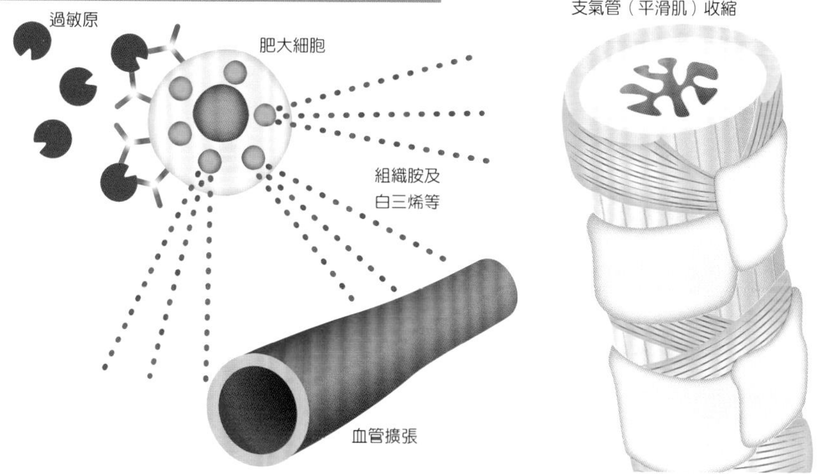

過敏原再次入侵，與肥大細胞表面的IgE發生交叉反應並結合時，肥大細胞會釋放出組織胺及白三烯等物質，長時間使血管強力擴張及造成平滑肌收縮等。

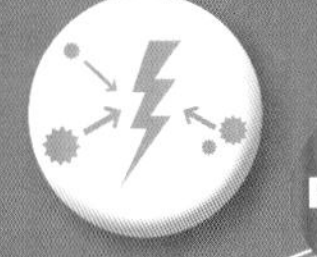

第II型過敏

POINT

- 第II型過敏又稱為細胞毒性型、細胞溶解型過敏。
- 與自體細胞表面分子相對應的自體抗體和補體結合，或是因為ADCC而使目標細胞受到破壞。
- 雖然會造成各種疾病，但主要治療方式是給予皮質類固醇。

自體抗體及補體對自體細胞進行破壞

第II型過敏又稱為細胞毒性型，或是細胞溶解型過敏。與自體細胞表面抗原相對應的IgG（或IgM）（自體抗體）會與補體結合，經由補體的活化途徑依序活性化，造成細胞膜穿孔而引發疾病。除了紅血球、白血球及血小板等血球之外，腎臟及皮膚組織中的基底膜抗原也會成為目標。NK細胞會利用IgG經由ADCC作用對目標細胞進行破壞，巨噬細胞也會對附著抗體及補體的細胞進行吞噬。這些自體抗體的形成原因至今仍然不明。

最具代表性的疾病有輸血時因為血型不同而造成的溶血反應、自體免疫溶血性貧血、血小板減少症、特發性血小板減少性紫斑症等。

自己的紅血球被抗體及補體破壞

自體免疫溶血性貧血是因為身體對自己的紅血球細胞膜上的蛋白質產生自體抗體所造成的疾病。抗體會附著在紅血球上，接著補體又附著上去使其活性化，於是紅血球就會被破壞而引發溶血反應。此外，附著了抗體的紅血球被送到脾臟時，脾臟中的巨噬細胞就會將其吞噬並進行破壞。最後就會發展成嚴重的貧血，出現喘不過氣、疲勞感等症狀，還會造成脾臟腫起（脾腫大），以及血液中的膽紅素增加，引起使皮膚變黃的黃疸等。

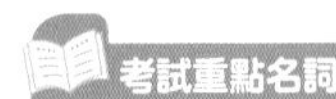

考試重點名詞

第II型過敏
又稱為細胞毒性型、細胞溶解型過敏。身體產生與血球表面的蛋白質相對應的自體抗體，和補體共同對細胞進行破壞。例如自體免疫溶血性貧血。

IgG
免疫球蛋白中數量最多的種類。可以長時間地產生，在疫苗中也發揮了預防感染的效果。

關鍵字

自體抗體
對自己身體的組織及蛋白質的抗原產生相對應的抗體。

膽紅素
當膽紅素的量增加時，皮膚及眼結膜會變黃，這個症狀稱為黃疸。

筆記

其他第II型過敏的運作機制
與細胞膜抗原結合的IgG再與具有IgGFc受體（與IgG的Fc區結合的受體）的巨噬細胞及NK細胞結合，而破壞目標細胞的抗體依賴型細胞毒性作用（ADCC）也屬於第II型過敏。

第Ⅱ型過敏的發生機制

與自體細胞相對應的抗體（自體抗體）及補體共同與細胞結合並進行破壞。還有，吞噬細胞將與自體抗體結合的細胞吞噬並分解。

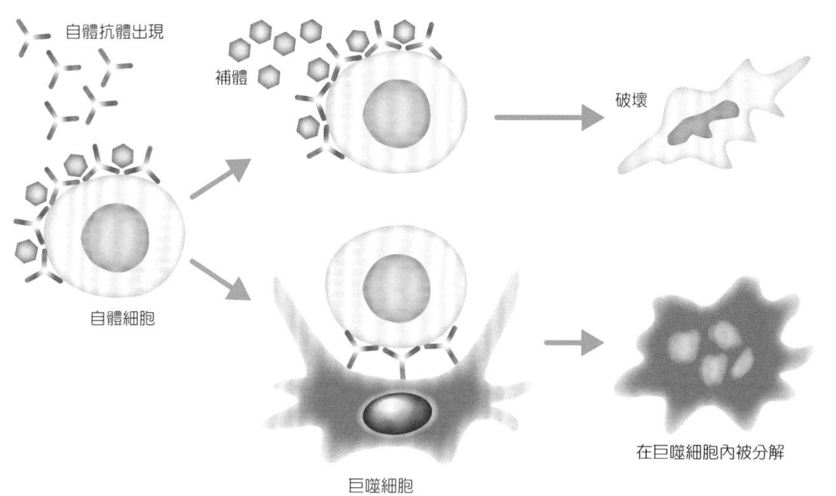

自體免疫溶血性貧血的紅血球破壞機制

自體免疫溶血性貧血是指體內出現與紅血球相對應的抗體，使紅血球遭到破壞。

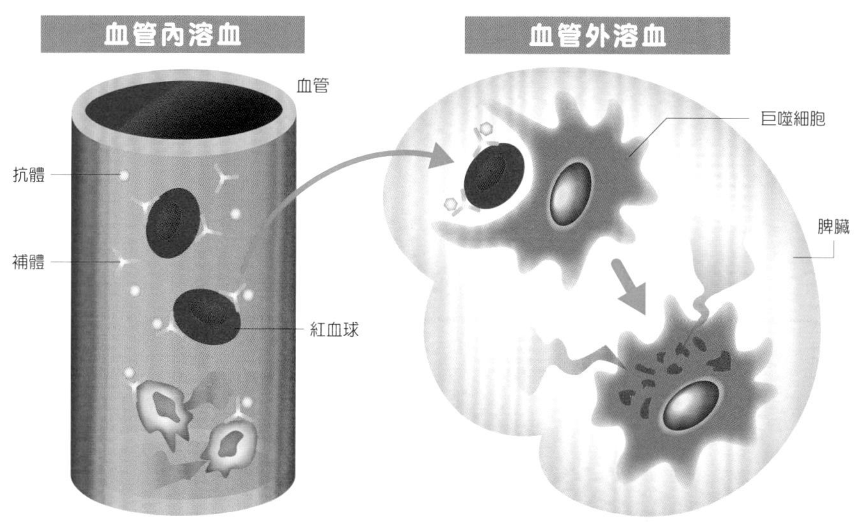

補體與紅血球相對應的抗體結合後開始破壞紅血球。

巨噬細胞將與抗體結合的紅血球吞噬並加以分解。

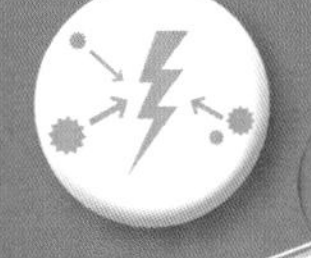

第III型過敏

POINT
- 可溶性抗原與抗體結合形成的免疫複合體及補體在組織中沉著。
- 聚集而來的嗜中性球釋放出酵素及補體對組織造成傷害。
- 第III型過敏的疾病包括血清病及全身性紅斑性狼瘡。

免疫複合體沉著對組織造成的傷害

第III型過敏指的是若干個可溶性抗原與抗體結合形成的免疫複合體及補體在組織內沉著，進而對組織造成傷害，因此又稱為免疫複合體型過敏。

某些可溶性抗原入侵體內時，抗體會與其結合形成免疫複合體。免疫複合體會由肝臟的庫佛氏細胞及組織的巨噬細胞負責處理，但是如果因為某些因素造成免疫複合體大量產生，導致巨噬細胞處理不及，就會在某些組織中沉著。當嗜中性球及其他的巨噬細胞來到該處，就會以附著抗體的細胞為目標開始吞噬抗原（參照P.62），並於細胞內釋放出酵素（溶體），在組織引起發炎反應。另一方面，免疫複合體會使補體活性化（參照P.64）。活性化的補體會產生斷片，並呼叫嗜中性球聚集而促使發炎，其他補體的斷片則會刺激肥大細胞使血管通透性亢進，產生類似第I型過敏的症狀。組織以這樣的形式受到傷害就屬於第III型過敏。

代表性的疾病包括類風濕性關節炎（參照P.194）、全身性紅斑性狼瘡（參照P.196）、急性腎絲球腎炎等。還有在被毒蛇咬傷及破傷風治療時使用血清所造成的血清病，也屬於第III型過敏。因為中和毒素的血清（抗血清）是以動物的血液製成，血清中的動物性蛋白質也會被視為抗原而引發過敏反應。目前已開始進行單株抗體的開發，以替代動物性抗血清。

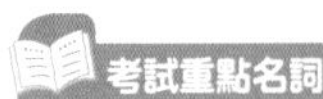
考試重點名詞

第III型過敏
免疫複合體在組織內沉著，造成局部發炎及組織損傷。

免疫複合體
抗體與抗原結合形成的集合體。抗體若為IgM及IgG，補體會與其結合並活性化。

關鍵字

庫佛氏細胞
組成肝臟的細胞之一，屬於巨噬細胞。

補體（參照P.64）
這是協助免疫機能進行的蛋白質。

筆記

急性腎絲球腎炎
A群β溶血性鏈球菌等感染症所引發的急性腎炎。主要會出現蛋白尿、水腫、高血壓、尿量減少等症狀。腎臟的腎絲球中會出現免疫複合體沉著。

具有充分抗體的人注射疫苗時，注射部位會發紅腫脹
具有充分流感抗體的人在注射疫苗之後，注射部位會於12～24小時內引起發紅腫脹，這就是典型的第III型過敏症狀。

第Ⅲ型過敏的發生機制

第Ⅲ型過敏是體內出現將血液等體液中的蛋白質視為抗原的抗體，而抗原與抗體結合形成的免疫複合體會對組織造成損傷。

通常會由吞噬細胞負責處理

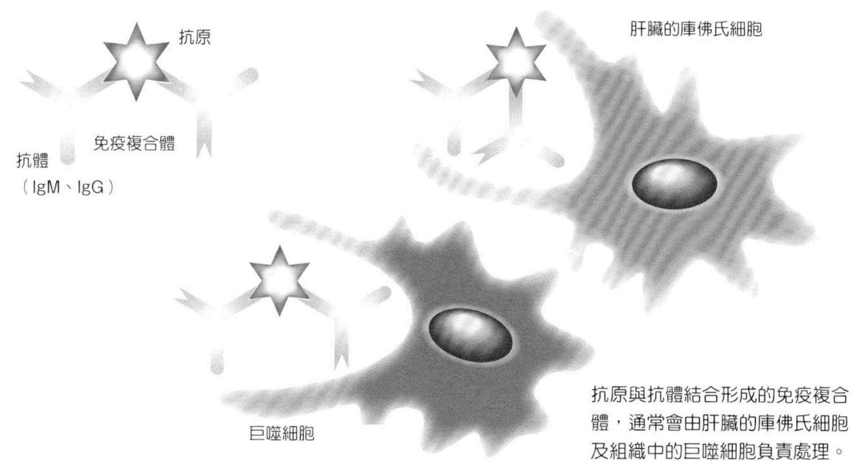

抗原與抗體結合形成的免疫複合體，通常會由肝臟的庫佛氏細胞及組織中的巨噬細胞負責處理。

免疫複合體沉著會對組織造成損傷

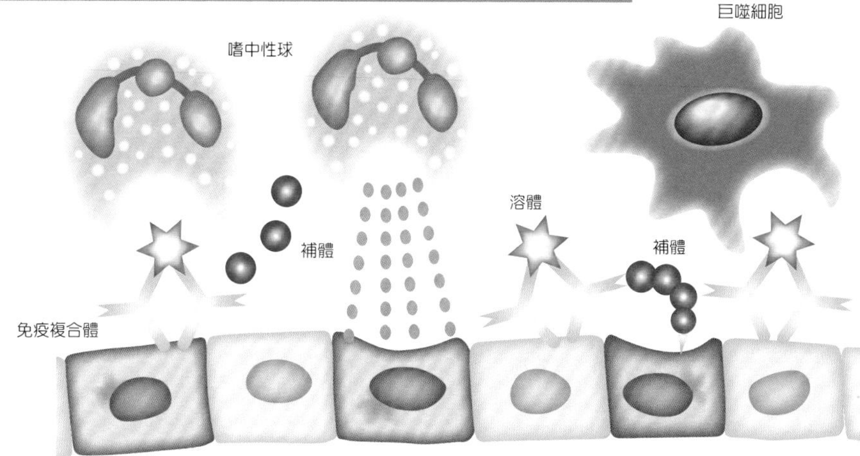

因為某些因素造成免疫複合體在組織中沉著。接著嗜中性球及巨噬細胞會將其吞噬，因為免疫複合體而活性化的補體會呼叫嗜中性球，嗜中性球釋放出的酵素則會促進發炎反應。此外，其他的補體也會對細胞進行破壞。

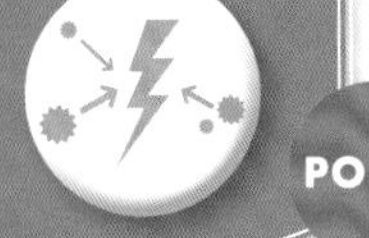

第Ⅳ型過敏

POINT
- 第Ⅳ型過敏是由T細胞等細胞免疫機制引起的。
- 出現反應的時間較慢，因此又稱為延遲型過敏。
- 接觸性皮膚炎及金屬過敏等就屬於第Ⅳ型過敏。

與細胞免疫相關的過敏

第Ⅳ型過敏是與T細胞等免疫細胞相關的細胞性免疫造成的過敏疾病。和引發第Ⅰ～Ⅲ型過敏的抗體及補體這種體液免疫無關。從暴露在抗原中到免疫細胞開始動員需要一些時間，因此又稱為延遲型過敏。

過去曾針對特定抗原形成致敏化作用的T細胞（Th1）再次接觸到相同抗原時，便會釋放出細胞激素使細胞毒性T細胞（CTL）及巨噬細胞等細胞活性化，並聚集至抗原入侵的部位。接著這些細胞會分別釋放出細胞激素，或是直接誘導細胞凋亡，引起該處組織發炎，出現發紅、腫脹等症狀。經過長時間的發炎反應之後，可能會出現稱作肉芽腫的硬塊。

結核菌素測試是將從結核菌抽出的蛋白質注射至皮內，以有無發紅、腫脹來判別是否具有對結核菌形成致敏化作用的T細胞（有感染過或注射過疫苗），這就是利用第Ⅳ型過敏的反應。

第Ⅳ型過敏造成的疾病包括過敏性接觸性皮膚炎、金屬過敏、藥物過敏、過敏性肺炎等。

器官移植時對移植組織產生的排斥反應也屬於第Ⅳ型過敏。細胞毒性T細胞（參照P.110）偵測到移植組織的細胞的MHC分子（參照P.100）與自己的不同時，便會將該組織視為外敵而進行攻擊，引發強烈的排斥反應。

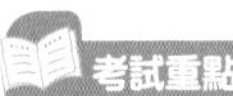

考試重點名詞

第Ⅳ型過敏
與T細胞（Th1）等細胞免疫相關的過敏。曾經針對抗原形成致敏化作用的T細胞再次遇到抗原時便會發生反應，透過細胞毒性T細胞及細胞激素等引起發炎。

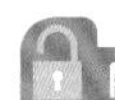

關鍵字

延遲型過敏
以皮膚反應而言，注射抗原後24～72小時內會引起發紅及腫脹等反應。

MHC分子
大多數的細胞都具有第一類MHC分子，樹突細胞等抗原呈現細胞具有第二類。第一類MHC分子是能夠表示自己屬於這個身體一部分的標記。

筆記

肉芽腫
過敏造成的肉芽腫為巨噬細胞及T細胞、漿細胞等細胞的團塊。有種因為不明原因而在肺部、心臟、眼睛、皮膚等全身長出肉芽腫的罕見疾病，稱為類肉瘤病。

第IV型過敏的發生機制

第IV型過敏的發生是因為輔助T細胞（Th1）接受抗原物質的抗原呈現後，使細胞毒性T細胞及嗜中性球活性化，並對自體細胞進行攻擊。

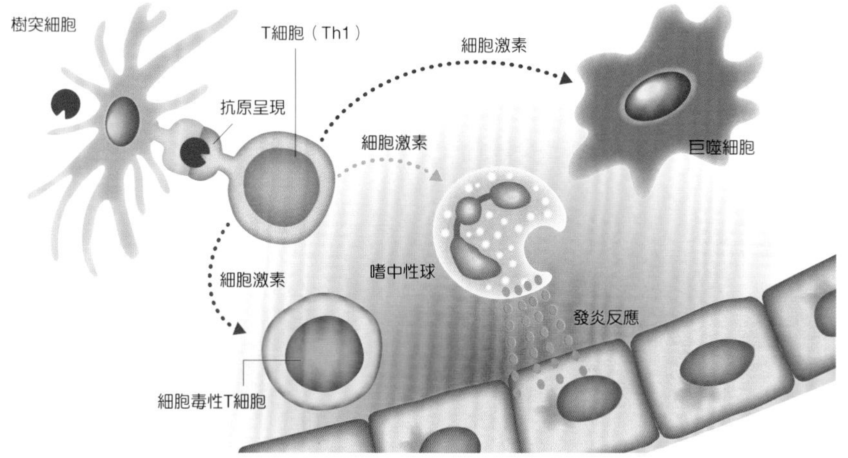

曾形成致敏化作用的T細胞再次碰到過敏原時，便會釋放出細胞激素召集免疫細胞聚集，在局部引起發炎反應。

器官移植的排斥反應

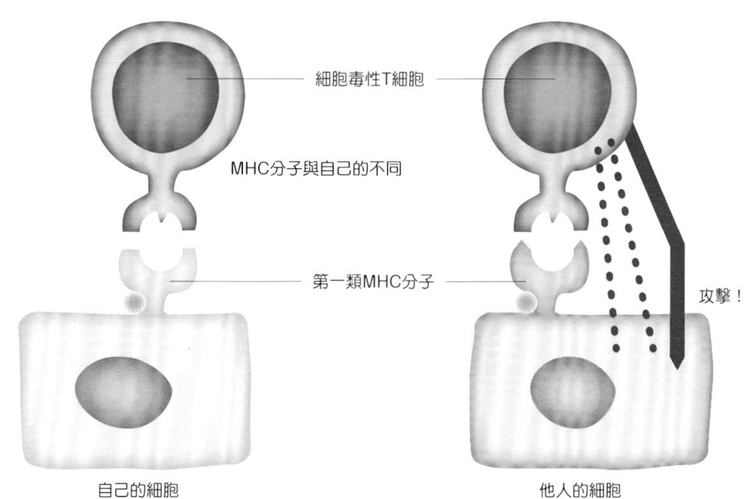

因為他人細胞的MHC分子與自己的不同，偵測到這一點的細胞毒性T細胞就會對其發動攻擊，進而對細胞造成破壞，引起強烈的發炎反應。

全身性過敏反應

POINT
- 身體多處器官同時發生第Ⅰ型過敏就稱為全身性過敏反應。
- 蜂毒、食物、藥物、乳膠等容易成為過敏原。
- 在數分鐘內就有可能危及性命(過敏性休克)。

在全身引起的過敏反應

當身體多處器官同時產生過敏反應時，就稱為全身性過敏反應（anaphylaxis）。全身性過敏反應造成危及性命的狀態（末梢循環不良・呼吸困難）稱為過敏性休克，嚴重時可能致死。

容易引發全身性過敏反應的過敏原包括蜜蜂及螞蟻的毒素、抗菌藥及止痛藥等藥物、蛋及小麥、甲殼類、蕎麥、堅果類等食物、乳膠等等。

組織胺等物質會被送往全身

全身性過敏反應大都屬於和IgE相關的第Ⅰ型過敏。曾經暴露於有過敏原的環境時，人體產生的特異性IgE抗體會附著在肥大細胞上，當過敏原再次入侵時，肥大細胞就會釋放出組織胺等物質。這樣的反應主要會發生在暴露於抗原的器官，但是其他器官會引起微動脈擴張、平滑肌收縮、血管通透性亢進等反應，這就稱為全身性過敏反應。有時候還會因為低血壓、支氣管收縮而造成喘鳴（參照P.178）及呼吸困難；腹痛及嘔吐等消化器官症狀；組織浮腫及循環血液量減少、肺水腫等，進而造成休克。在大多情況下，這些反應會在暴露於有過敏原的環境後數分鐘內發生。

發生全身性過敏反應的時候，必須要盡快注射腎上腺素（Epinephrine）。

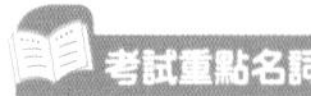
考試重點名詞

全身性過敏反應
身體多處器官同時發生過敏反應。數分鐘內就會出現症狀，可能危及性命。

過敏性休克
全身性過敏反應造成的休克狀態。

關鍵字

休克（shock）
這是指全身的血液循環機能不良（末梢循環不良）。因為低血壓等因素造成沒有足夠的血液輸送到全身各個器官而受損。和精神上的衝擊（shock）是不同的意思。

乳膠
乳膠就是天然橡膠的主要成分，割開橡膠樹的樹幹時流出的樹汁中含有「致病相關性蛋白質」，人體會對其產生IgE，引起過敏反應。

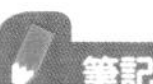
筆記

腎上腺素（Epinephrine）
即Adrenaline。可以造成血管強力收縮，達到血壓上升、支氣管擴張、心跳數增加等作用，可用於治療過敏性休克。市面上有速效型腎上腺素注射筆「EpiPen」。

全身性過敏反應的發生過程範例

以被蜜蜂螫傷的情況為例，發生全身性過敏反應的過程如下圖所示。

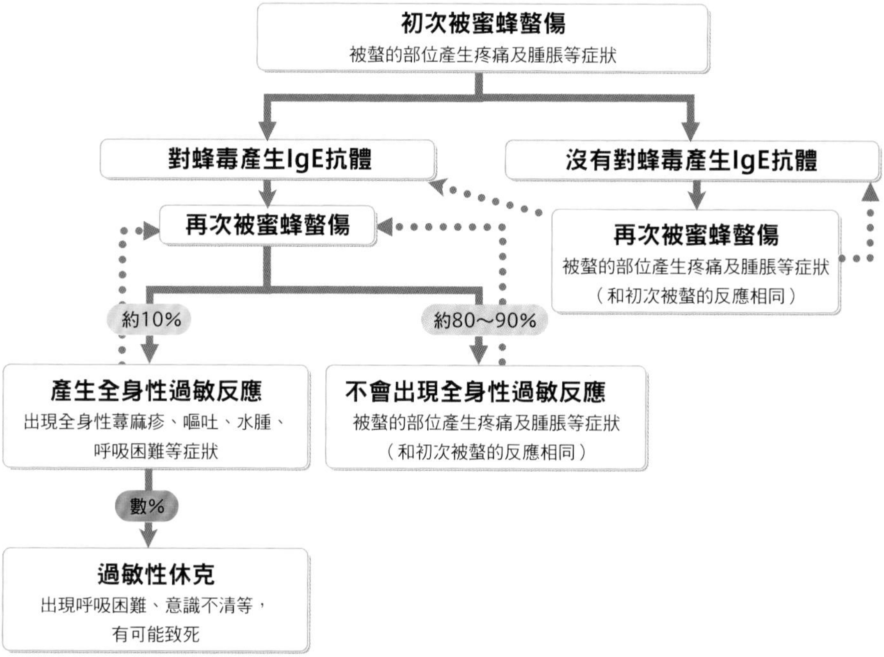

初次被蜜蜂螫傷
被螫的部位產生疼痛及腫脹等症狀

→ **對蜂毒產生IgE抗體**
→ **再次被蜜蜂螫傷**
- 約10% → **產生全身性過敏反應**：出現全身性蕁麻疹、嘔吐、水腫、呼吸困難等症狀
  - 數% → **過敏性休克**：出現呼吸困難、意識不清等，有可能致死
- 約80～90% → **不會出現全身性過敏反應**：被螫的部位產生疼痛及腫脹等症狀（和初次被螫的反應相同）

→ **沒有對蜂毒產生IgE抗體**
→ **再次被蜜蜂螫傷**：被螫的部位產生疼痛及腫脹等症狀（和初次被螫的反應相同）

過敏性休克的症狀

發生過敏性休克時，全身器官都會發生過敏反應，引起以下症狀。

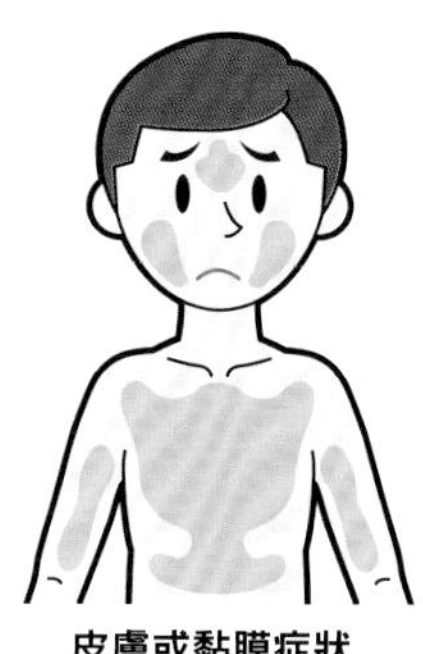

皮膚或黏膜症狀
全身的皮膚出現疹子及搔癢，口唇及舌頭腫脹等

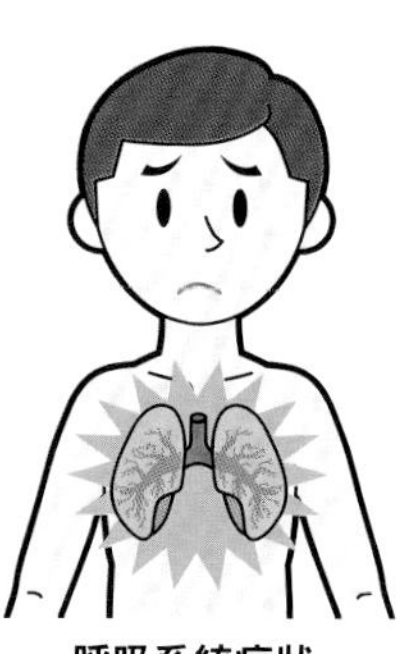

呼吸系統症狀
出現呼吸困難、氣管狹窄、喘鳴、低氧血症等

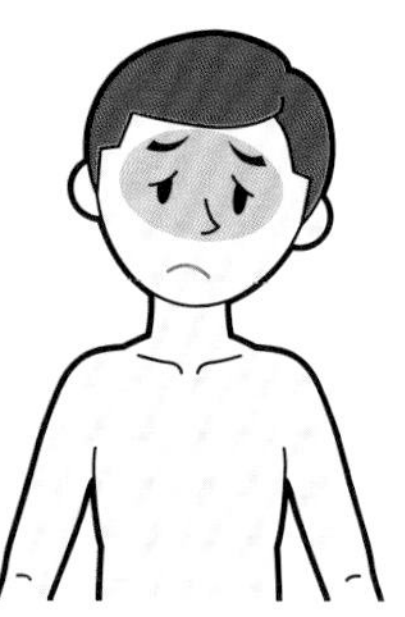

循環系統症狀
出現低血壓、意識不清等

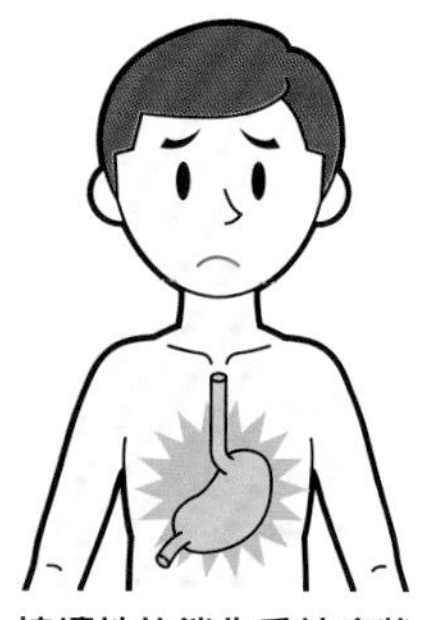

持續性的消化系統症狀
出現腹部絞痛、嘔吐等

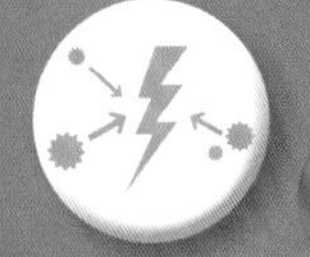

異位性皮膚炎

POINT
- 反覆發生伴隨著搔癢的慢性濕疹。
- 兒童時期為臉部濕疹，青春期以後多發生於膝蓋及手肘等屈側部位。
- 治療時會使用抑制發炎的外用類固醇，並需要進行充分的肌膚護理。

造成異位性皮膚炎的原因

異位性皮膚炎的發生，是由皮膚屏障功能障礙及搔癢．撓抓（因為癢而抓傷）、免疫反應等3個要素形成的複雜關係所造成，每項要素都和環境因子及遺傳因素有關。天生缺乏掌管皮膚屏障功能的絲聚蛋白分子的患者，發生異位性皮膚炎的頻率很高。免疫反應的主體為撓抓皮膚誘發的先天性免疫反應（參照P.36），皮膚產生的細胞激素會促使各種免疫細胞活性化。此外，皮膚上附著的金黃葡萄球菌與異位性皮膚炎惡化有很大的關係。有一部分患者的異位性皮膚炎雖然是與IgE抗體介導的第Ⅰ型過敏（適應性免疫）相關，但主體仍然是先天性免疫。

必須使用充足的類固醇及保濕劑

皮膚炎大多是由頭部開始，往臉部、頸部及手腳關節內側等處擴散。兒童時期是發紅且有膿水的濕疹，青春期以後皮膚會變得乾燥，出現脫屑或是乾裂。嚴重發癢則會妨礙睡眠，因為撓抓而導致出血的狀況也很常見。演變為慢性症狀後，皮膚就會變得乾硬肥厚。

治療時會使用類固醇抑制發炎及搔癢，並進行仔細的肌膚護理。類固醇及保溼劑必須依照指示使用足夠的量。此外在日常生活中，去除如食物及蜱蟎等造成惡化的因素也十分重要。

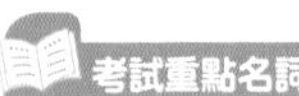

考試重點名詞

異位性皮膚炎
主要是由先天性免疫反應造成的皮膚炎。容易發生於頭部、臉部、頸部、手腳關節內側的皮膚。強烈的搔癢感會對身心產生極大的影響。過去，濕疹和第Ⅳ型過敏引發的接觸性皮膚炎類似，加上驗出了IgE抗體，所以被分類為第Ⅰ型或第Ⅳ型過敏（適應性免疫），但是其患者和適應性免疫相關的患者並不相同。

異位性性質
容易產生IgE的特性。

關鍵字

異位性的語源
異位性「atopy」是來自於希臘語的「atopos」，意思是「奇異的」。因為發生原因不明，而且時好時壞，是種奇怪的皮膚炎，所以才以此命名。

筆記

正確地使用類固醇
類固醇軟膏依藥效強度可分為5類，需向醫師諮詢具體的用量及強度，治好皮膚炎之後再慢慢換成藥效較弱的種類，並減少用藥次數。

異位性皮膚炎的病徵

遺傳因素

免疫反應

細胞激素

抗原入侵

屏障
功能障礙

引發疼痛的
細胞激素

破壞皮膚

汗水·刺激

警報素

搔癢·撓抓

金黃葡萄球菌

溫度·濕度

環境因素

異位性皮膚炎的治療及護理

基本的肌膚護理

清潔

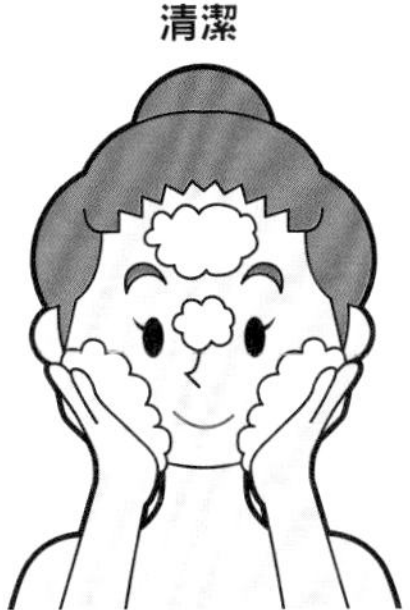

用大量的泡沫輕柔地清洗

保濕

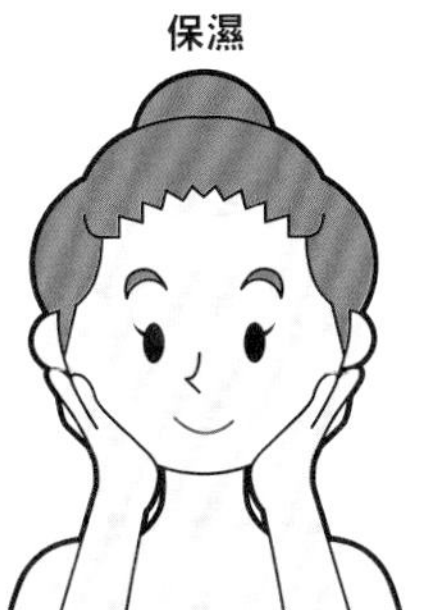

充分保濕

基本的肌膚護理步驟為將皮膚的髒汙清洗乾淨，保持清潔，並塗抹分量充足的保濕劑。

皮質類固醇

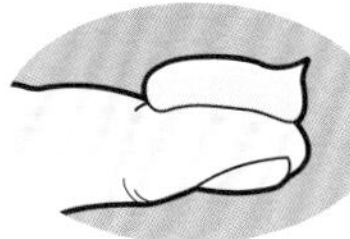

1個指節的分量約可塗抹雙手手掌的面積

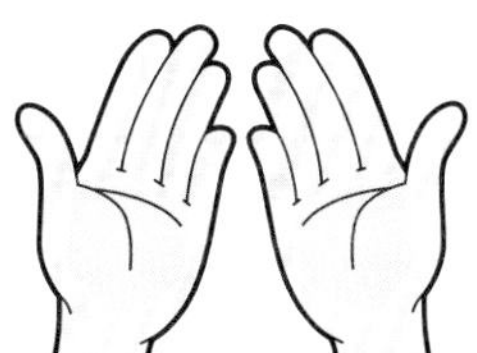

1個指節的類固醇（軟膏）為塗抹成人雙手手掌面積的分量。需使用充足的分量，不要用力搓揉而是輕柔地塗抹。

支氣管哮喘

POINT

- 突然引發咳嗽、痰液、呼吸困難等症狀，並且反覆發生的疾病。
- 嗜酸性球及肥大細胞、淋巴球等在支氣管引發的慢性發炎。
- 對病毒的反應受到抑制，引發下呼吸道發炎及哮喘發作等症狀。

反覆突然開始咳嗽及感到呼吸困難

支氣管哮喘這種疾病，是因為支氣管中的嗜酸性球及肥大細胞、Th2細胞等造成持續發炎，使支氣管發生過敏，或是因為病毒感染等而造成氣管平滑肌收縮，使氣管在呼氣時會發出「咻咻」的聲音（喘鳴），並出現嚴重的咳嗽及痰液，引起會造成呼吸困難的哮喘發作。

慢性的嗜酸性球炎症，包括對蜱蟎及灰塵、寵物的毛及皮屑、黴菌等產生反應的Th2細胞與透過抗原特異性IgE抗體促使肥大細胞活性化的情況（第 I 型過敏：適應性免疫），以及病毒感染等造成的上皮細胞傷害．活性化而產生並釋放出的細胞激素（IL-25、IL-33、TSLP），藉由第二型先天性淋巴球（參照P.22）及各種途徑進行誘導的情況（先天性免疫機制）。

支氣管哮喘的患者包括以嗜酸性球炎症為主體的病患，以及因為肥胖而重症化的病患等，一般以嗜酸性球性炎症為主體的患者會有幾種明顯不同的病徵。

哮喘的治療可分為發作時進行的治療（吸入型支氣管擴張劑等緩解型藥物），以及沒有發作時的日常治療（吸入型類固醇：控制型藥物）。近年來，對於重症且平常無法使用吸入型類固醇治療的病患，可以使用能阻斷IgE抗體及細胞激素的抗體（生物製劑）。

考試重點名詞

支氣管哮喘
支氣管慢性發炎所造成的過敏，受到過敏原加上其他各式各樣的刺激，造成咳嗽、痰液、呼吸困難等症狀反覆發作的疾病。

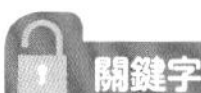

關鍵字

對病毒的反應性低
哮喘病患的氣管表面及血球細胞中不易產生抗病毒干擾素，因此無法在上呼吸道中將感冒病毒（鼻病毒及RS病毒）殺死，進而引發下呼吸道感染並造成哮喘發作。

喘鳴
呼吸時氣管發出「咻咻」等聲音。這是空氣在變得狹窄的氣管中發出的聲音。

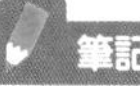

筆記

呼氣性呼吸困難
支氣管哮喘在呼氣時較為困難。因為支氣管變得狹窄，呼氣時會因為胸腔壓力變大而造成壓迫，使呼氣延長，產生喘鳴聲。

支氣管哮喘的發作機制

支氣管哮喘是因為吸入過敏原及疲勞等因素引發的過敏，會造成支氣管收縮。

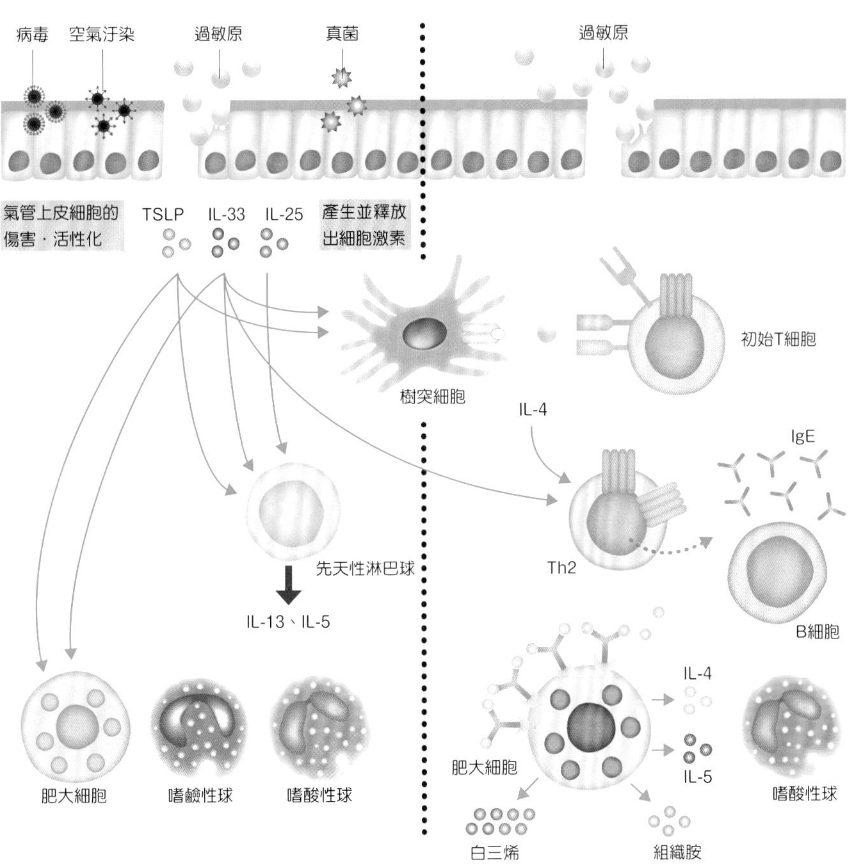

支氣管哮喘除了會因慢性的嗜酸性球炎症而發生，在產生與抗原相對應的IgE抗體、形成致敏化作用、再次暴露於抗原而造成肥大細胞活性化的適應性免疫反應（第Ⅰ型過敏）時也會發生（圖的右半邊）。另一方面，病毒感染和暴露於空氣汙染物（香菸的煙、PM2.5等），以及真菌等因素造成氣管上皮細胞的傷害・活性化而釋放出的細胞激素，會經由各種途徑使肥大細胞及嗜酸性球活性化，再讓其釋放出細胞激素，引發慢性的嗜酸性球炎症（先天性免疫）。異位性皮膚炎患者屬於適應性免疫，非異位性皮膚炎的患者則是會引發以先天性免疫為主的氣管炎。

免疫異常

花粉症

POINT

- 由杉樹及扁柏、豚草等植物的花粉造成的第I型過敏。
- 會造成打噴嚏、流鼻水、鼻塞、眼睛發癢等症狀。
- 治療方式主要是以抗過敏藥物進行對症療法。

季節性過敏性鼻炎・結膜炎的一種

因為某些過敏原引起的鼻炎症狀稱為過敏性鼻炎，眼睛出現症狀則稱為過敏性結膜炎。花粉症指的是對杉樹及扁柏等植物的花粉產生過敏反應，因而出現打噴嚏、流鼻水、鼻塞等鼻炎症狀，以及眼睛發癢等結膜炎症狀的疾病。因為只在花粉（過敏原）飛散的季節才會出現症狀，所以又稱為季節性過敏性鼻炎・結膜炎。

在日本最多的是杉樹花粉症，而其中又有7～8成的日本人對扁柏也會有過敏反應。還有一些人對豚草、松樹、白樺、艾草等植物的花粉也會出現過敏症狀。

避開花粉，使用抗過敏藥物進行對症治療

過敏原的花粉會經由鼻黏膜及結膜入侵，與樹突細胞、T細胞、B細胞、肥大細胞形成致敏化作用，當花粉再次入侵時就會引起第Ｉ型過敏反應。接著肥大細胞便會釋放出組織胺及白三烯，引起流鼻水及打噴嚏、鼻塞等症狀。

在花粉季節要盡量避免花粉附著於鼻黏膜等處，可以用抗組織胺藥物等抗過敏藥物來緩解症狀。此外，還有以雷射電燒鼻黏膜來抑制過敏反應的治療方式，以及透過逐次攝取少量花粉萃取物來誘導免疫耐受性的過敏原免疫療法（參照P.188）。

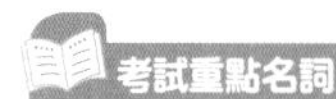

考試重點名詞

花粉症
由杉樹及扁柏等植物的花粉所造成的過敏性鼻炎・結膜炎。因為只在花粉飛散的季節才會出現症狀，所以又稱為季節性過敏性鼻炎・結膜炎。雖然杉樹及扁柏的花粉可以飛得很遠，不過豚草及鴨茅的花粉就只能飛散數百公尺遠而已。

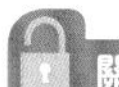

關鍵字

抗組織胺藥物
第一代抗組織胺藥物是抑制肥大細胞釋放出的組織胺產生作用，不過會傳送到腦內而引起嗜睡。第二代抗組織胺藥物因為不會通過血腦障壁，所以不容易引起嗜睡。

鼻黏膜燒灼術
以雷射電燒過敏的鼻黏膜，藉此緩和鼻炎症狀的治療方式。當新的黏膜再生後，抗原便不容易入侵，可以達到抑制過敏反應的效果。

筆記

花粉症是日本的國民病
目前被診斷為患有花粉症，以及在特定季節才會出現症狀的人，大約占日本國民的30%，即使沒有症狀，但具有IgE抗體（致敏化作用形成）的年輕人也有60%以上。

花粉症的發生機制

樹突細胞會將吸入的花粉吞噬，對T細胞進行抗原呈現。接著T細胞會促使B細胞活化變成漿細胞，釋放出IgE，IgE會附著於肥大細胞上使致敏化作用形成。當花粉再次入侵時，肥大細胞就會釋放出組織胺等物質，引起打噴嚏等症狀。

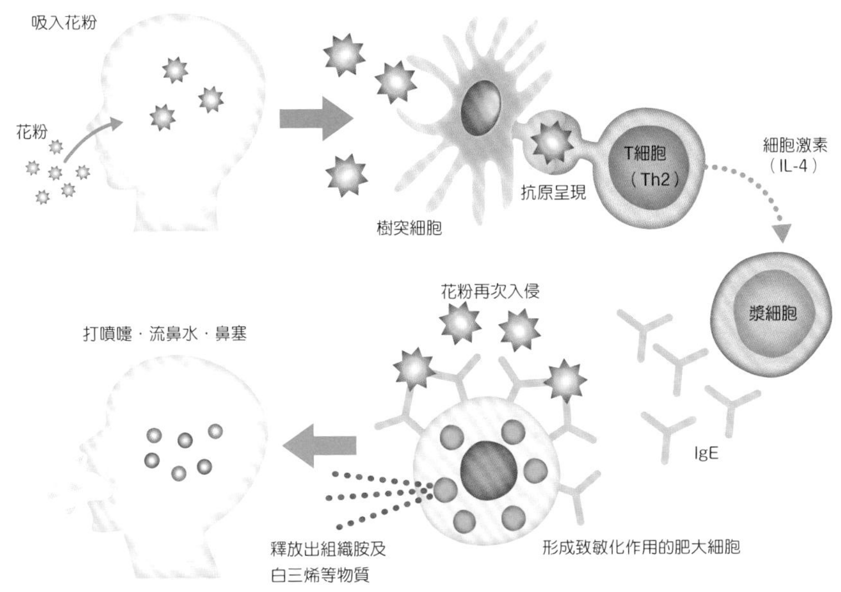

造成花粉症的花粉及其飛散的季節

日本人雖然在杉樹花粉飛散的春天會有較多人出現症狀，不過也有人是在秋天因豚草等植物而出現花粉症。

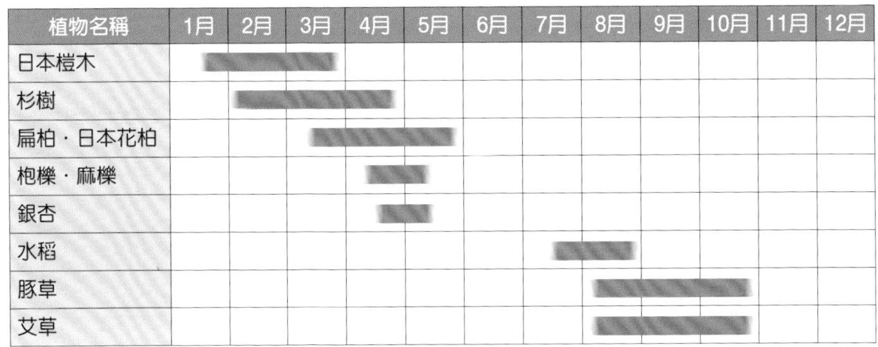

食物過敏

POINT
- 由食物引發的過敏。
- 不同年齡會對不同食物有過敏傾向。
- 嬰幼兒的主要致敏途徑為濕疹。

食物中含有的蛋白質為過敏原

食物過敏指的是經由食物引發的過敏症狀，約99%都屬於第Ⅰ型過敏。形成過敏原的食品不只是經由嘴巴吃進體內，還會由鼻子吸入、從受傷的皮膚入侵，透過注射等方式引起，只要是食物及其成分入侵的情況就稱為食物過敏。

形成過敏原的主要是蛋白質。代表性的致敏食品包括雞蛋、牛奶、小麥，其他還有甲殼類、水果、蕎麥、大豆、花生等。對於某些食物的耐受性會隨著成長增加，有些則不然，因此不同年齡會對不同的食物有過敏傾向。

成為過敏原的食物會反覆附著於產生濕疹的皮膚上，形成第Ⅰ型過敏的致敏化作用。下次過敏原再入侵體內時，就會引起過敏反應，在身上出現各種症狀。

主要的症狀有身體搔癢、蕁麻疹、口中有粗糙感、嘴唇及嘴巴．眼睛的周圍腫脹、咳嗽及打噴嚏、腹痛、噁心．嘔吐、腹瀉等。重症的情況會引起呼吸困難及過敏性休克。

輕症的話只要經過一段時間，症狀就會穩定下來，若是過敏性休克等重症的情況，必須迅速地給予腎上腺素等進行緊急治療。

要避免發生食物過敏，必須根據正確的診斷在飲食中除去最低限度的過敏原，重要的是向主治醫師詳細諮詢並進行治療。

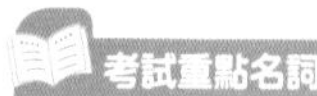

考試重點名詞

食物過敏
因為食物引發的過敏症狀，幾乎都屬於第Ⅰ型過敏。有些人即使對食物具有特異性IgE抗體，還是可以吃該種食物，因此必須接受正確的診斷。

關鍵字

代表性的致敏食品
食物過敏中最具代表性的過敏原為雞蛋、牛奶、小麥，又被稱為三大食物過敏原。

蕁麻疹
過敏造成皮膚長出稍微隆起的紅疹，並伴隨著搔癢感的症狀。一般而言，在數小時左右便會消失。

筆記

不同年齡的主要過敏原
嬰幼兒期主要多是雞蛋、牛奶、小麥，青春期則是甲殼類、雞蛋、蕎麥為多。成人以甲殼類、小麥、水果過敏居多。

治療方針
食物過敏的治療方針（指導原則）為去除最低限度的食物過敏原。在不會出現症狀的情況下持續攝取微量的過敏食物，被認為可以在誤食過敏原時預防發生全身性過敏反應。

食物過敏的症狀

食物過敏主要是指食物中的蛋白質斷片（胜肽）接觸到濕疹部位而被攝取進體內，使身體開始產生對胜肽有反應的IgE抗體。

皮膚
蕁麻疹
嘴巴
嘴巴周圍腫脹
腹部
噁心・嘔吐、
腹痛、腹瀉
喉嚨
咳嗽、呼吸困難
其他
意識不清、休克

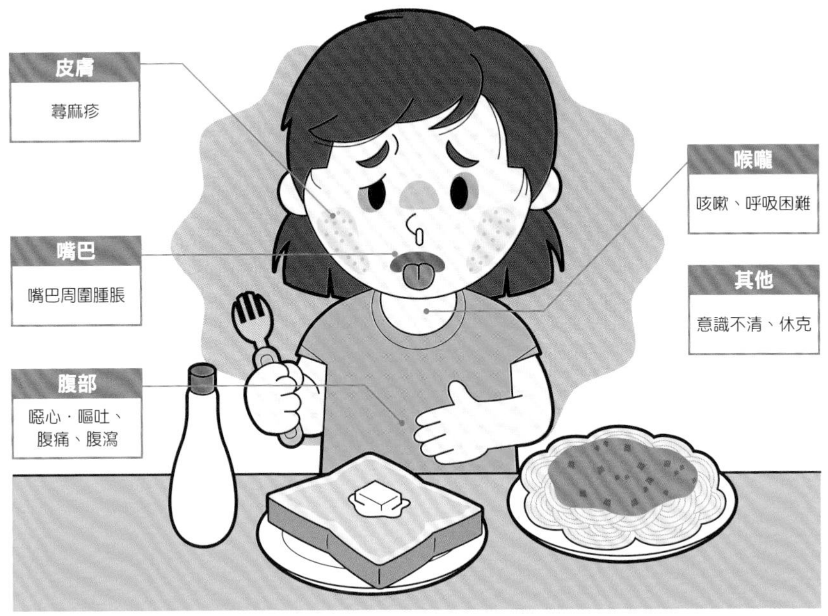

造成食物過敏的過敏原不僅會透過進食進入身體，也有可能經由鼻腔吸入，或是透過受傷的皮膚及注射等方式入侵。過敏症狀包括蕁麻疹等皮膚症狀、腹痛等消化系統症狀、呼吸困難等呼吸系統症狀，除此之外還有可能造成休克及意識不清，甚至導致死亡。

關於食物過敏原檢查的原料

在明顯會引發食物過敏的食物中，造成病例最多及症狀最嚴重的7種被列為「特定原料」，包含這些原料的加工食品依規定必須在外包裝上主動標示。此外，過去曾以一定頻率發生危害健康情況的20種品項則是被列為「準特定原料」，包含這些原料的加工食品依規定為建議標示。

特定原料	蛋、牛奶、小麥、蕎麥、花生、蝦、蟹
準特定原料	柳橙、蘋果、奇異果、香蕉、桃子、核桃、大豆、松茸、山藥、牛肉、雞肉、豬肉、鮑魚、烏賊、鮭魚卵、鮭魚、鯖魚、吉利丁、芝麻、腰果

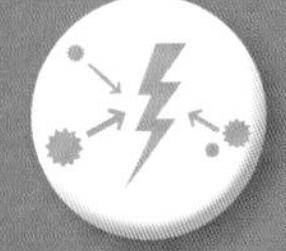

接觸性皮膚炎・金屬過敏

POINT
- 接觸性皮膚炎可分為非過敏性及過敏性。
- 過敏性接觸性皮膚炎的主體為第Ⅳ型過敏。
- 金屬過敏是由金屬離子與體內蛋白質結合所造成的。

過敏性接觸性皮膚炎有各種成因

接觸性皮膚炎如同字面上的意思，是因為接觸某些東西而引起的皮膚炎。接觸性皮膚炎包括因為化學藥品等引起的非過敏性皮膚炎，以及因為過敏反應引起的過敏性皮膚炎。過敏性接觸性皮膚炎的主體為皮膚暴露於抗原時，產生了細胞免疫反應（第Ⅳ型過敏）。

抗原包括化妝品、護髮用品、香水、項鍊及戒指、手錶等飾品、內衣及衣物、醫藥品、洗劑及家用藥品類、植物、寵物等各種不同類型。發生過敏反應時，首先要避免接觸造成過敏的東西，並針對皮膚炎塗抹皮質類固醇等藥物來進行治療。

金屬過敏的抗原並非金屬本身

因為抗原是與蛋白質差不多大的分子，所以飾品等金屬本身並不會是抗原。金屬過敏是因為與皮膚接觸的金屬透過汗水等溶出金屬離子，並從皮膚進入體內，與體內的蛋白質結合後產生變質的蛋白質（半抗原）並形成抗原，進而引發過敏症狀。

因此，容易離子化的金屬如鎳、鈷、鉻等都容易引發過敏，而不容易離子化的金、銀、鉑、鈦等就不容易引起過敏。雖然牙科治療時都是使用不易離子化的金屬，但還是有引發過敏的可能。

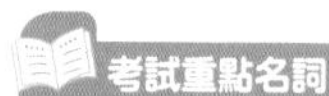

接觸性皮膚炎
因為接觸某些東西而引起的皮膚炎。可分為因為藥品等造成的非過敏性皮膚炎，以及第Ⅳ型過敏造成的過敏性皮膚炎。

金屬過敏
飾品等金屬物質因汗水等溶出金屬離子，經由皮膚進入體內與體內的蛋白質結合，產生變質的蛋白質。變質的蛋白質會成為抗原，透過細胞免疫引發皮膚炎。

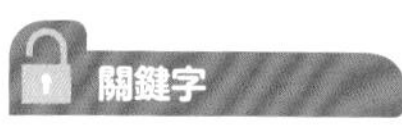

離子化（游離）
電荷屬於中性的分子形成帶正電或負電的離子。容易變成離子稱為離子化傾向。在金屬之中，鉑與金的離子化傾向最低，經常被用來製作飾品。

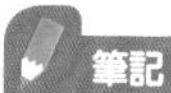
筆記

耳環很容易引起金屬過敏嗎？
因為耳環直接貫穿耳垂，使金屬部分有機會與皮下組織接觸，所以很容易造成金屬過敏。

過敏性接觸性皮膚炎的過敏原

引發過敏性接觸性皮膚炎的過敏原，包括化妝品及衣物、寵物等各種物品。

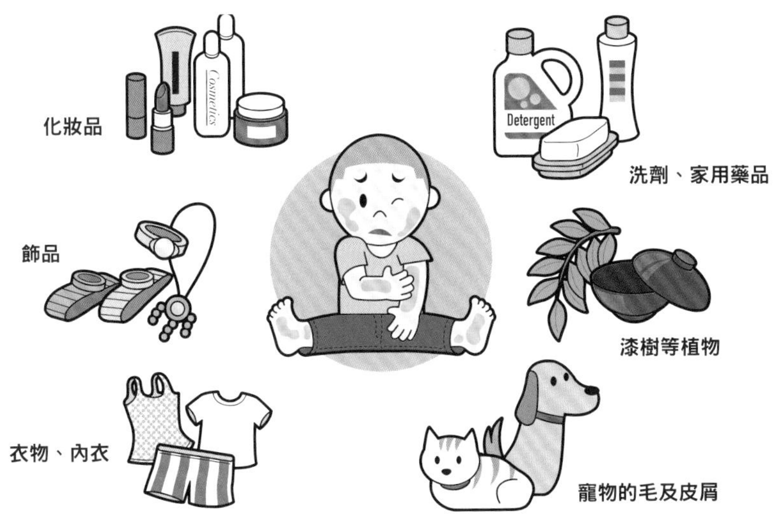

金屬過敏的發生機制

與身體接觸的金屬因為汗水及唾液等溶出金屬離子，並與身體的蛋白質結合。接著該蛋白質便會被判別為異物，引起免疫反應。

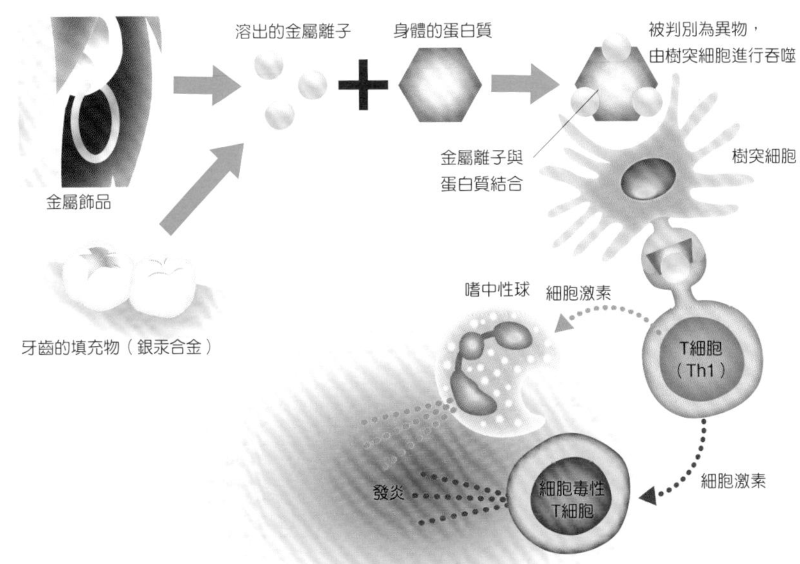

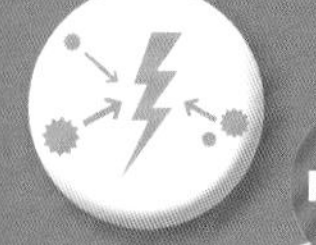

過敏檢測

POINT
- 抗原特異性IgE檢測是利用血液檢查與特定過敏原相對應的IgE。
- 皮膚測試是透過注射、針、貼布等方式觀察第Ⅰ、Ⅳ型過敏反應。
- 抗原誘發測試是以給予過敏原物質的方式誘發症狀產生。

調查抗體的檢測及觀察皮膚反應的檢測

若懷疑身體不適是因為過敏造成的，可以透過檢測調查自己是對什麼物質過敏。過敏檢測包括血中抗原特異性IgE檢測、皮膚測試、抗原誘發測試等方式。

<主要的過敏檢測>

○血中抗原特異性IgE檢測

檢驗血液中與特定過敏原相對應的IgE（抗原特異性IgE）抗體的數量。但是實際上，抗原特異性IgE的數量與過敏症狀的有無及程度未必為正相關。

○皮膚測試

包括將疑似第Ⅰ型過敏的過敏原物質置於皮膚上，用細針點刺之後觀察皮膚反應的點刺測試（Prick Test）；用針刮過再觀察反應的抓痕測試（Scratch Test）；還有在皮內注射過敏原並觀察反應的皮內測試。15分鐘後出現發紅及疹子的話，即可判定皮膚的肥大細胞上具有抗原特異性IgE抗體。

另一方面，第Ⅳ型過敏的檢查方式是將含有抗原的貼布貼在皮膚上，觀察48～72小時後有無發紅等症狀的貼布測試（Patch Test）。

○抗原誘發測試

以少量可能為過敏原的物質實際誘發症狀的檢查。其中最具代表性的是對食物過敏進行的食物激發測試。因為是以引發過敏症狀為目的，所以必須在可以對引發之症狀做緊急處置的機構進行。

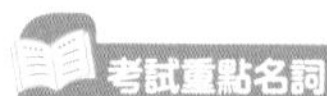
考試重點名詞

抗原誘發測試
給予抗原誘發症狀的測試方式，測試食物過敏的時候會使用。對於花粉症則是使用花粉萃取物，以噴霧的方式噴入鼻腔，或是點入眼睛中進行測試。

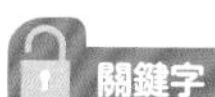
關鍵字

點刺（Prick）、抓痕（Scratch）
點刺指的是輕輕地點戳，抓痕測試的Scratch則是有搔抓的意思。

筆記

抗原特異性IgE的檢查項目
包括有灰塵、杉樹花粉等吸入性過敏原；雞蛋（蛋白・蛋黃）及小麥、肉類、堅果等食物過敏原；蜜蜂及寄生蟲、黴菌等各種不同類型的檢查項目。

食物激發測試
實際給予食物過敏原，觀察有無症狀產生的測試。因為可能發生全身性過敏反應，所以要在可以做緊急處置的機構進行。

血中抗原特異性IgE檢測

抽血調查血中的IgE抗體數值。雖然一般而言，數值愈高愈容易引發過敏，但是無法單就數值進行診斷。

測定值（UA／mL）	分數	判定
＜0.34	0	陰性
0.35～0.69	1	疑陽性
0.7～3.4	2	
3.5～17.4	3	
17.5～49.9	4	陽性
50～99.9	5	
100＜	6	

皮膚測試

以可能為過敏原的物質與皮膚接觸，觀察是否出現發紅及發疹等過敏反應的測試。

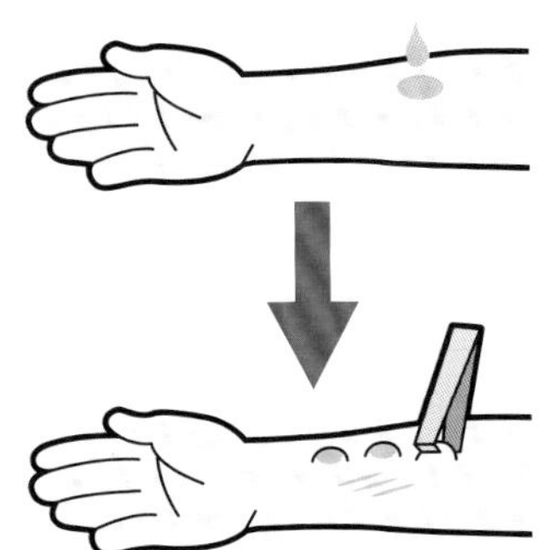

點刺測試・抓痕測試

將過敏原滴到皮膚上，再用針或戳（點刺）或刮（抓痕），觀察反應。這是種調查皮下的肥大細胞表面是否附著IgE抗體（致敏化作用）的第Ⅰ型過敏測試。

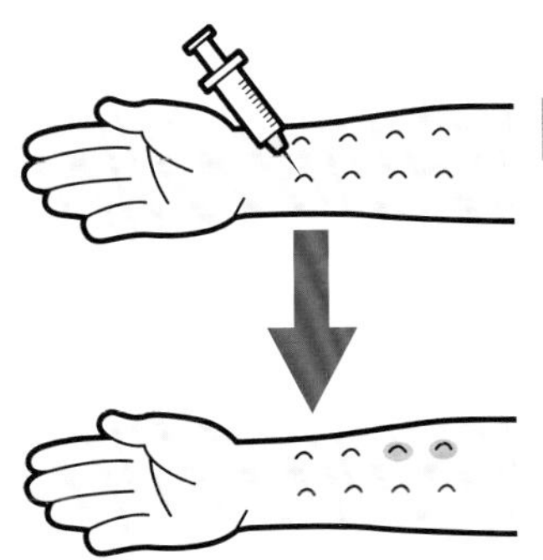

皮內測試

將過敏原注射至皮內並觀察反應。15分鐘後出現反應屬於第Ⅰ型過敏，48小時後出現反應則可判定為第Ⅳ型過敏。因為可能引發強烈反應，所以要特別謹慎小心。

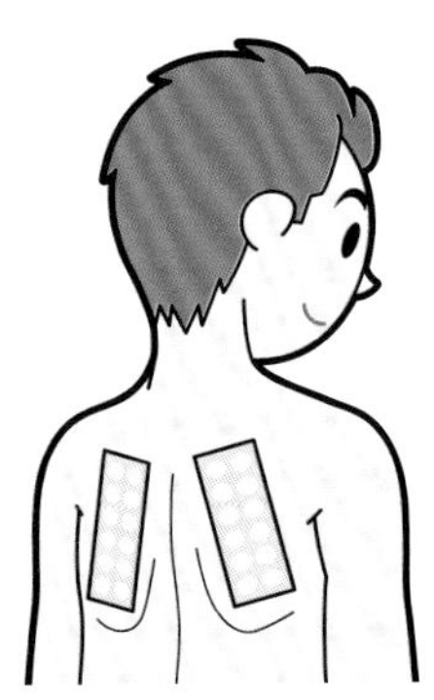

貼布測試

在皮膚貼上含有過敏原的貼布，觀察48～72小時後的反應，屬於第Ⅳ型過敏的檢查。

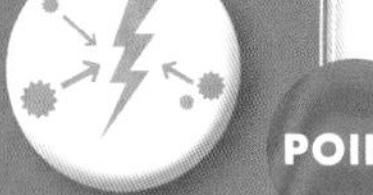

過敏原免疫療法

POINT
- 以逐次攝取少量過敏原的方式使身體慢慢適應的治療法。
- 已普遍用於過敏性鼻炎及支氣管哮喘等治療中。
- 因為有發生全身性過敏反應的風險，所以必須非常小心。

以逐次攝取少量過敏原的方式使身體慢慢適應

這種治療方式的終極目標是從根本上改變對某種抗原產生過敏反應的體質，使人不會或是不容易出現過敏反應，稱為過敏原免疫療法。這是以逐次攝取少量過敏原，使身體慢慢適應的方法。過去又稱為減敏療法，意思是減少對抗原致敏化的治療。

目前，這種方式已普遍用於以花粉症為主的過敏性鼻炎、支氣管哮喘、蜂毒過敏等治療中，食物過敏的治療也在研究階段。但是，目前採用過敏原免疫療法的人仍然是少數。因為這種治療方式必須以數月至年為單位，定期往返醫院。而且可能會在給予過敏原的過程中產生過敏性休克，具有危險性，操作時必須十分小心，並不是很方便的治療。

免疫療法的機制

首先，讓患者反覆暴露在不至於令肥大細胞及嗜鹼性球產生脫顆粒作用（釋放出組織胺）的微量過敏原中，使身體不容易產生反應（稱為脫敏）。接著便會產生與抗原相對應的IgG4抗體。產生IgG4抗體就代表與抗原相對應的調節T細胞（Treg）正被誘導。之後，調節T細胞就會抑制IgE抗體的產生。

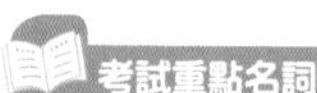

考試重點名詞

過敏原免疫療法
逐次攝取少量過敏原使身體慢慢適應，最後不會發生過敏反應的治療法。治療過程最少需以數月至年為單位。

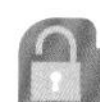

關鍵字

IgG4
進行免疫療法的患者經常會產生的抗體。這是B細胞因為調節性細胞激素IL-10的刺激而產生類型轉換所製造的。根據試管內進行的實驗觀察得知，IgG4會阻礙抗原造成的嗜鹼性球反應，所以又稱為阻礙抗體，但是關於其在體內的功能仍有許多不明的地方。

筆記

漆器職人從以前就會使用免疫療法
生漆（漆樹汁液）容易引發過敏。在日本，拜師學藝的漆器職人會在舌頭底下放入少量的生漆，並逐次增加分量，讓身體逐漸適應。

食物過敏的口服免疫療法
針對食物過敏患者逐次給予少量抗原的口服免疫療法，經常會出現包括全身性過敏反應的副作用，因此目前仍屬於「研究中的治療法」。

過敏原免疫療法的治療方式

目前，杉樹花粉症及支氣管哮喘等疾病的過敏原免疫療法已經普及。皮下注射的方式會伴隨著疼痛，一定要在醫院進行；而將錠劑置於舌下含服或是採用滴劑的方式都不會造成疼痛，可以自行操作，因此不需要定期往返醫院。

皮下免疫療法

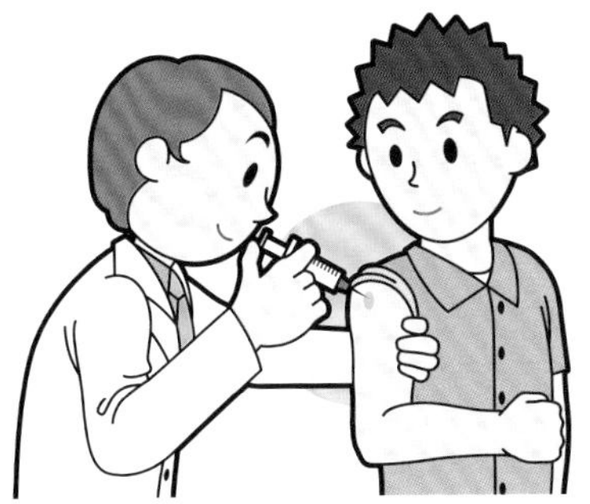

在皮下注射少量的過敏原。

舌下免疫療法

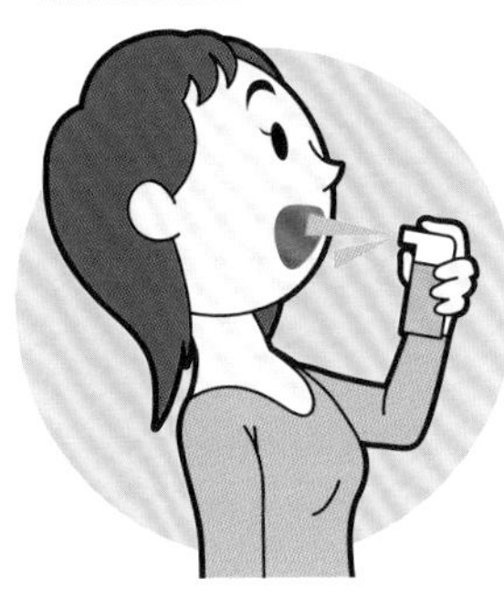

將過敏原萃取液或錠劑置於舌下含服的治療方式。

食物口服免疫療法

食物口服免疫療法是針對食物過敏進行的過敏原免疫療法，目前仍在研究中，只有在特定的醫療機構才能進行。

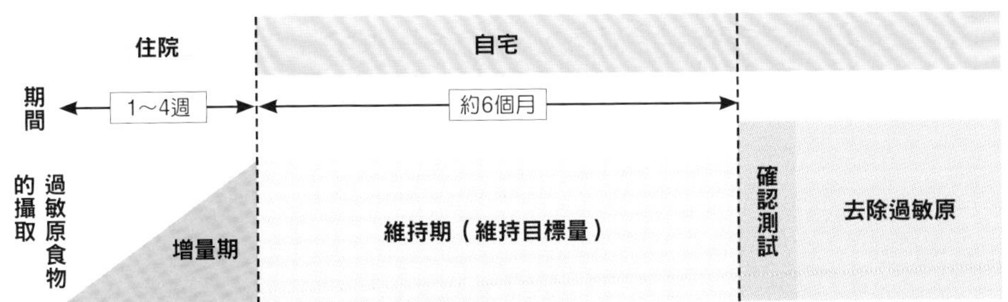

進行食物激發測試，決定會引發症狀的食物分量（閥值）之後，必須在嚴格監控的條件下攝取會引發食物過敏的過敏原，並慢慢地增加攝取量讓身體逐漸適應。因為有可能會引發全身性過敏反應，初期必須住院進行治療。療程期間是以最少數個月～年為單位在進行。

母嬰血型不合

POINT
- 胎兒具有母體不具備的血型抗原。
- 懷孕·生產第一胎時，胎兒的血液進入母體會形成致敏化作用。
- 懷第二胎時，母體的IgG抗體就會轉移至胎兒體內進行攻擊。

母親血型為Rh陰性時須特別注意

當胎兒具有母親不具備的血型抗原，這種狀態就稱為母嬰血型不合。母親和胎兒的血型不同是很平常的事，但是決定ABO血型的A・B抗原及決定Rh血型的D抗原在母子間的排列組合，有可能會對胎兒造成嚴重的問題。

在母親為Rh陰性，父親為Rh陽性的情況下，必須特別注意重症程度。因為這種情況代表胎兒的血型可能為Rh陽性，會帶有母親所沒有的D抗原。

懷孕後期及生產時、先兆性流產等時候，胎兒的血液會進入母親的血管中，母親體內便會對胎兒的D抗原產生抗D抗體，形成致敏化作用。這樣的致敏化作用也會造成流產。

懷第二胎時，抗體會對胎兒進行攻擊

正在懷第一胎的母親即使體內出現抗D抗體，也鮮少會對胎兒造成問題。因為致敏化作用大致上都是在懷孕後期或是生產時才形成，初次製造的IgM抗體並不會通過胎盤。

但是，抗D抗體會隨著時間經過開始製造IgG，懷第二胎的時候抗D抗體（IgG）就會經由胎盤進入胎兒體內，對胎兒的紅血球進行攻擊並破壞，進而引發胎兒嚴重的貧血、黃疸、胎兒水腫等問題（第II型過敏）。

關於預防及治療，可以對母親注射抗D免疫球蛋白，或是對胎兒進行輸血等處置。

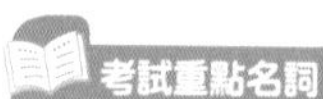

考試重點名詞

母嬰血型不合
胎兒具有母親不具備的血型抗原。特別是在母親為Rh陰性，父親為Rh陽性的情況下，第二胎容易發生嚴重貧血等疾病。

關鍵字

D抗原
位於紅血球的細胞膜上，能夠決定Rh血型的抗原。帶有此抗原者屬於Rh陽性，無此抗原者為Rh陰性。日本人中約有0.5％的人屬於Rh陰性。

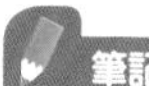

筆記

ABO血型也會有血型不合的情況
母親為O型，而胎兒是A型或B型時，即為血型不合。但是ABO的血型不合只會對胎兒造成輕度的黃疸，不太會形成重症。

胎盤的構造
胎盤是在母體的子宮內膜及胎兒的組織間形成的器官，胎兒的絨毛（內有血管）會浸泡在母體的血液中。氧氣及營養素的輸送會隔著胎兒的絨毛進行，通常兩者的血液不會混在一起。IgG會透過絨毛表面的受體由母親送往胎兒體內。

母嬰Rh血型不合的致敏化作用形成

血型為Rh陰性的母親，腹中的胎兒若為Rh陽性，懷孕後期及生產時胎兒的血液進入母親的血管中，母體便會對D抗原形成致敏化作用。

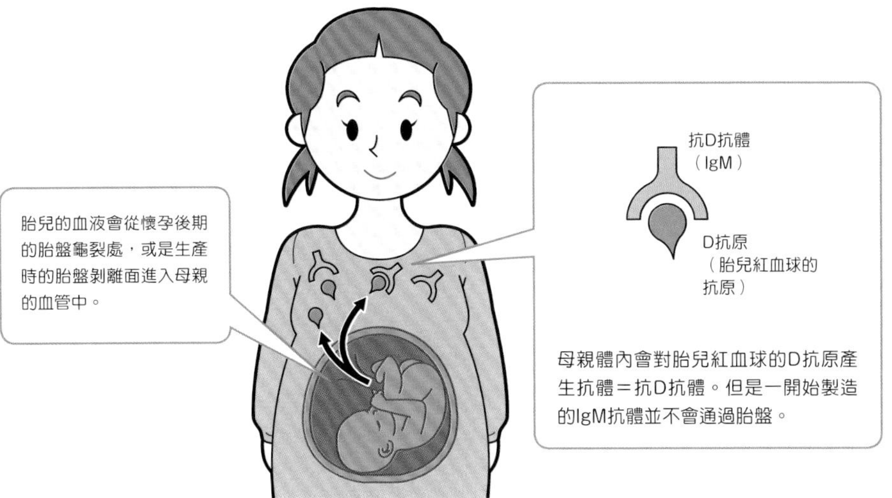

母嬰Rh血型不合　第二胎（以後）的懷孕情況

帶有抗D抗體的Rh陰性母親在懷第二胎時（及以後），抗D抗體IgG會通過胎盤進入胎兒體內，對胎兒的紅血球進行攻擊。

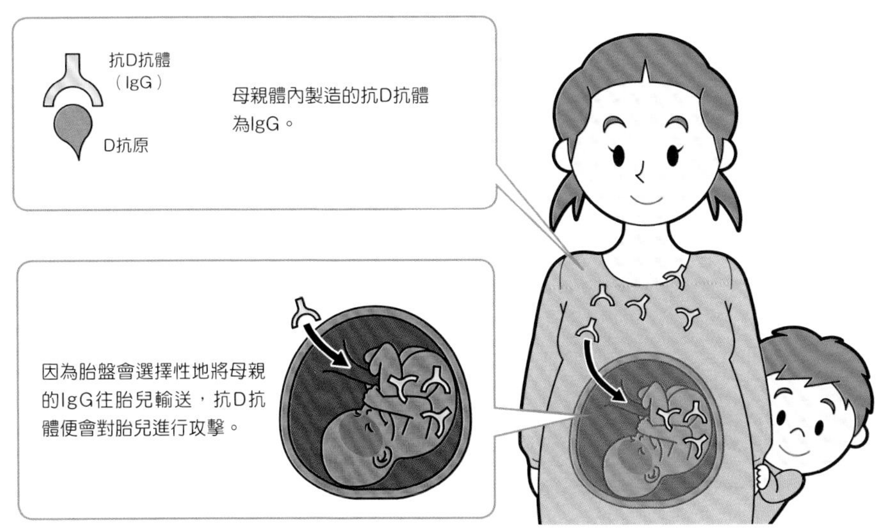

何謂自體免疫疾病

POINT
- 免疫系統對不是敵人的自體細胞發動攻擊的疾病。
- 免疫耐受性機制出現問題是原因之一。
- 將自體細胞分子誤認為外敵而進行攻擊。

免疫耐受性機制出現問題

免疫系統原本是不會對自體細胞發動攻擊的。因為在出生前後，對自體抗原產生反應的輔助T細胞幾乎都會在胸腺中死亡（參照P.76），一部分生還的輔助T細胞也會被調節T細胞（參照P.115）阻止活性化（免疫耐受性，參照P.30）。當免疫耐受性機制因為某些原因出現異常，對自體細胞發動攻擊的狀態，就稱為自體免疫疾病。攻擊目標為細胞表面分子的情況屬於第 II 型過敏，若為可溶性抗原則屬於第 III 型過敏。

將自體細胞分子誤認為外敵

平常因為被組織隔絕而不會與免疫細胞接觸的蛋白質（稱為隔絕抗原），因為發炎及外傷等因素從組織中外漏，接觸到免疫細胞，就會被視為外敵入侵而產生免疫反應。此外，具有與某些外敵相似構造的自體細胞分子，或是自體細胞分子與異物的合成物、因紫外線及病毒等因素而變形的自體細胞分子等，都有可能被免疫細胞誤認是外敵（分子相似性：molecular mimicry）。

另外，有些對自體抗原產生反應的T細胞也會通過胸腺的篩選機制（參照P.76）。不過，針對這種對自體抗原產生反應的T細胞，胸腺也會同時製造可以抑制這種T細胞的調節T細胞，以調節T細胞預防自體免疫疾病的發生。

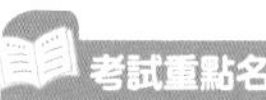

考試重點名詞

自體免疫疾病
免疫系統因為某些原因而發生異常，並對自身的組織發動攻擊，在特定器官或全身引起發炎等疾病的總稱。

免疫耐受性
指的是免疫系統不會將自體細胞視為敵人進行攻擊。包括不會產生自體反應T細胞的機制，以及具有能抑制末梢出現自體反應T細胞的調節T細胞。

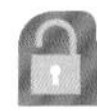

關鍵字

自體反應T細胞
對自體細胞的抗原產生反應的輔助T細胞。原本應該可以透過胸腺的正、負選擇被排除（細胞凋亡），但還是有一定數量的細胞會逃過篩選，跑到末梢。通常調節T細胞就會防止這些自體反應T細胞進行活性化。

筆記

細胞激素及抗體對組織進行攻擊
發生自體免疫疾病時，將自身細胞視為外敵的免疫細胞會釋放出細胞激素，而B細胞也會針對自體抗原製造抗體，造成組織發炎。

自體免疫疾病發生機制的推測

自體免疫疾病是因為免疫系統對自體細胞發動攻擊所造成的。為什麼免疫系統會攻擊自己，目前還未能全面了解，只能舉原因之一的免疫耐受性機制發生異常為例。

●許多自體反應T細胞移動至末梢

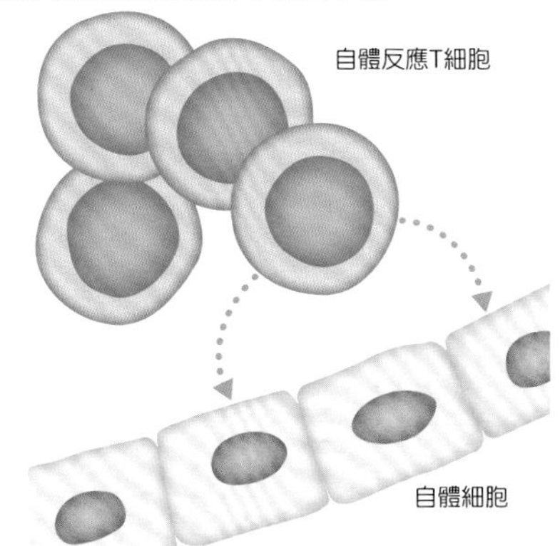

胸腺的篩選機制出現問題，使得大量自體反應T細胞出現在末梢，並對自體細胞發動攻擊。

●調節T細胞沒有正常發揮機能

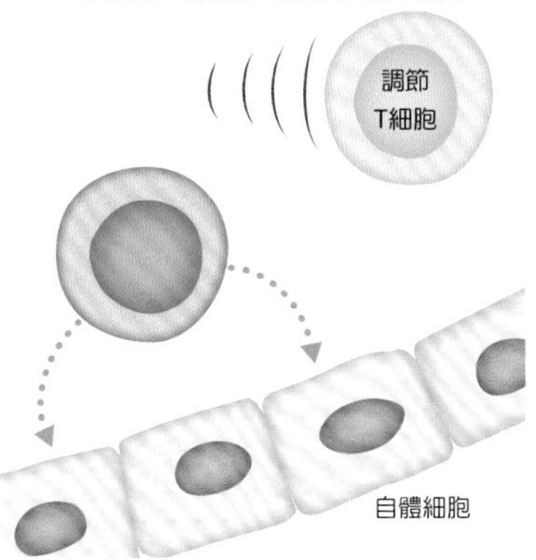

調節T細胞沒有正常發揮機能，無法抑制自體反應T細胞。

自體免疫疾病的種類

自體免疫疾病可分為全身都出現發炎反應的全身性自體免疫疾病，以及特定器官出現發炎反應的器官特異性自體免疫疾病這兩大類。

全身性自體免疫疾病

疾病名稱	目標器官・組織	製造出來的自體抗體
全身性紅斑性狼瘡	多重器官	抗雙鏈DNA抗體、抗核抗體等

器官特異性自體免疫疾病

疾病名稱	目標器官・組織	製造出來的自體抗體
類風溼性關節炎	關節滑膜	類風濕性因子、 抗環瓜氨酸抗體（抗CCP抗體）
橋本氏甲狀腺炎	甲狀腺微粒體	抗甲狀腺微粒體抗體
重症肌無力症	神經、肌肉	抗乙醯膽鹼受體抗體
古巴斯捷氏症候群	肺、腎臟	抗基底膜抗體
修格蘭氏症候群	唾液腺、淚腺	抗SS-A抗體或抗SS-B抗體

類風濕性關節炎

POINT
- 免疫細胞進入關節內釋放出細胞激素引起發炎。
- 細胞激素造成的滑膜發炎使其異常增殖，並破壞骨骼。
- 主要由手腳的指（趾）頭開始發生左右對稱的關節腫痛。

細胞激素引起關節滑膜發炎

類風濕性關節炎是自體免疫系統對關節進行攻擊而引起發炎，最後造成關節被破壞的疾病。女性患者居多，男女比例約為1：3～4，好發於30～50多歲的族群。

類風濕性關節炎起初是因為關節的微血管增加，淋巴球及巨噬細胞便由此進入關節中釋放出細胞激素（TNF-α、IL-6等），使包覆在關節囊內側的滑膜產生發炎反應。發炎的滑膜會異常增殖，造成關節腫脹疼痛。症狀如果持續發展，骨骼及軟骨會逐漸被細胞激素破壞。

早期發現、早期治療可以預防關節損壞

主要的症狀有關節腫脹及疼痛，發生症狀時手指會有活動困難的情況，早晨會尤其僵硬（晨僵）。大多數人是從手指的第二、三指節及腳趾關節開始發生左右對稱的腫脹及疼痛，接著慢慢延伸到手腕、手肘、腳踝及膝蓋等處。最後骨骼及關節會被破壞，造成關節變形及劇痛。

抗CCP抗體檢測對這種疾病的早期發現有所幫助，目前已被廣泛地使用。發病後的關節損壞速度較症狀早期快上許多，因此以抗CCP抗體檢測及臨床症狀等因素進行判斷，盡可能在早期發現並開始使用抗風濕藥物進行治療是很重要的。不過患者的關節內並沒有CCP，為什麼只有患者體內會產生抗CCP抗體這點仍然不明。

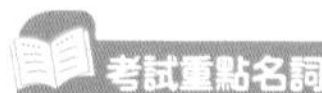
考試重點名詞

類風濕性關節炎
縮寫為RA（rheumatoid arthritis），這是一種關節滑膜發炎，導致骨骼及軟骨損壞而變形的疾病。若進而引發心臟、肺部、消化道等血管炎，則稱為惡性類風濕關節炎。

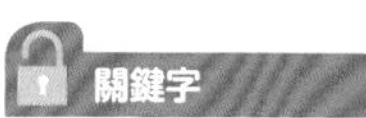
關鍵字

類風濕
語源來自於古希臘詞彙中的「rheuma」，代表的意思是「流動」。當時認為這種疾病是有不好的東西從腦中流出所造成的。

筆記

可以中和細胞激素的抗體
TNF-α（腫瘤壞死因子α）及IL-6（介白素-6）等細胞激素和包括自體免疫在內的發炎反應密切相關，針對類風濕性關節炎等疾病會利用可以中和細胞激素的抗體進行治療。

CCP
(cyclic citrullinated peptide)
絲聚蛋白（負責掌管皮膚屏障功能。參照P.176）的一部分被瓜氨化為環狀的一種胜肽。

類風濕性關節炎的關節變化

類風濕性關節炎是造成覆蓋關節的滑膜發炎，使軟骨及骨骼損壞的疾病，關節囊的滑膜會出現發炎反應。發炎的滑膜會異常增殖，並發展成骨骼及軟骨損壞的情況，關節會變形且伴隨著劇痛。

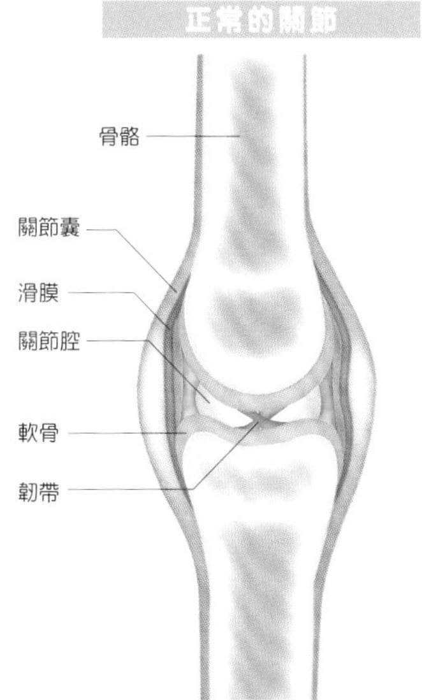

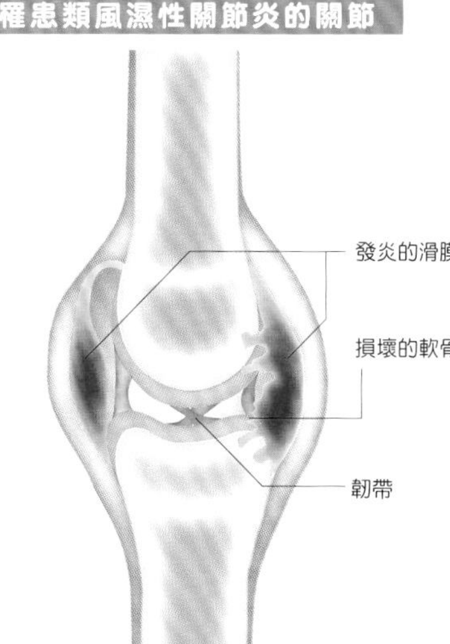

類風濕性關節炎的主要症狀

主要的症狀為關節腫脹及疼痛，清晨時關節僵硬是類風濕性關節炎特有的症狀。

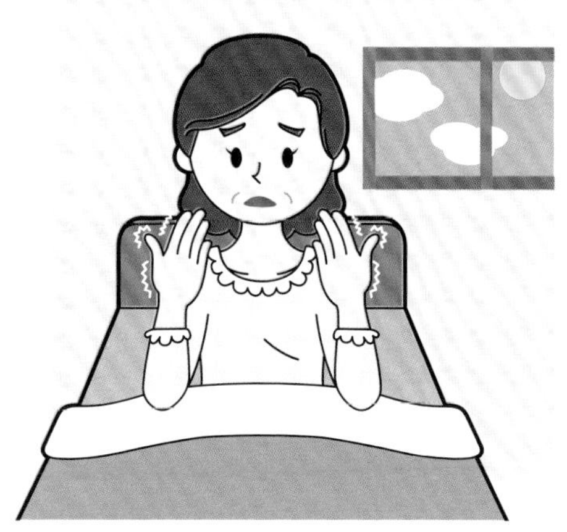

清晨時關節僵硬

起床時手指僵硬，活動困難。

關節疼痛、腫脹

關節腫脹且感到疼痛。疼痛感是左右對稱，並同時發生於多個關節。從手腳末端（手指的第二、三指節及腳趾根部等）發生的情況居多。

全身症狀

也會出現發炎擴及全身，以及低燒等全身性的症狀。

全身性紅斑性狼瘡

POINT
- 臉頰有蝶形紅斑及出現掉髮、低燒及疲勞感等全身症狀的罕病。
- 重要的影響來自於細胞核的成分及自體抗體（抗核抗體等）的免疫複合體。
- 患者多為20～40多歲的女性，病情會反覆地緩解又復發。

特徵是臉頰出現蝶形紅斑及全身性的發炎反應

英文病名中的「erythematodes」即為紅斑的意思。因為兩頰會出現蝴蝶形的紅斑（蝶形紅斑），全身器官也會產生發炎反應，所以病名中才會加上全身性。病患的男女比為1：9，以女性居多，發病年齡在20～40多歲，患者有40％為20多歲的女性。

這種自體免疫疾病（第Ⅲ型過敏）是由於免疫系統針對自身的細胞核成分，也就是DNA及磷脂質等製造了相對應的抗體（抗核抗體．抗磷脂質抗體），這些成分及血液中的免疫複合體（參照P.170）在許多器官中沉著，造成了補體活性化及發炎反應。發病契機與遺傳因子及感染症、紫外線等環境因素相關。

緩解後又會因為某些原因復發

病徵包括前述的蝶形紅斑，還有臉部、耳垂、關節內側等處出現不會癢的紅斑（圓盤狀紅斑），以及掉髮、發燒（大多是低燒）、容易疲累、食慾不振等全身性的症狀。除了關節腫脹及疼痛之外，還有免疫複合體在腎臟中沉著引起的腎炎（狼瘡腎炎）、貧血及白血球等減少、精神症狀等多種類型的症狀。

治療方式基本上是內服抑制發炎的藥物，例如皮質類固醇、非類固醇類消炎藥、免疫抑制藥物等。即使透過治療能暫時改善症狀（緩解），還是會因為日光、壓力、感染症及擅自停藥等因素復發（relapse，指恢復中復發），就這樣不斷地緩解又復發。

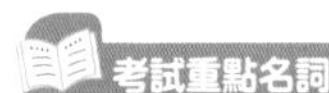

考試重點名詞

全身性紅斑性狼瘡
簡稱為SLE（Systemic lupus erythematodes）。自體抗體及細胞核成分等免疫複合體在組織中沉著，使補體活性化而引起發炎反應。患者多為年輕女性，為什麼會有這麼多自體抗體形成仍然原因不明。

抗核抗體
與細胞核成分相對應的抗體總稱。透過檢測血液中的抗DNA抗體及抗Sm抗體、抗磷脂質抗體等，有助於全身性紅斑性狼瘡的診斷。

關鍵字

狼瘡腎炎
大約有一半的患者都會引發腎炎，症狀嚴重時會發展成腎病症候群及腎衰竭。「狼瘡」是源自於英文病名中的「lupus」。

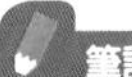

筆記

狼瘡（lupus）的意思
lupus在拉丁文中是「狼」的意思。因為蝶形紅斑的部分看起來像被狼咬過一樣，所以才稱作紅斑性狼瘡。

全身性紅斑性狼瘡的症狀及特徵

全身性紅斑性狼瘡是自體抗體產生的免疫複合體在各個組織中沉著，造成全身發炎的疾病，會引起發燒及疲勞等多種症狀。

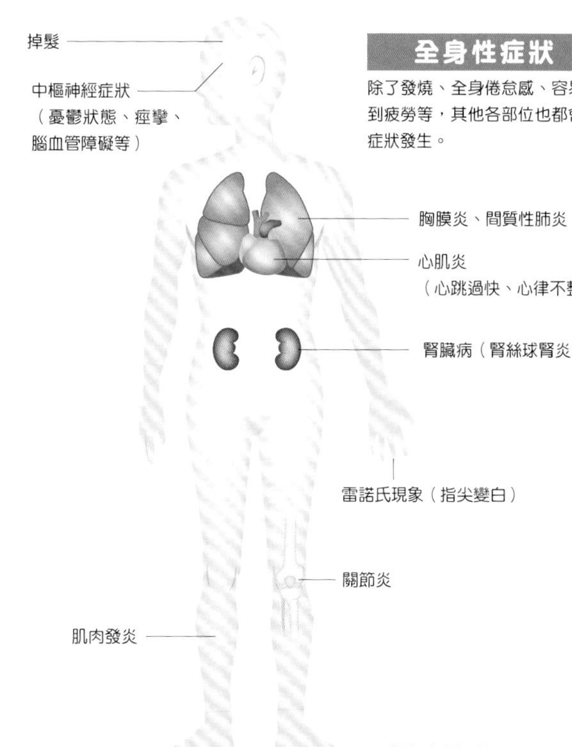

蝶形紅斑

以鼻子為中心，往兩頰擴散的紅斑。只有全身性紅斑性狼瘡才有這種症狀。

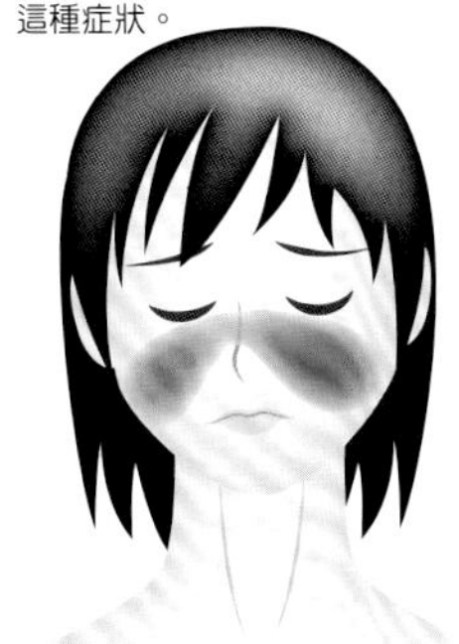

COLUMN

何謂膠原病？

全身性紅斑性狼瘡等疾病又被稱為膠原病。膠原病的「膠」指的是膠水，「膠原」則是指膠原蛋白，是將身體的臟器及器官連結在一起的結締組織。而膠原病即為身體的結締組織發炎的疾病總稱。但是現在隨著與病因相關的研究進展，對疾病的概念也有了改變，膠原病就成了具有「結締組織疾病」及「自體免疫疾病」，以及全身骨骼、肌肉、關節等產生疼痛的「風濕性疾病」這3種性質的疾病。全身性紅斑性狼瘡、類風濕性關節炎、硬皮症等都是膠原病的一種。

免疫異常

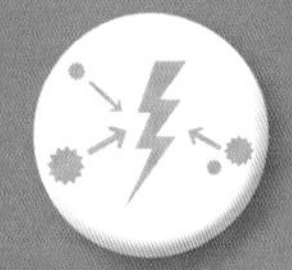

格林巴利症候群

POINT
- 罹患感染症之後，身體突然沒有力氣的罕見疾病。
- 自體抗體及淋巴球對神經的髓鞘及軸突進行破壞。
- 大多能自然痊癒，但是積極治療可加速早期治癒並預防重症化。

罹患感染症之後突然失去力氣的疾病

格林巴利症候群是種在罹患感冒等感染症之後，身體突然使不上力的罕見疾病。這是種免疫系統（自體抗體及淋巴球）因為感染症而活性化，並且錯將自身的末梢神經視為攻擊對象的自體免疫疾病。但是發生原因仍然不明。主要是會讓運動神經產生損害，但是也會侵害感覺神經及自律神經。還可分為神經髓鞘受損的脫髓鞘型，以及軸突受損的軸突障礙型。

雖然多可自然痊癒，但是積極治療也有效果

罹患感冒及腹瀉等感染症1～3週之後，身體會突然沒有力氣。但是，約有3分之2的病患在發病前都有明確的感染症。多數情況肌力都會從下肢開始下降，接著往上肢擴散（上行性）。不僅是四肢，還會出現臉部肌肉無法動彈（顏面神經麻痺），舌頭難以活動，口齒不清，無法順利吞嚥食物等症狀。少數會重症化，造成呼吸肌麻痺，需要使用呼吸器，也曾有過死亡案例。

大約在數週～數個月就能自然痊癒，進行積極治療則能更快治癒，也能預防重症化。治療方式包括淨化及抽換血漿藉以去除抗體的血液淨化療法，以及給予大量免疫球蛋白的靜脈注射免疫球蛋白療法。

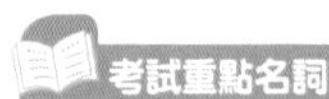

考試重點名詞

格林巴利症候群
罹患感染症之後，引發四肢為主的肌力降低症狀。自體抗體主要會對運動神經等末梢神經的髓鞘及軸突造成損害。患者大多能自然痊癒，但是早期治療可更早痊癒，並有效預防重症化。

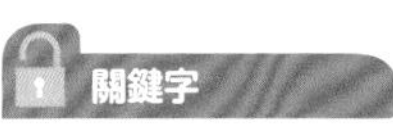

關鍵字

末梢神經
相對於大腦．脊髓的中樞神經，與中樞神經進出的末梢處連結在一起的神經就稱為末梢神經。機能性的神經包括運動神經、感覺神經、自律神經。

髓鞘
附著於神經纖維上的莢狀物質，又稱為髓磷脂鞘。可以增加電子訊號的傳遞速度。

軸突
從神經元（neuron）長出突起，當中最長的部分，屬於神經纖維。

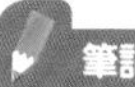

筆記

6成患者體內都發現同種抗體
格林巴利症候群有6成的患者，都在血液中發現了與末梢神經成分的醣脂質（神經節苷脂）相對應的抗體。不過，單就這樣的自體抗體仍然無法說明疾病的全貌。

格林巴利症候群的發生機制

因為某些感染症而形成的抗體，對自身神經纖維的髓鞘及軸突進行攻擊所造成的。數週～數個月便可自然痊癒，但是接受治療可以更快恢復，並預防重症化。

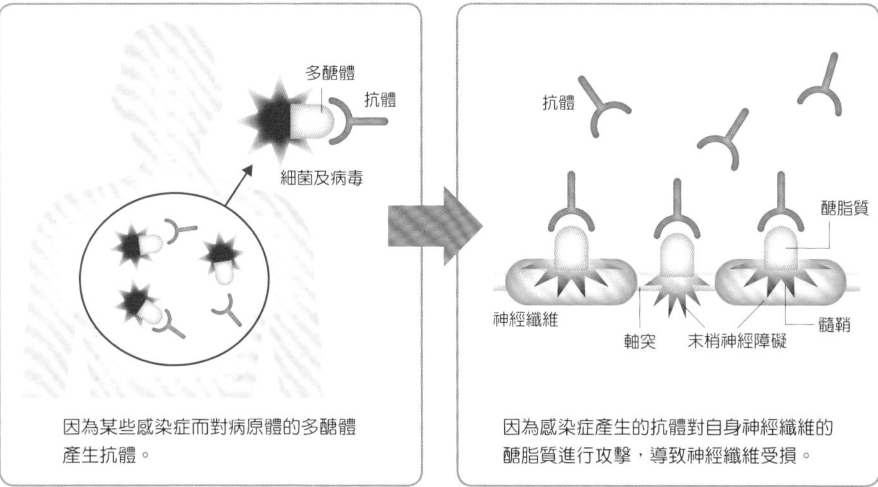

因為某些感染症而對病原體的多醣體產生抗體。

因為感染症產生的抗體對自身神經纖維的醣脂質進行攻擊，導致神經纖維受損。

格林巴利症候群的症狀

主要症狀為肌力降低，症狀由下肢開始往上肢逐漸擴散的情況居多。若發展成重症，有可能會無法自主呼吸。

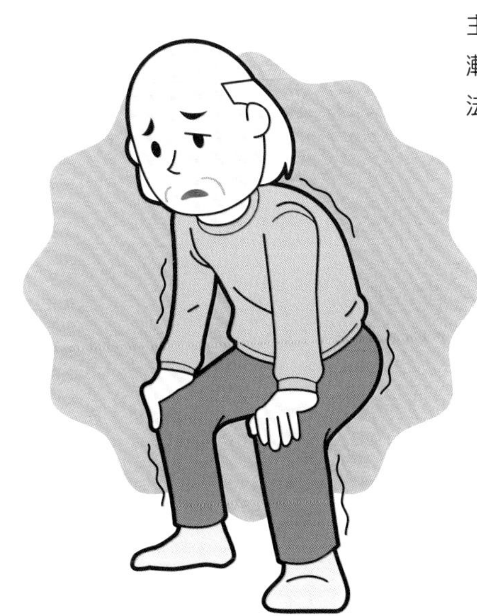

- 手腳無力。
- 口齒不清，無法順利吞嚥食物。
- 若發展成重症，有可能會因為呼吸肌麻痺而需要使用呼吸器。

毒性瀰漫性甲狀腺腫

POINT

- 毒性瀰漫性甲狀腺腫是種甲狀腺賀爾蒙分泌過剩的疾病。
- 刺激甲狀腺的抗體及受體結合會成為發病的引信。
- 甲狀腺賀爾蒙會促進全身代謝機能亢進，造成疲勞狀態。

抗體刺激會使甲狀腺分泌過剩

毒性瀰漫性甲狀腺腫是一種甲狀腺賀爾蒙分泌過剩的疾病。在歐洲大陸地區，因為發現這個疾病的德國醫師名為巴塞多，所以又稱為巴塞多氏病。

甲狀腺是位於喉嚨的蝴蝶形內分泌腺體，這裡會分泌甲狀腺賀爾蒙促進全身的代謝機能。當腦下垂體分泌的甲促素（TSH）與甲促素受體（TSH受體）結合，便會成為促進甲狀腺賀爾蒙分泌的開關。而毒性瀰漫性甲狀腺腫是因為某種因素使得免疫系統製造了與甲促素受體結合的抗體（TSH受體抗體），使甲狀腺的分泌開關一直處於開著的狀態，造成甲狀腺賀爾蒙分泌過剩的情況。

經常處於消耗體力的狀態

甲狀腺賀爾蒙過剩會使全身代謝機能亢進，即使靜靜不動也會處於像在全力衝刺的狀態。患者會出現心悸、心跳過快、喘不過氣、多汗、吃不胖或是變瘦、手腳及身體顫抖、怕熱等症狀，並陷入極度疲累的狀態。此外，還會有甲狀腺腫大（甲狀腺腫）及眼球凸出、眼皮腫脹等症狀。

基本的治療方式為內服抑制甲狀腺賀爾蒙合成的藥物。另外還有服用放射性碘來減少甲狀腺細胞，以及手術切除甲狀腺等治療方式可選擇。

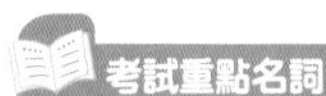

毒性瀰漫性甲狀腺腫
甲狀腺機能亢進症的一種。因為刺激甲促素受體的抗體會造成甲狀腺賀爾蒙分泌過剩。全身的代謝機能會變得異常活躍，消耗許多體力。

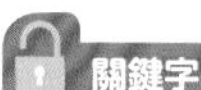

甲狀腺賀爾蒙
具有促進代謝的功能。分泌過剩時會出現代謝亢進、心悸、多汗，以及心跳過快等症狀。

甲促素
由腦下垂體前葉分泌，會與甲狀腺的甲促素受體結合，促進甲狀腺賀爾蒙的分泌。

放射性碘
具有放射性的碘。因為碘會被甲狀腺吸收，給予放射性碘便可以破壞甲狀腺細胞。具有放射性的元素稱作同位素，使用放射性元素的治療稱為同位素治療。

筆記

葛瑞夫茲氏病
同時發現及發表巴塞多氏病這種疾病的英國醫師名為葛瑞夫茲，因此又名葛瑞夫茲氏病。這個名稱在英語圈較常見。

毒性瀰漫性甲狀腺腫的發生機制

因為某些原因形成TSH受體抗體，並與甲狀腺的TSH受體結合，因而對甲狀腺造成刺激，導致甲狀腺賀爾蒙分泌過剩。

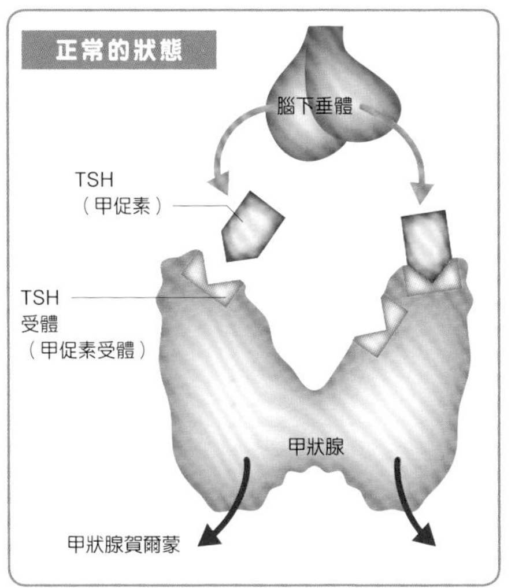

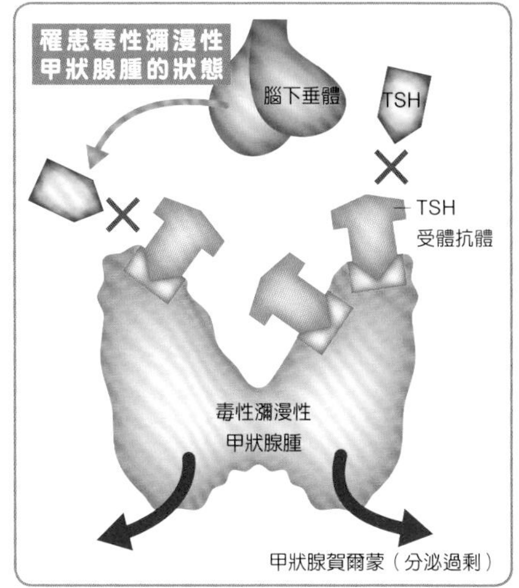

毒性瀰漫性甲狀腺腫的主要症狀

患者會因為甲狀腺賀爾蒙分泌過剩，造成代謝機能亢進、心跳過快、心悸等症狀。還會出現甲狀腺腫大及眼球凸出等病癥。

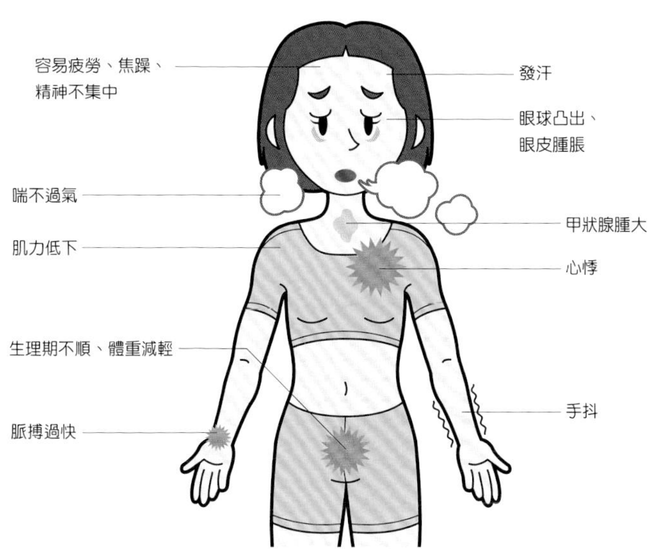

橋本氏甲狀腺炎

POINT
- 免疫系統攻擊甲狀腺造成甲狀腺慢性發炎的疾病。
- 會造成甲狀腺腫大及甲狀腺機能低下。
- 因為甲狀腺賀爾蒙分泌減少而出現倦怠感等症狀。

造成甲狀腺慢性發炎的疾病

橋本氏甲狀腺炎又稱作慢性甲狀腺炎。病名取自世界上第一個發表這種疾病的外科醫師橋本策。主要是由於T細胞對自身的甲狀腺發動攻擊，因而造成慢性發炎的自體免疫疾病，但是引發攻擊的原因仍然不明。病患以女性占壓倒性的多數，男女比高達1：20～30。患者多為30～40多歲，兒童罹病的情況極少見。

罹患橋本氏甲狀腺炎會出現甲狀腺腫大（甲狀腺腫）的情況。特徵是甲狀腺會稍微變硬，感覺粗糙且腫脹。有些患者的甲狀腺會腫大到脖子變粗的程度，有些卻是連病患本人也察覺不到異狀。

另外，在橋本氏甲狀腺炎的患者當中，大約有30％會因為甲狀腺賀爾蒙分泌減少而出現甲狀腺機能低下的情況。因為甲狀腺賀爾蒙是和身體代謝機能相關的賀爾蒙，一旦分泌減少，代謝機能也會跟著下降，進而造成水腫、體重增加、沒有精神、身體無力、食慾降低、怕冷、皮膚乾燥及便祕等症狀。

可能因為症狀只有倦怠感等而無法察覺

甲狀腺腫大及甲狀腺機能低下的情況不嚴重時，只出現倦怠感等症狀可能不會察覺到是疾病，患者會持續處於不適的狀態。可透過抽血檢查甲狀腺賀爾蒙及自體抗體進行診斷，並服用甲狀腺賀爾蒙藥物使症狀獲得改善。平常因為倦怠感而對日常生活造成影響的人，應該儘早至醫療機構接受檢查。

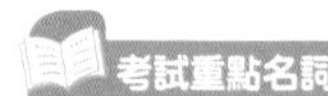

考試重點名詞

橋本氏甲狀腺炎
負責免疫機能的淋巴球對甲狀腺進行攻擊，造成甲狀腺慢性發炎的疾病。患者會出現甲狀腺腫大及甲狀腺機能低下（甲狀腺賀爾蒙分泌減少）等症狀。

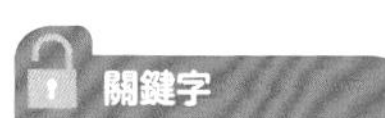

關鍵字

甲狀腺機能低下
甲狀腺賀爾蒙分泌減少，造成代謝機能降低、全身倦怠感及身體無力、徐脈（心跳過慢）等症狀。

筆記

與甲狀腺相對應的自體抗體
包括針對甲狀腺賀爾蒙形成時必要的甲狀腺球蛋白這種蛋白質產生的抗甲狀腺球蛋白抗體，以及針對甲狀腺過氧化物酶產生的抗甲狀腺過氧化物酶抗體。不過，對甲狀腺的破壞，主要還是因為T細胞的作用引起。

甲狀腺腫及甲狀腺機能低下的關係
甲狀腺腫脹的程度和甲狀腺機能降低的程度並不一定成正比。也有可能腫脹的程度輕微，但是甲狀腺機能降低的情況嚴重（也有相反的情況）。

橋本氏甲狀腺炎的發生機制

因為某些原因使淋巴球對甲狀腺中的甲狀腺球蛋白及甲狀腺過氧化物酶進行攻擊，造成慢性發炎。

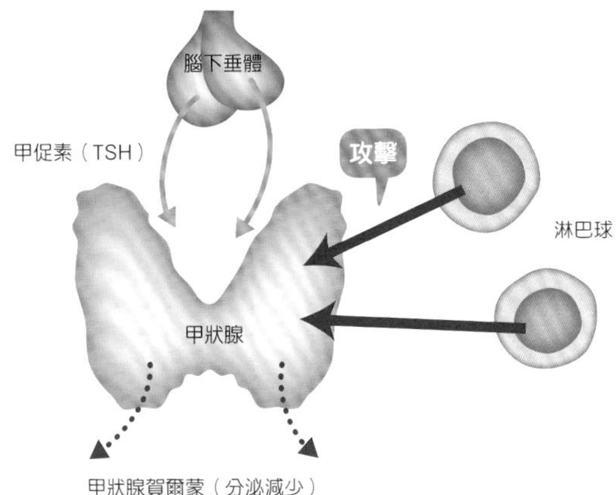

橋本氏甲狀腺炎的病因及症狀

因甲狀腺腫大及甲狀腺機能低下而造成水腫及徐脈等症狀。

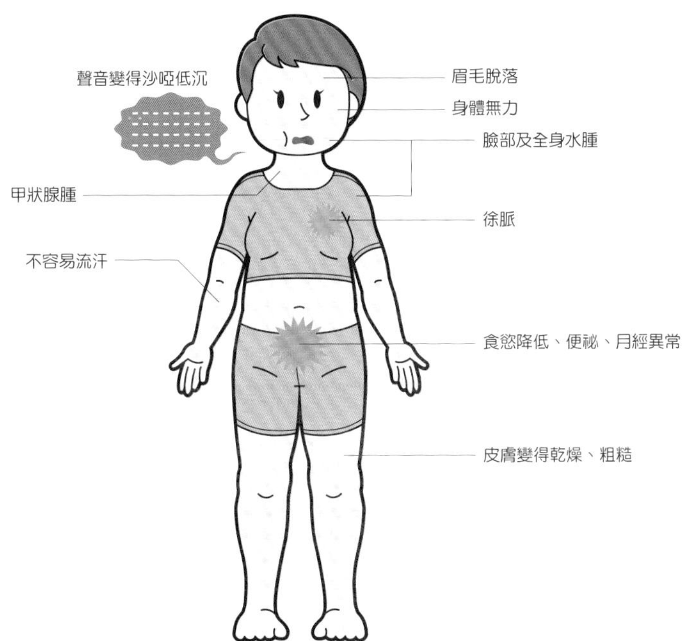

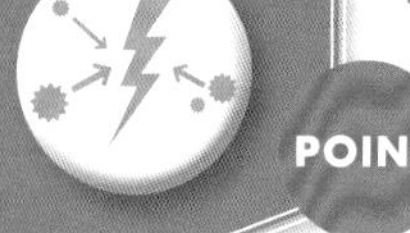

重症肌無力症

POINT

- 神經肌肉接合處的訊息傳遞物質受體被自體抗體破壞而造成的罕見疾病。
- 因為無法傳遞運動指令，而造成肌力低下等症狀。
- 大多數可透過持續治療維持一般的日常生活。

神經肌肉接合處的受體遭到破壞

運動神經及肌肉細胞由突觸連結在一起的部分稱為神經肌肉接合處。通常，大腦傳遞的訊息到達神經末梢時，該處會釋放出神經傳導物質（乙醯膽鹼）。乙醯膽鹼與肌肉細胞的受體結合時，肌肉細胞會收縮而形成運動。重症肌無力症則是因為自體抗體對受體造成損害，使運動指令無法傳遞所造成的。這種抗體形成的原因和機制至今都還未明。

因為運動指令無法傳遞至肌肉，所以會產生肌力低下及倦怠感等症狀。尤其是眼睛周圍特別容易發生，會造成眼瞼下垂及把一個物體看成兩個的複視等症狀。其他還有無法順利吞嚥食物、手腳肌力低下等對日常生活產生影響的情況。此外，如果發展為重症造成呼吸肌麻痺，有可能會導致呼吸困難。

大多可透過免疫抑制藥物維持日常生活

這種疾病約有85％的病患具有乙醯膽鹼受體的抗體，其中又有75％左右有胸腺異常的問題。治療方式包括使用防止乙醯膽鹼分解的乙醯膽鹼酯酶抑制劑，以及皮質類固醇等免疫抑制藥物的藥物療法，還有去除抗體的血液淨化療法、胸腺切除手術等。近期已經可以早期發現、早期治療，多數患者只要持續治療，對日常生活都不會有影響。

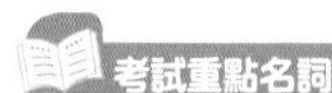

重症肌無力症
神經肌肉接合處的肌肉細胞受體遭到自體抗體破壞，因而無法傳遞運動指令的罕見疾病。

神經肌肉接合處
運動神經的末梢與肌肉細胞表面的運動終板以突觸連結在一起的地方。

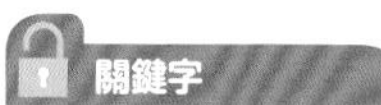

突觸
神經與神經或神經與肌肉細胞之間的連接處。訊息傳遞與接收的兩側之間會有些微的縫隙（突觸間隙）。神經末梢釋放至突觸間隙的神經傳導物質會對接收處的受體產生作用，進行訊息傳遞。

乙醯膽鹼
神經傳導物質。

乙醯膽鹼酯酶
分解乙醯膽鹼的酵素。

筆記

重症肌無力症的治療
有數％的重症肌無力症患者完全不需要進行任何治療。另一方面，也有10％左右的案例即使進行各種治療卻沒有效果，全身肌力會持續降低。

重症肌無力症的發生機制

自體抗體造成神經肌肉接合處的肌肉細胞受體遭到破壞，導致神經無法向肌肉傳遞訊息。

正常的神經肌肉接合處

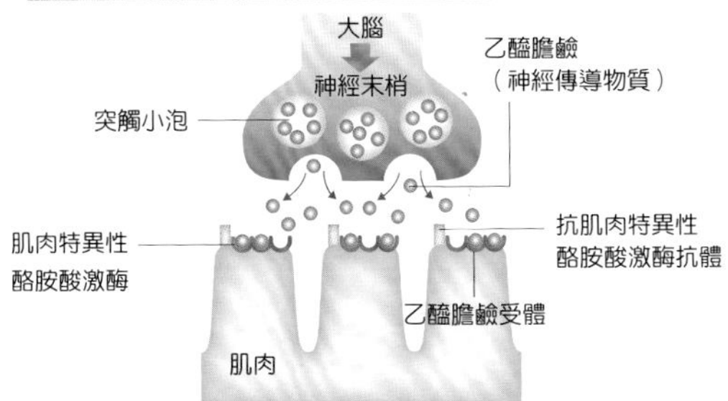

神經末梢的突觸小泡會釋放出乙醯膽鹼這種神經傳導物質。乙醯膽鹼受體等會與肌肉細胞的受體結合，造成肌肉細胞收縮。

重症肌無力症的神經肌肉接合處

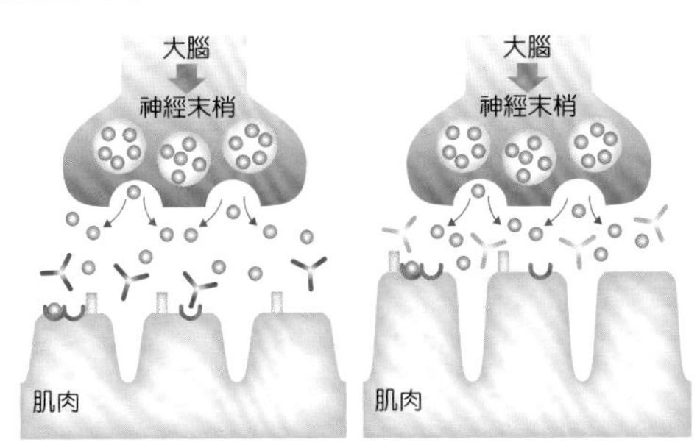

針對肌肉細胞的乙醯膽鹼受體產生的抗體（抗乙醯膽鹼受體抗體）會破壞肌肉細胞的受體，使神經無法向肌肉傳遞訊息。而抗肌肉特異性酪胺酸激酶抗體對重症肌無力症會產生什麼樣的影響，目前還是未知狀態。

重症肌無力症的主要症狀

重症肌無力症的主要症狀為肌力低下及倦怠感。特徵是肌力肌下的情況特別容易發生在眼睛周圍。常有症狀在午後惡化的情況。

眼瞼下垂（眼皮下垂）

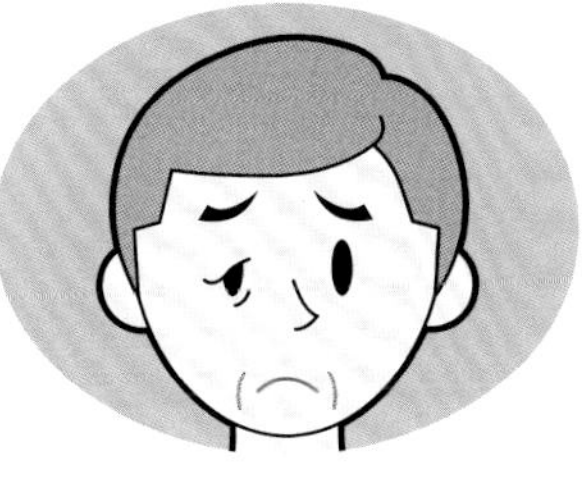

複視（把一個物體看成兩個）

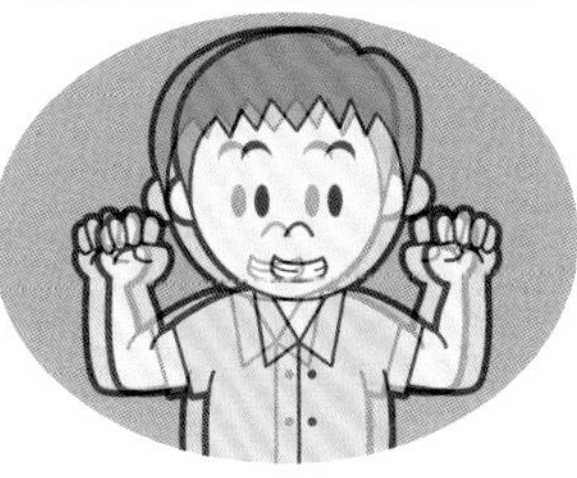

肌力低下

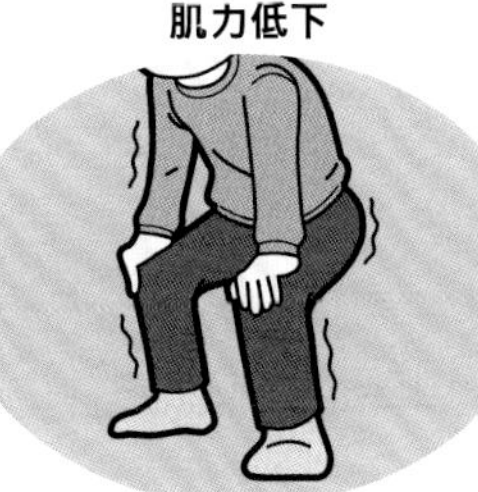

多發性硬化症

POINT

- 病因為免疫系統對中樞神經的髓鞘進行攻擊。
- 神經纖維的髓鞘受到損傷而出現各種症狀的罕見疾病。
- 多數情況會反覆緩解及復發，也有一些病患是長年臥病在床。

免疫系統對神經纖維的髓鞘造成損傷

多發性硬化症（Multiple Sclerosis：MS）是一種大腦及脊髓等中樞神經纖維各處產生障礙的疾病。被認為是免疫系統對自身進行攻擊而引發的自體免疫疾病。神經纖維上覆蓋了一層名為髓鞘（髓磷脂鞘）的莢狀物質，具有加速訊息傳遞的功能。多發性硬化症是因為免疫系統對髓鞘造成損傷（脫髓鞘），導致訊息無法順利傳遞所造成的。目前已知有2種輔助T細胞（Th1及Th17）之一與病情相關，在藥物的效果上也有差異。

日本人的發病機率較歐美人低，因此推測發病機制和遺傳因素及環境因素相關。病患多為30歲前後的女性，男女比約為1：2～3左右。

依神經損傷位置會出現不同的症狀

依據神經髓鞘的損傷位置不同，病患也會出現不同的症狀。脊髓損傷會造成皮膚麻痺及刺痛、手腳麻痺、排泄障礙等；腦幹損傷會出現把一個物體看成兩個的複視、臉部感覺及運動麻痺等；小腦損傷則會造成步行時步伐不穩及手部顫抖等症狀。多數病患會經歷反覆緩解（參照P.210）又復發（recurrence，指康復後發作）的過程，也有病患逐漸發展至只能臥病在床的狀態。

復發時的急性發作期會以皮質類固醇等進行治療。

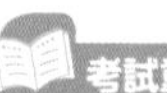

考試重點名詞

多發性硬化症
免疫系統對中樞神經纖維的髓鞘進行攻擊，因而造成脫髓鞘，引發神經傳導障礙的疾病。屬於自體免疫疾病，同時被指定為罕見疾病（重大傷病）。

髓鞘
附著在神經纖維周圍的莢狀物質，又稱為髓磷脂鞘。具有髓鞘的神經稱為有髓神經纖維。有髓鞘的話，神經衝動（nerve impulse）可在髓鞘間隙（蘭氏結）飛速地傳遞，傳導速度很迅速。

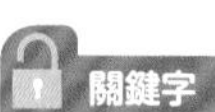

關鍵字

脫髓鞘
指的是髓鞘受損的狀態，會造成訊息難以傳遞，因而引發感覺麻痺及運動障礙等各種問題。

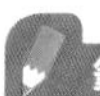

筆記

多發性硬化症及視神經脊髓炎
在主要於視神經及脊髓發生病變的視神經脊髓型多發性硬化症中，有種類型在抗水通道蛋白4抗體（AQP4）這種自體抗體的檢驗上呈陽性。目前這種類型稱為視神經脊隨炎，和典型的多發性硬化症是不一樣的疾病。

多發性硬化症的發生機制

免疫系統攻擊中樞神經纖維的髓鞘而造成損傷，導致訊息無法順利傳遞。髓鞘損傷會使中樞神經的神經纖維產生機能障礙。

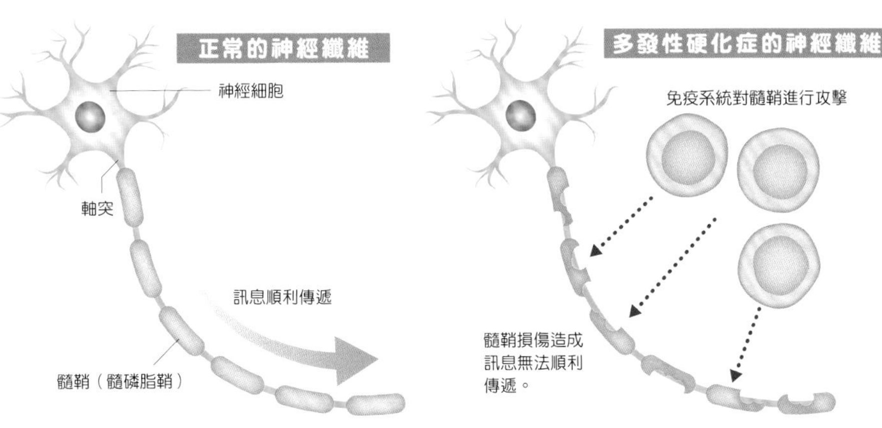

多發性硬化症的症狀

多發性硬化症會依神經損傷位置而出現不同的症狀。病患以30歲前後的女性居多，推測發病率和遺傳因素相關。

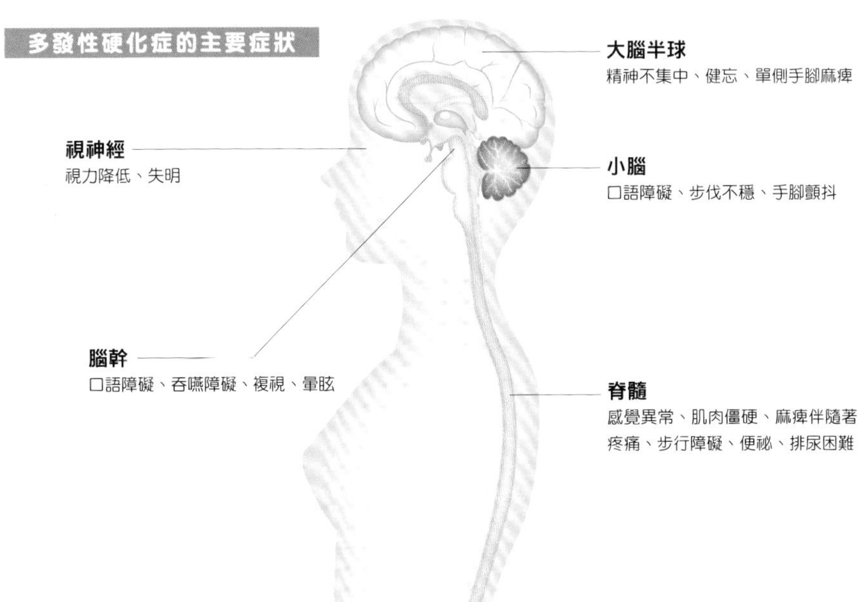

第I型糖尿病

POINT
- 病因為免疫系統對胰臟中負責分泌胰島素的β細胞造成損害。
- 因胰島素不足造成高血糖，進而引發各種併發症。
- 無法分泌胰島素，需要自行注射。

病因為免疫系統對自身的β細胞進行攻擊

糖尿病是因為胰島素這種降低血糖值（血液中的葡萄糖濃度）的賀爾蒙降低或停止分泌，導致血糖值持續處於過高的狀態，並逐漸造成血管、神經等處損傷，引發網膜症、神經障礙、腎臟病、缺血性心臟病等併發症的慢性疾病。糖尿病包括因為遺傳因素加上飲食過量、運動不足、老化等因素引發的第II型糖尿病，以及原因不明，主要發生於孩童的第I型糖尿病。

胰島素是由胰臟蘭氏小島的β細胞分泌的。因為病毒感染等因素而活化的免疫系統，對於自身胰臟的β細胞進行攻擊而造成損傷被認為是引發第I型糖尿病的原因。因此，第I型糖尿病檢測可以血液中的自體抗體存在與否作為參考。

終生都需要自行注射胰島素

第I型糖尿病病患因為分泌胰島素的細胞遭受破壞，一天中需要多次確認血糖值，再自行進行胰島素的皮下注射，而且終生都必須持續這樣的治療行為。也就是說，必須藉由注射來補充胰島素。此外，在日常生活中罹患其他疾病，或是忘記注射胰島素時會引發糖尿病酮酸中毒症；注射胰島素後忘記進食又會引發低血糖症這種急性併發症，需要特別注意以預防這些情況發生。最近有種治療方式是在皮下留置細軟的導管，持續注射胰島素，稱作胰島素幫浦。

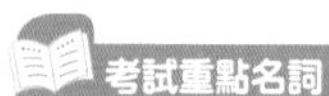

考試重點名詞

第I型糖尿病
日本的糖尿病患者中約有數%為第I型。屬於免疫系統對胰臟的β細胞進行攻擊而造成的自體免疫疾病。

胰島素
這是由胰臟蘭氏小島的β細胞分泌的賀爾蒙。主要會對脂肪細胞及肌肉細胞進行作用，使細胞吸收糖分來降低血糖值。

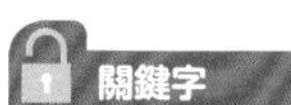

關鍵字

慢性疾病
緩慢地發病，需要進行長期治療的疾病總稱。

糖尿病酮酸中毒症
胰島素不足造成細胞吸收脂質以代替醣類，導致酮體這種代謝物在血液中增加，使血液傾向酸性，會引發意識不清等症狀。

低血糖症
注射胰島素卻忘了進食，造成血糖異常降低的情況，嚴重時可能會造成昏迷。

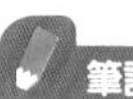

筆記

以iPS細胞進行的根治療法
近來正在研究開發透過iPS細胞製造可以分泌胰島素的β細胞，再進行移植的治療方式。

第 I 型糖尿病的發生機制

因為受到某些感染而活性化的免疫系統，對自身蘭氏小島的β細胞進行破壞，導致其無法分泌胰島素而引發疾病。

第 I 型糖尿病的發病過程

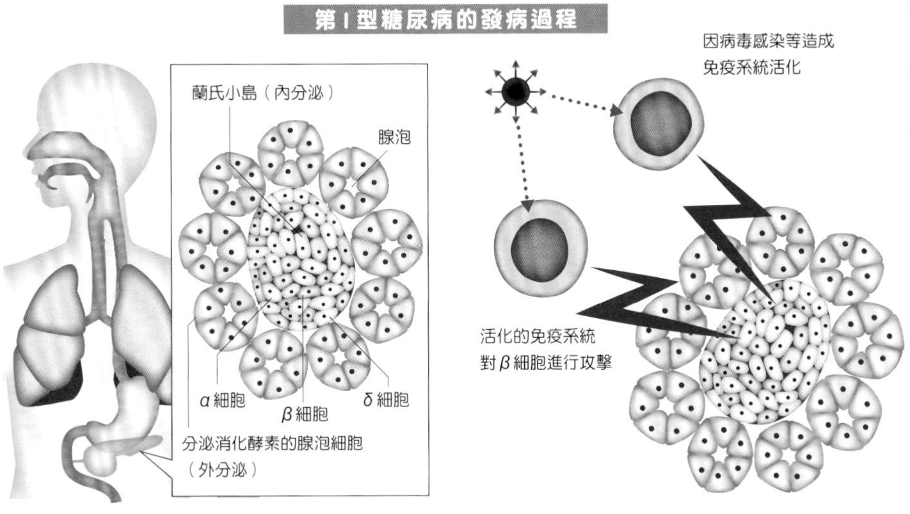

胰臟的蘭氏小島

第 I 型糖尿病的症狀

包括異常口渴、經常想上廁所、容易疲勞等自覺症狀，若置之不理會引起神經障礙、網膜症、腎臟病等併發症。必須自行注射補充胰島素，預防急性併發症。

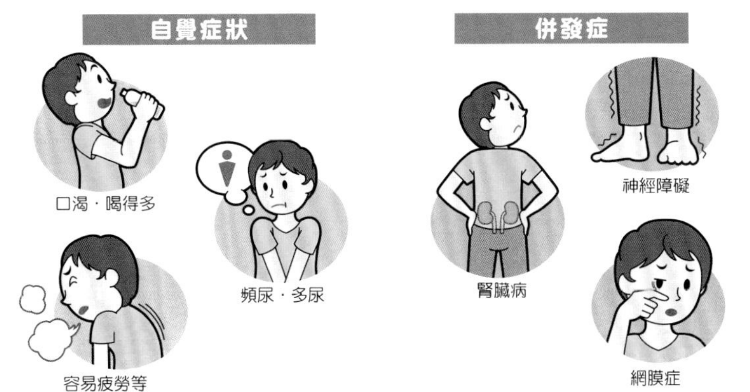

潰瘍性大腸炎

POINT
- 大腸黏膜發炎引起持續腹瀉及腹痛，屬於原因不明的罕見疾病。
- 被日本厚生勞動省指定為罕見疾病。
- 推測與免疫系統障礙及遺傳因素等相關。

大腸黏膜發炎引起持續腹瀉及腹痛

潰瘍性大腸炎是大腸黏膜發炎造成糜爛及潰瘍，並且反覆出現腹痛及腹瀉症狀的疾病，被日本厚生勞動省指定為罕見疾病。大腸黏膜發炎的情況是以直腸為中心，向上延伸擴散。腹瀉的糞便中會混雜糜爛黏膜產生的黏液及血液，形成血便及黏液性血便。嚴重時會出現發燒、貧血、體重減輕等全身性症狀，還會引發關節炎及尿道結石等腸道以外的併發症。特徵是會反覆出現持續腹瀉數天～數週的活動期，以及症狀減輕、身體狀況良好的緩解期。

關於發病年齡，男性約為15～24歲，女性則是在20～29歲這個區間為巔峰。發病機率沒有性別差異。

推測原因為免疫系統異常

目前推測發病原因與免疫系統障礙、遺傳因素及飲食生活等相關，但是確切原因仍然不明。不過，目前已知在患部會產生大量的TNF-α等細胞激素（參照P.74），因而引起發炎。

治療方式包括減輕症狀的緩解誘導治療，以及預防復發的緩解維持治療，會依照重症度及病灶擴散程度進行治療。主要是以抑制發炎的5-ASA及皮質類固醇進行藥物治療。除此之外，也會使用免疫抑制藥物及阻斷TNF-α作用的抗體（TNF拮抗劑）。

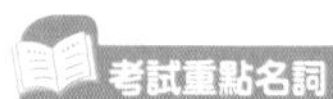

考試重點名詞

潰瘍性大腸炎
大腸黏膜發炎造成糜爛及潰瘍，反覆出現腹瀉及腹痛的情況。發生原因不明，被指定為罕見疾病。

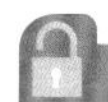

關鍵字

緩解
慢性疾病的症狀獲得舒緩，進入穩定的狀態。並非完全治癒。

TNF-α
主要是由巨噬細胞生產的細胞激素，會引起發炎。

筆記

類似疾病——克隆氏症
克隆氏症和潰瘍性大腸炎一樣，都被分類為發炎性腸道疾病。症狀為小腸至大腸會引起潰瘍及纖維化，反覆出現腹痛及腹瀉的情況。因為發生原因不明，所以被指定為罕見疾病。

最嚴重的克隆氏症的治療方式
包括去除異常活化的白血球的白血球去除療法，若藥物治療成效不彰，就會進行大腸切除手術。

潰瘍性大腸炎的發生機制

發病原因尚未明瞭，推測是免疫系統對大腸黏膜造成損傷。大腸黏膜發炎會引起糜爛及潰瘍等症狀。

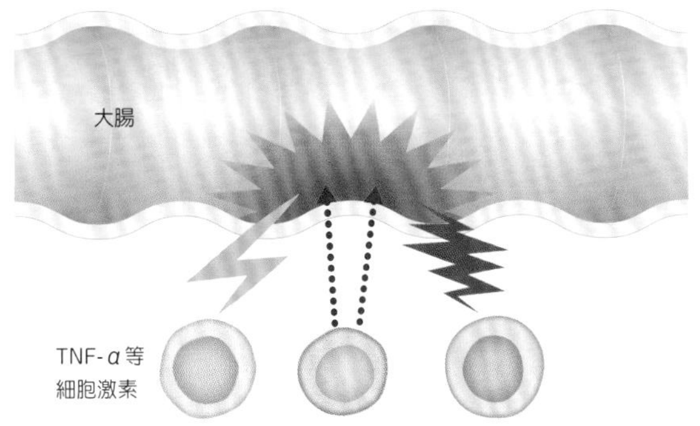

潰瘍性大腸炎的類型及病期

潰瘍性大腸炎是會出現腹痛及腹瀉症狀的疾病，發生原因不明，患者會反覆處於症狀持續的活動期，以及身體狀況恢復的緩解期。

病灶擴散

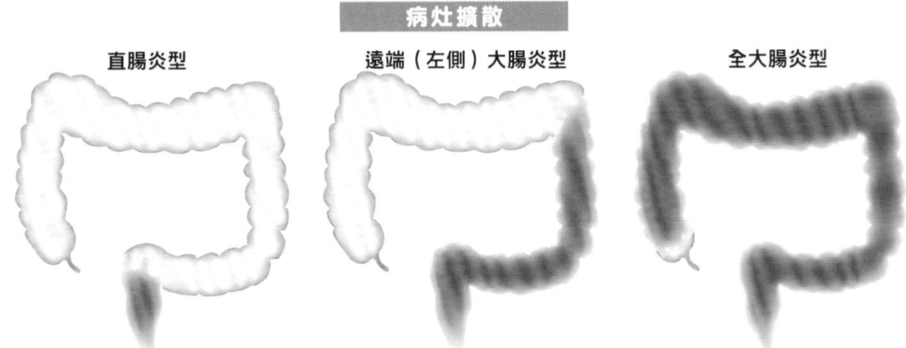

病變位置會從直腸開始，往大腸上方延伸。根據病灶擴散的情況，可分為直腸炎型、遠端（左側）大腸炎型、全大腸炎型這3種類型。

病期（復發緩解型） 罹患慢性疾病的過程中，反覆地緩解及復發。

活動期
大腸黏膜產生糜爛及潰瘍，出現腹痛及腹瀉、血便等症狀。

緩解 →

← 復發

緩解期
大腸黏膜糜爛等情況消失，也沒有腹痛等相關症狀，身體狀況良好。

北里柴三郎的功勞

北里柴三郎是在近代細菌學始祖之一——羅伯·柯霍（參照P.156的Column）身邊學習細菌學的醫學家兼細菌學家。對日本的醫學教育及醫療發展有極大的貢獻。

北里在日本學醫，並進入內務省衛生局任職，後來於1885年至柯霍所在的柏林大學留學，並在當地成功進行了領先世界的破傷風桿菌的純粹培養。單憑這一點就足以造就劃時代的進展，然而北里卻沒有停下腳步，由於當時尚未確立感染破傷風的治療法，因此北里同時進行治療方式的相關研究。他在動物實驗中發現，引起破傷風症狀的並非細菌本身，而是細菌產生的毒素。接著他將稀釋的毒素施打到動物身上使其產生免疫性，再由動物身上採取血清，施打到其他動物身上，施打過血清的動物即使注射了破傷風毒素也不會發病。這就是血清療法的原理。

北里接著和柏林大學的同事貝林（Emil Adolf von Behring）利用破傷風的技術共同開發白喉的血清療法，並聯名發表了一篇題為〈動物對白喉與破傷風的免疫機制（The mechanism of immunity in animals to diphtheria and tetanus.）〉的論文。

1892年回國的北里接受了慶應義塾大學的創立者——福澤諭吉的援助，設立私立傳染病研究所並擔任第一任所長，著手進行細菌學及傳染病預防的研究。在職期間，他接受政府的請託前往香港，研究當時流行的傳染病並發現了病原菌——鼠疫桿菌。1914年，他設立了現在的北里大學的前身——私立北里研究所，進行狂犬病及流感等研究。並於1917年在慶應義塾大學設立醫學院，以報答福澤諭吉（1901年歿）的恩情，並擔任第一任醫學院院長暨附屬醫院院長。慶應義塾大學醫學院為了紀念北里柴三郎，設有北里紀念醫學圖書館。

第 6 章

免疫與醫療

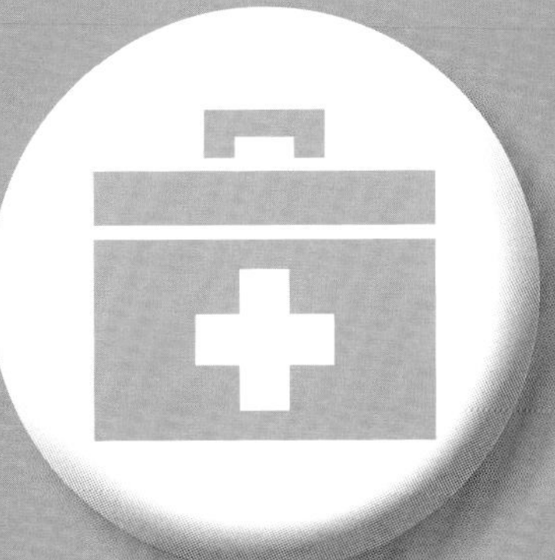

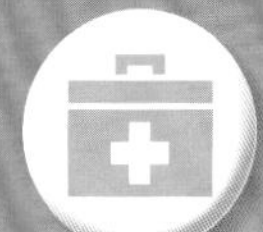

透過免疫預防癌症

POINT
- 基因複製錯誤（突變）而產生了癌細胞。
- 免疫監控機制會破壞癌細胞，預防癌症發生。
- 癌細胞具有逃過免疫系統攻擊的戰略。

攻擊癌細胞的免疫系統與迴避攻擊的癌細胞

在反覆進行細胞分裂的正常細胞中，某些地方突然出現基因複製錯誤（突變），產生了異常的細胞。異常的細胞接著會惡化形成癌細胞，並不規則地增殖成巨大的團塊，以滲透的方式擴散至周圍（浸潤），同時擴及其他臟器與淋巴結（轉移），造成身體機能無法正常運作，就稱為「癌症」。

基因突變有可能是自然發生，也有可能是因為放射線、紫外線或致癌物質等造成的，而且是每天都在我們身體的某處發生。雖說如此，即使產生了異常細胞，大多也都會老化或進行細胞自殺（細胞凋亡，參照P.110），並非所有的異常細胞都會轉變為癌細胞。

突變的細胞就算沒有收到增殖的命令也開始無限地增殖時，免疫細胞就會找到它並將其排除。這樣的機制稱為免疫監控機制。因為癌細胞無法表現出正常細胞的標記，屬於先天性免疫細胞的NK細胞（參照P.66）便會以此為目標，自行判斷並進行破壞。

此外，負責適應性免疫的T細胞在察覺到癌細胞特有的蛋白質並將其視為抗原（癌抗原：新生抗原）時，便會進行攻擊與破壞。而巧妙逃過免疫監控機制的細胞就會形成癌細胞，引發疾病。

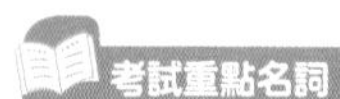

考試重點名詞

癌症
惡性腫瘤。上皮細胞增生的惡性腫瘤為「癌」，骨骼及肌肉中形成的惡性腫瘤稱為「肉瘤」，血液中的癌稱為「白血病」，在醫學上將這些統稱為「癌症」。

浸潤
癌細胞以滲透的方式擴散至周圍，分不清癌細胞與正常組織之間界線的狀態。

轉移
癌細胞隨著血液及淋巴液移動到其他器官及淋巴結等處進行增殖。癌症依轉移程度可分為幾個不同階段。

關鍵字

免疫監控機制
透過免疫系統的監控，將每天產生的癌細胞加以排除的機制。

筆記

分辨異常細胞的細胞檢測
基因突變產生的異常細胞與癌細胞，在顯微鏡下看見的型態與正常細胞不同。這些稱為非典型細胞（atypical cells），可以藉由細胞檢測判定其異常的程度（惡性度）。

出現癌細胞並發展成癌症的過程

基因突變及致癌物質等化學物質是造成基因變異的原因。即使出現突變的異常細胞，通常也會因為老化及細胞凋亡而進行組織修復，沒有修復的細胞就會成為癌細胞，持續增殖並發展成癌症。

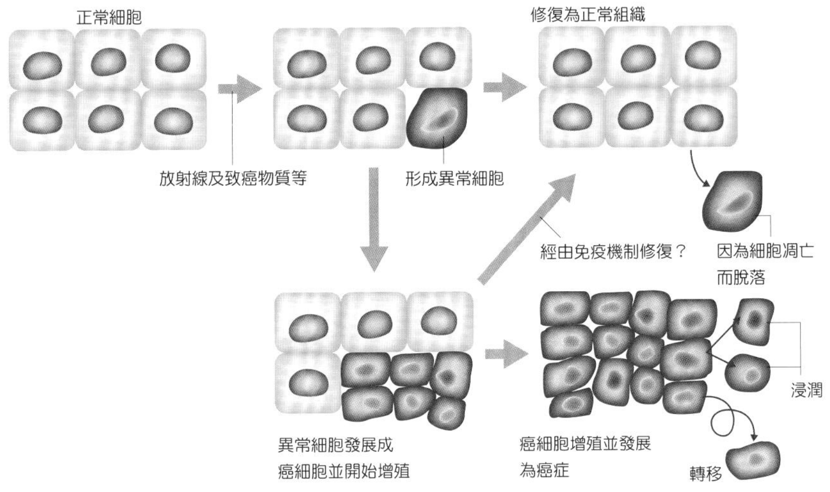

免疫系統對癌細胞進行攻擊

抗原呈現細胞吸收癌抗原後向T細胞進行呈現，活性化的T細胞及NK細胞便會對癌細胞進行攻擊。

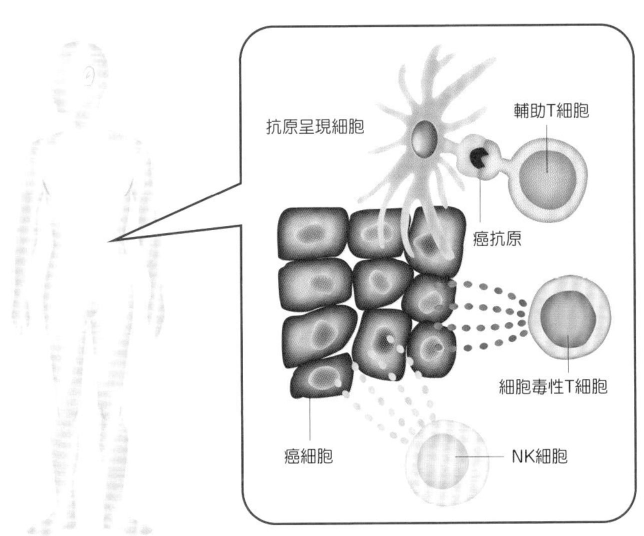

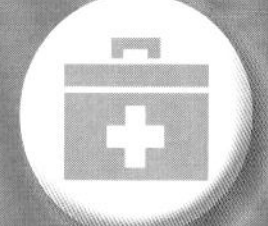

癌症免疫療法的種類

POINT
- 免疫療法只會攻擊癌細胞，不會傷害正常細胞。
- 增加自身免疫機能的治療方式稱為主動免疫療法。
- 注射體外培養的免疫細胞稱為免疫細胞療法（養子免疫療法）。

癌症免疫療法的種類

標準的癌症治療方式包括手術治療、使用抗癌藥物進行治療（化學治療）及放射線治療。近年來，第四種治療方式——癌症免疫療法的研究也快速地進展中。癌症免疫療法指的是利用免疫系統對癌胞進行攻擊的機制來治療癌症的方法統稱。和抗癌藥物及放射線不同的是，這種方法只會鎖定癌細胞，不太會傷害身體的正常組織也是它最大的優點。

癌症免疫療法可分為增強自身免疫機能的「主動免疫療法」，以及注射體外培養的免疫細胞及抗體的「免疫細胞療法」。古典的主動免疫療法包括給予能呼叫免疫細胞的干擾素等細胞激素，或是以癌抗原作為疫苗進行注射等方式。免疫細胞療法則是採取病患身上的NK細胞，使其活性化後再注射回體內；或是取出並增加可辨識癌抗原的T細胞，再將其注入體內等方式。不過，這些古典的癌症免疫療法的成效有限。

在主動免疫療法中，近年來「免疫檢查點阻斷療法（參照P.218）」受到許多關注。關於這種治療方式，請見下一節的詳細解說。

目前，有些沒有科學根據的民俗療法也打著免疫療法的名號，很容易和經過政府認證的治療方式造成混淆，接受治療時務必和主治醫師及第二意見諮詢的醫師進行討論。

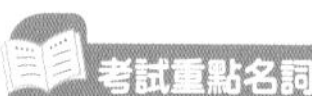

考試重點名詞

癌症免疫療法
利用免疫系統對癌細胞攻擊的機制來治療癌症的方法。包括將癌細胞特有的蛋白質＝癌抗原當作疫苗注射，以及在體外培養可辨識癌抗原的免疫細胞，再將其注射回體內的治療方式。

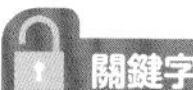

關鍵字

主動免疫療法
增強自身免疫機能，並對癌細胞進行攻擊的治療方式。

免疫細胞療法
取出體內的免疫細胞，加以培養並增加後再注射回體內的治療方式。

免疫檢查點阻斷療法
阻斷癌細胞逃過免疫系統攻擊的能力，使免疫機能有效進行的治療方式。

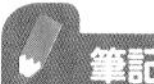

筆記

兩人中就有一人罹癌
在現代的日本人中，每兩人就有一人會在一生中罹患一次癌症（日本國立癌症研究中心推計），死亡人數中每三人就有一人死於癌症（厚生勞動省人口動態統計）。

癌症的治療方式

標準的癌症治療方式包括手術（外科治療）、抗癌藥物（化學治療）及放射線治療。免疫療法目前已在研究階段，特色是不會傷害正常細胞，值得期待。

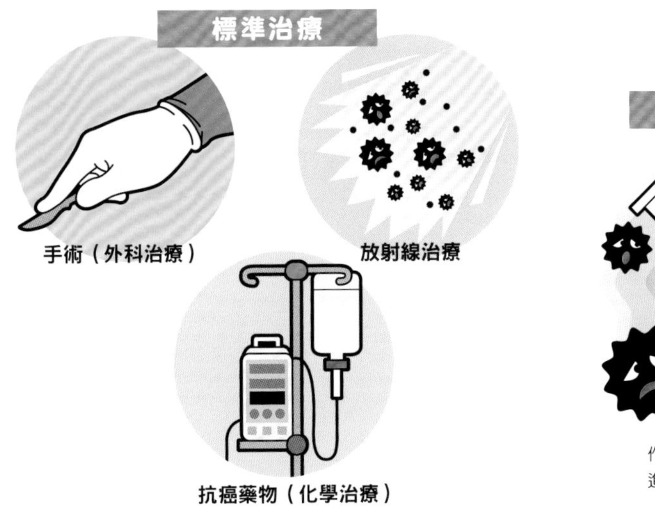

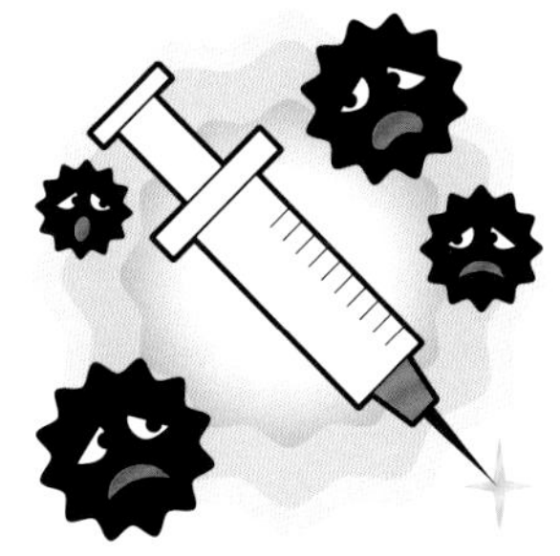

作為第四種治療方式，正在進行研究中。

癌症免疫療法的種類

癌症免疫療法包括將癌抗原當作疫苗注射，使免疫系統將體內的癌抗原當作攻擊對象進行作用的方法；以及取出可將癌細胞視為外敵的免疫細胞，進行體外培養再將其注射回體內的治療方式。

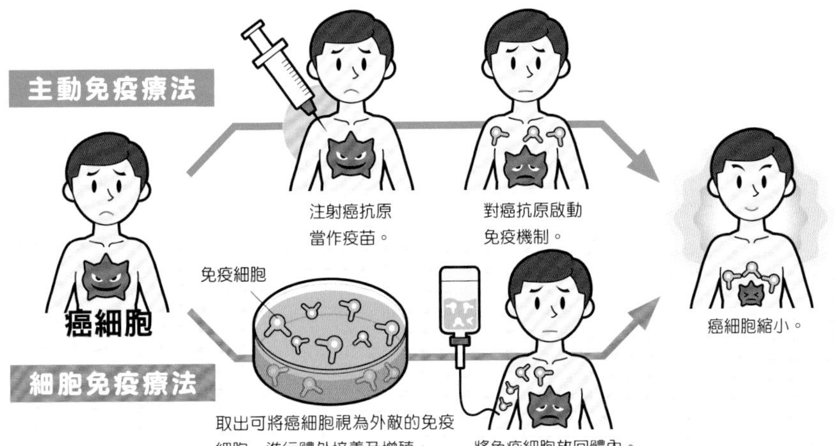

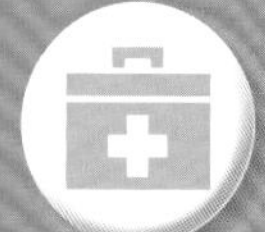

免疫檢查點阻斷療法

POINT

- 稱作免疫檢查點的T細胞受體與癌細胞的配體結合時，便會抑制免疫機能。
- 為了防止免疫機能受到抑制，開發了免疫檢查點阻斷藥物。

癌細胞抑制了免疫機能

雖然知道癌細胞具有逃過免疫系統攻擊的機制，但是具體上是用什麼樣的方法迴避攻擊的呢？

活性化的T細胞會在細胞表面表現出稱作免疫檢查點分子的受體。當配體與其結合時，T細胞就會受到抑制。這種機制是為了抑制某種程度的攻擊，防止免疫機能持續作用，波及到自身細胞及抗原呈現細胞（參照P.114）。

一部分的癌細胞會藉由釋放可與免疫檢查點分子結合的配體，來抑制T細胞的活動。因而逃過攻擊的癌細胞就會開始不斷增殖，發展成癌症。

干擾癌細胞抑制T細胞的藥物

只要阻止免疫檢查點分子與癌細胞的配體結合，就能防止免疫機能受到抑制。因此開發了免疫檢查點阻斷藥物。其中最具代表性的PD-1抗體藥物會先與免疫檢查點分子之一的PD-1結合，干擾癌細胞釋放出的配體PD-L1與其結合。

除了PD-1之外還有其他的免疫檢查點分子，針對這些分子進行作用的藥物也正在開發中。隨著干擾癌細胞釋放出配體的藥物持續開發，免疫檢查點阻斷藥物的研究也在急速地發展中。

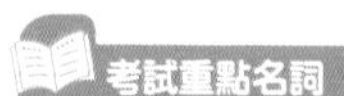

考試重點名詞

免疫檢查點分子
表現於T細胞表面，以蛋白質構成的受體。與配體結合時會抑制免疫機能。目前已經發現PD-1、CTLA-4等分子。

免疫檢查點阻斷藥物
先與免疫檢查點分子結合，藉此對癌細胞釋放出的配體與免疫檢查點分子結合進行干擾的藥物。

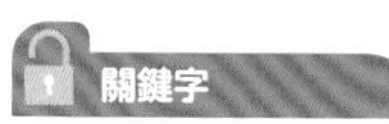

關鍵字

配體
指的是與受體進行特異性結合的物質。如同插入鑰匙孔中的鑰匙。

筆記

何謂「免疫檢查點」？
決定免疫機能要活化或受到抑制的哨點。

CAR-T療法（嵌合抗原受體T細胞療法）
從患者體內取出T細胞進行基因改造，使其變成可辨識癌細胞的T細胞受體，再將這種T細胞回輸至患者體內進行治療。這種治療方式對某些血液癌症非常有效。

癌細胞對免疫細胞進行抑制

癌細胞會釋放出配體（例：PD-L1）與T細胞表面的免疫檢查點分子（例：PD-1）結合，藉此抑制T細胞活動。

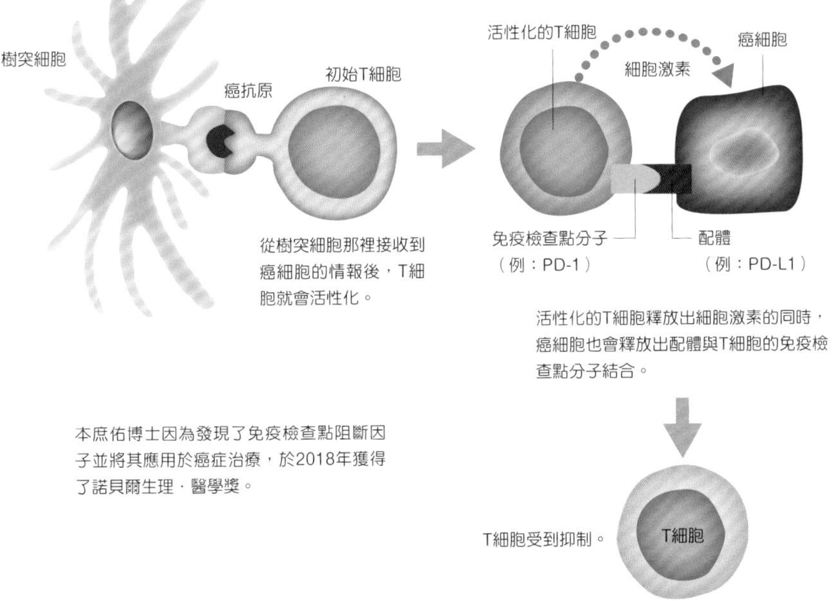

本庶佑博士因為發現了免疫檢查點阻斷因子並將其應用於癌症治療，於2018年獲得了諾貝爾生理．醫學獎。

免疫檢查點阻斷藥物的機制

免疫檢查點阻斷藥物會最先與免疫檢查點分子結合，阻止癌細胞的配體與其結合。因為免疫檢查點阻斷藥物不會抑制T細胞，所以免疫系統可以繼續對癌細胞進行攻擊。

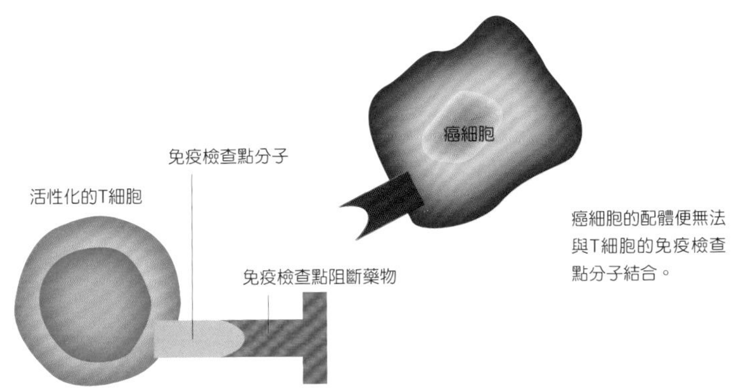

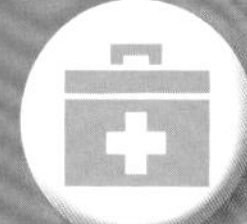

器官移植及免疫

POINT
- 組織抗原基因「HLA」不合的器官會受到免疫系統攻擊。
- 很難找到「HLA」完全相符的他人。
- 每種器官進行移植時，各有其最低限度的HLA符合標準。

組織抗原基因不合會被視為異物而遭受攻擊

進行腎臟、心臟、肺臟等器官移植時，移植器官的組織抗原基因必須與接受器官移植的患者類型相符。組織抗原基因不合時，接受移植者的免疫系統會認定移植的器官不屬於「自己」，並將其視為異物進行攻擊，移植的器官也就無法發揮機能。像這樣的反應稱為排斥反應。

不過覆蓋眼睛虹膜部分的角膜，即使組織抗原基因不合也還是有移植的可能。因為角膜不太會被免疫系統視為異物（參照P.90）。

組織抗原基因「HLA」的排列組合有數萬種

器官移植的問題點在於，體內各種細胞都具備HLA這種組織抗原基因。HLA可分為第一類及第二類，其中各包含了3種決定構造的基因座，每個基因座又可分為許多種類（參照右表）。

其中每個基因座種類會分別從父母雙方各得到一組基因，形成數萬種HLA的排列組合。手足之間有4分之1的相符機率，但是要在無血緣關係的人之中找到基因型態完全相符的人，猶如大海撈針。

依據不同器官的特性，各有其最低限度的HLA符合標準，舉例來說，進行腎臟移植時，HLA基因型中的A、B、DR必須是相符的，移植時則要找到符合條件的捐贈者。即使如此，移植的仍然是他人的器官，所以在移植後必須給予患者免疫抑制劑，藉此抑制排斥反應。

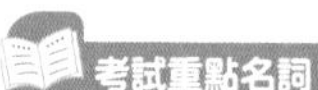

排斥反應
接受器官移植的身體的免疫系統，將移植的器官視為異物而進行攻擊。這時會引起發炎、腫脹發熱、血管堵塞等情況，造成器官無法正常運作。

HLA
人類白血球抗原（Human Leukocyte Antigen）。最初是在白血球上發現便以此命名，不過後來研究發現體內的各種細胞都具有這種基因。即為MHC分子。

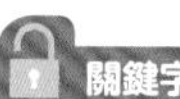

基因座
決定HLA構造的基因群所在位置，位於人體第6對染色體上。

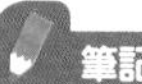

捐贈者及受贈者
進行器官移植時，提供器官的一方稱為捐贈者，接受方則稱為受贈者。

心臟移植及HLA
進行心臟移植的情況大多十分緊急，不過和其他器官相比，心臟較不易引起排斥反應，因此HLA的相符程度也就相對地沒那麼重要。

主要的HLA

組織抗原基因HLA的排列組合有上萬種。HLA在人體中負責重要的免疫機能，主要功能為辨識敵我。

第一類				第二類		
A	B		C	DR	DQ	DP
A1	B5	B49(21)	Cw1	DR1	DQ1	DPw1
A2	B7	B50(21)	Cw2	DR103	DQ2	DPw2
A203	B702	B51(5)	Cw3	DR2	DQ3	DPw3
A210	B8	B5102	Cw4	DR3	DQ4	DPw4
A3	B12	B5103	Cw5	DR4	DQ5(1)	DPw5
A9	B13	B52(5)	Cw6	DR5	DQ6(1)	DPw6
A10	B14	B53	Cw7	DR6	DQ7(3)	
A11	B15	B54(22)	Cw8	DR7	DQ8(3)	
A19	B16	B55(22)	Cw9(w3)	DR8	DQ9(3)	
A23(9)	B17	B56(22)	Cw10(w3)	DR9		
A24(9)	B18	B57(17)		DR10		
A2403	B21	B58(17)		DR11(5)		
A25(10)	B22	B59		DR12(5)		
A26(10)	B27	B60(40)		DR13(6)		
A28	B35	B61(40)		DR14(6)		
A29(19)	B37	B62(15)		DR1403		
A30(19)	B38(16)	B63(15)		DR1404		
A31(19)	B39(16)	B64(14)		DR15(2)		
A32(19)	B3901	B65(14)		DR16(2)		
A33(19)	B3902	B67		DR17(3)		
A34(10)	B40	B70		DR18(3)		
A36	B4005	B71(70)		DR51		
A43	B41	B72(70)		DR52		
A66(10)	B42	B73		DR53		
A68(28)	B44(12)	B75(15)				
A69(28)	B45(12)	B76(15)				
A74(19)	B46	B77(15)				
	B47	B7801				
	B48					

（出處：第11屆國際組織相容工作坊認定的「HLA特異性」）

HLA基因型的遺傳範例

因為是從雙親各得到一組HLA，所以孩子的HLA基因型有4種。也就是說，手足之間有4分之1的相符機率。

父親的HLA

A11-B35-Cw4-DR51-DQ3-DPw2
A36-B12-Cw8-DR7-DQ4-DPw6

母親的HLA

A3-B59-Cw8-DR9-DQ1-DPw1
A210-B8-Cw2-DR10-DQ3-DPw4

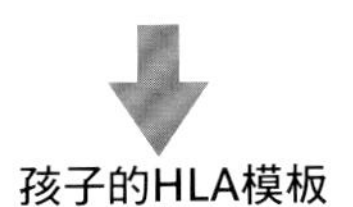

孩子的HLA模板

① A11-B35-Cw4-DR51-DQ3-DPw2
A3-B59-Cw8-DR9-DQ1-DPw1

② A11-B35-Cw4-DR51-DQ3-DPw2
A210-B8-Cw2-DR10-DQ3-DPw4

③ A36-B12-Cw8-DR7-DQ4-DPw6
A3-B59-Cw8-DR9-DQ1-DPw1

④ A36-B12-Cw8-DR7-DQ4-DPw6
A210-B8-Cw2-DR10-DQ3-DPw4

COLUMN

HLA即為MHC分子

聽到HLA的基因型包括第一類及第二類時，有沒有想到什麼呢？HLA其實就是在免疫反應過程中出現過好幾次的MHC分子，也就是細胞進行抗原呈現時使用的「盤子」。HLA為人類白血球抗原，這是取Human Leukocyte Antigen的字首當作縮寫，最初是在白血球上發現的，所以才取了這樣的名字。雖然在之後的研究中發現，除了白血球之外的所有細胞也都具有這種抗原基因，但是在提及組織抗原基因的時候就直接沿用HLA這個名稱了。

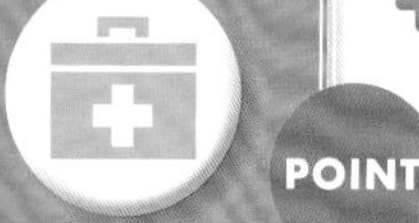

輸血及免疫

POINT

- 輸血是種追加不足的血液及成分的治療方式。
- 輸入血型不合的血液會因為排斥反應而引發副作用。
- 進行紅血球的輸血時，需事先進行交叉配合試驗。

輸血的副作用可能危及性命

輸血是在血液及其中的成分不足時，將血液注入血管內的治療方式。輸血使用的通常不是血液本身（全血），而是僅給予必要成分的成分輸血。輸入的血液製劑包括只有紅血球的紅血球製劑、具有止血功能的血小板濃厚液、含有凝血因子及各種蛋白質等的新鮮冷凍血漿等。

使用以他人血液製作的血液製劑時，接受輸血的患者血液可能會與他人的血液產生抗原抗體反應（免疫反應），因而引起嚴重的副作用。所以在輸血之前對於製劑的準備必須十分謹慎小心。

進行紅血球的輸血時若血型不同，患者血液中的抗體會破壞輸入的紅血球，引起溶血反應。因此檢查之前，需要先準備好相同血型的血液，以血液製劑與患者的血液進行交叉配合試驗。交叉配合試驗包括主要配合試驗：檢測患者的血清中是否具有會與供血者的紅血球發生反應的抗體；以及次要配合試驗：檢測供血者的血清中是否具有會與患者的紅血球發生反應的抗體。主要配合試驗及次要配合試驗都呈現陰性（沒有抗體）才能進行輸血。

此外，血液製劑中若殘留供血者的淋巴球，便會對患者的組織進行攻擊，引起嚴重的副作用（移植物抗宿主疾病：GVHD）。為了預防這種副作用的發生，必須使用過濾器盡可能地去除白血球，再以放射線照射，藉以阻止白血球進行細胞分裂。

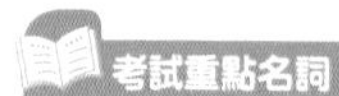

考試重點名詞

成分輸血
將採集的血液分為紅血球、血小板、血漿等成分，依照患者的需求僅輸給必要的成分。一般輸血進行的都是成分輸血。

交叉配合試驗
進行紅血球的輸血前會進行的檢查。必須進行在供血者的紅血球中混入患者血清的主要配合試驗，以及在患者的紅血球中混入供血者血清的次要配合試驗，確認兩者結果皆呈現陰性才能夠進行輸血。

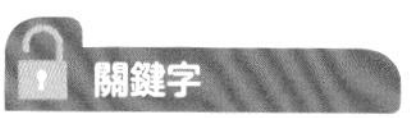

關鍵字

溶血反應
紅血球遭到破壞的狀態。這是因為抗體與紅血球表面結合所造成的。

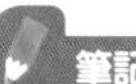

筆記

次要配合試驗可以省略
目前對於紅血球製劑中混有會攻擊患者紅血球的抗體的情況，已經有充分的防範措施，因此在緊急時或是進行其他血液檢查時可以省略次要配合試驗。

自體輸血
因為輸入他人血液會有產生副作用的風險，所以可以事先採集自己的血液，以自己的血液進行輸血。

血液製劑的種類

成分輸血使用的血液製劑是從供血者的血液中取出必要成分製成的。

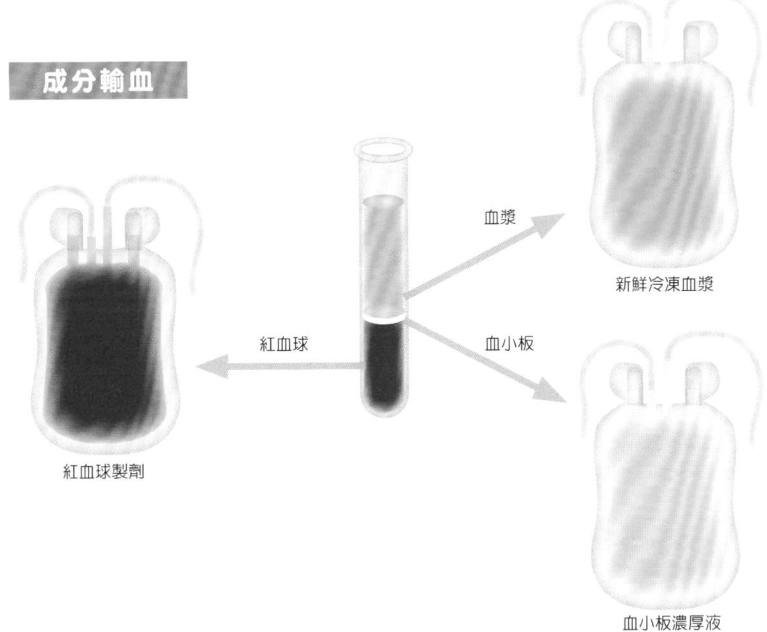

交叉配合試驗

進行紅血球的輸血前會進行交叉配合試驗，確認主要配合試驗及次要配合試驗都呈現陰性（沒有抗體）。

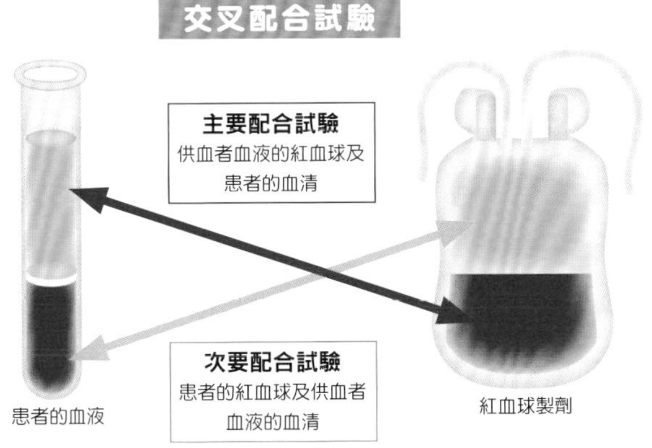

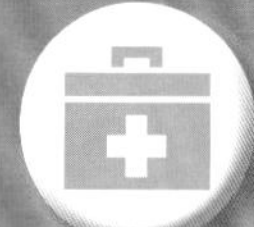

骨髓移植

POINT

- 造血機能及血球異常的患者需要從他人身上移植正常的骨髓。
- 進行骨髓移植時HLA的基因型必須相符。
- 捐贈者與患者的血型不一定要一致。

從HLA相符的人身上採集骨髓再注入血管中

白血病、再生不良性貧血及嚴重複合型免疫缺乏症等造血機能及血球自身機能發生異常的疾病，必須從他人身上取得正常的骨髓，進行骨髓移植手術。將捐贈的骨髓中的造血幹細胞（參照P.160）輸入至患者體內，當患者能正常進行造血功能時即代表治療成功。雖然說是移植，但和腎臟等器官移植手術有所不同，這種治療方式只需以點滴的形式從靜脈輸入骨髓液。然而，前置作業卻不是件簡單的事。因為採集捐贈者的骨髓時，必須以粗大的針刺入骨盆，所以需要進行全身麻醉。此外，患者本身為了根除異常的造血機能及血球，必須接受抗癌藥物治療及放射線照射。

捐贈的骨髓必須與患者的HLA相符。HLA不符的話，移植的骨髓製造的白血球會將全身組織視為敵人進行攻擊。手足中有4分之1的機率能找到HLA的相符者，但是在無血緣關係的人之中很難找到相符者。在日本，為了能更有效率地找到合適的捐贈者，設置了骨髓銀行。

接受移植的患者，血型可能會改變

另一方面，進行骨髓移植並不需要有相同的血型。因為進行移植後，捐贈的骨髓就能製造紅血球及白血球，新的紅血球就不會成為白血球的攻擊對象了。若進行不同血型的骨髓移植，患者在接受移植後會變成與捐贈者相同的血型。

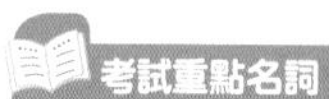

考試重點名詞

骨髓移植
白血病等罕見血液疾病的患者，從他人身上移植正常骨髓的治療方式。雖然說是移植，方式卻像點滴和輸血一樣，只需透過靜脈注射，將骨髓的造血幹細胞輸入患者（受贈者）體內。受贈者在接受移植之前，必須接受消除自體造血幹細胞的治療。

關鍵字

骨髓採集
以粗大的針刺入骨髓捐贈者的骨盆進行採集。因為需要全身麻醉，所以捐贈者必須住院。

骨髓銀行
日本設有公益財團法人日本骨髓銀行，服務內容包括骨髓捐贈者登錄及合適者的檢索，以及骨髓採集至骨髓移植為止的協調等工作。

筆記

臍帶血幹細胞移植
從臍帶血（在臍帶中流動的血液）中採集造血幹細胞，再移植到患者身上的治療方式。即使HLA沒有完全一致，也有較高的成功機率。臍帶血中的幹細胞數量是成人周邊血液中的100倍。

採集骨髓的方法

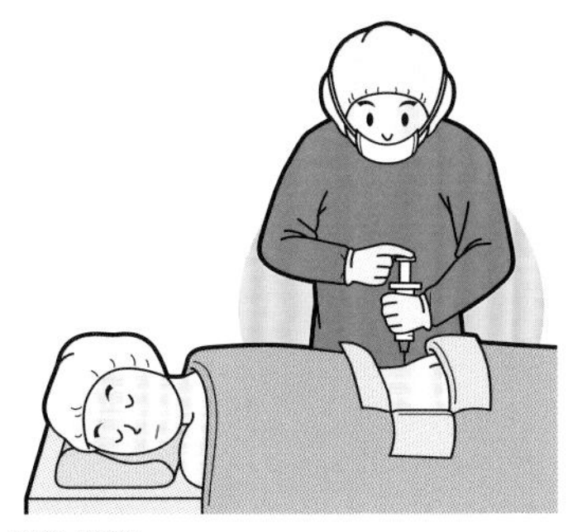

●採集骨髓

從捐贈者的骨盆刺入粗針抽取骨髓。因為需要全身麻醉，所以捐贈者也需要住院。

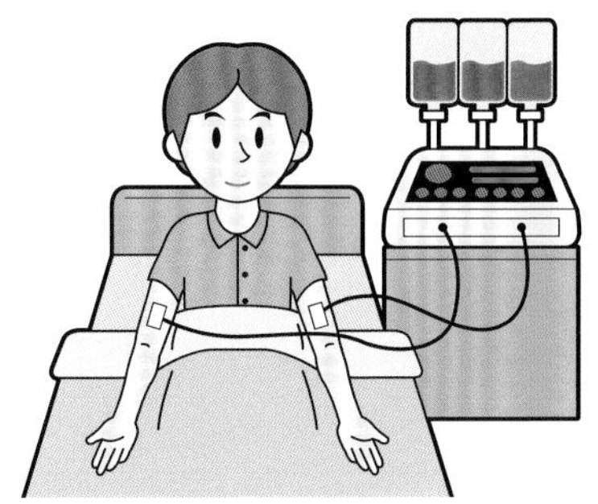

●從周邊血液中採集造血幹細胞

捐贈者需於數天前注射藥物，以增加周邊血液中造血幹細胞的數量，接著從周邊血液中只採取造血幹細胞的方式。不需要住院及全身麻醉。

還有從臍帶血採集造血幹細胞的方式

出生後，從連結胎盤與胎兒的臍帶抽取臍帶血，並從當中採集造血幹細胞，用於臍帶血幹細胞移植治療。採集臍帶血是在新生兒剪斷臍帶之後進行的，不會對母子造成痛苦及危險。

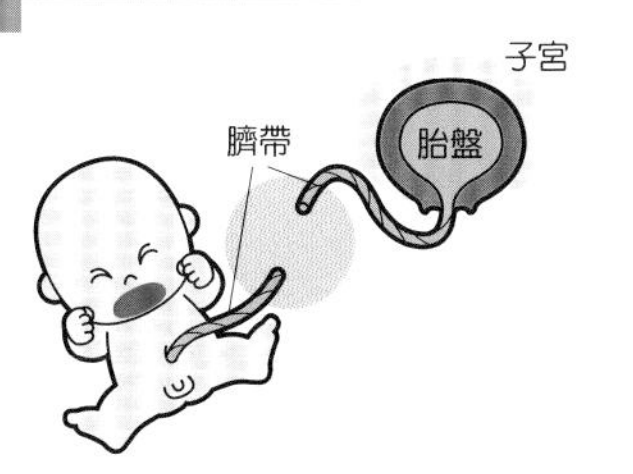

骨髓移植的步驟

放射線

抗癌藥物

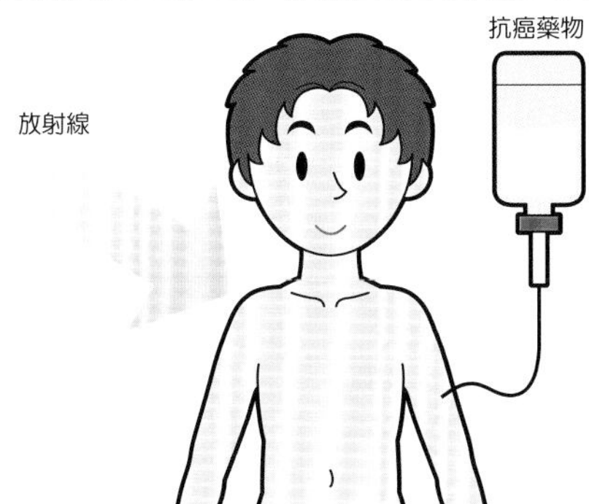

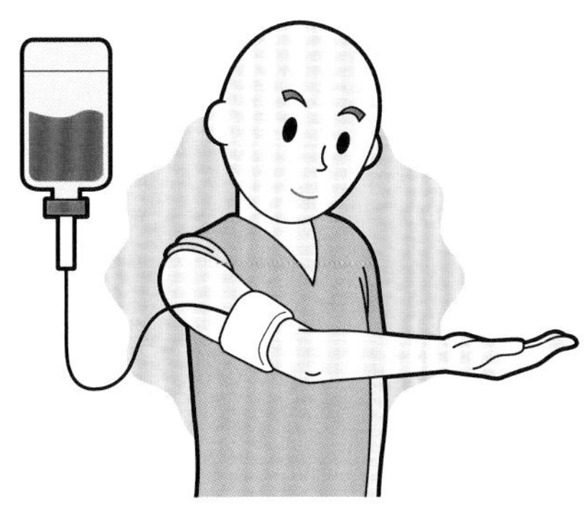

①消除患者的骨髓

為了完全消滅患者異常的造血機能及血球，必須進行抗癌藥物治療及放射線治療。進行這些治療後，對於感染的抵抗力會處於非常虛弱的狀態。

②從靜脈輸入捐贈者的骨髓完成移植

從患者的靜脈輸入含有機能正常的造血幹細胞的骨髓液進行移植。移植的造血幹細胞能夠正常製造血球時就代表治療成功了。

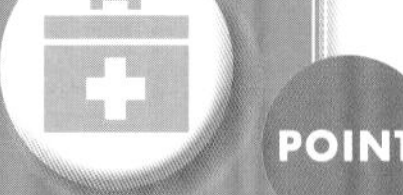

ABO血型檢測

POINT
- 利用紅血球及血清的抗原抗體反應進行血型檢測。
- 以前向分型法調查紅血球的抗原類型。
- 以反向分型法調查血清中有無抗體。

有前向分型法及反向分型法這兩個種類

一般常聽到的ABO血型是以紅血球表面的A／B抗原這種蛋白質的有無分為4種類型。僅具有A抗原的為A型，僅具有B抗原的則為B型，A．B兩者兼具的為AB型，兩者皆無的為O型。

調查血型的檢測是利用抗原抗體反應進行的。其中的「前向分型法」是種調查紅血球抗原類型的檢查。檢測方式是在採集的血液中倒入少量與A抗原結合的抗A抗體試劑，以及與B抗原結合的抗B抗體試劑進行混合。紅血球和抗體結合時紅血球會凝集（聚集），便可觀察其狀態。以抗A抗體凝集，抗B抗體卻不會凝集時就屬於帶有A抗原的A型；抗A抗體、抗B抗體都會凝集的話，就屬於同時具有A．B兩種抗原的AB型。

「反向分型法」則是利用受試者血清中的抗體進行檢測。將只有A抗原或只有B抗原的試驗用紅血球與受試者的血清混合，觀察抗原抗體反應。如果只有帶有A抗原的紅血球凝集，就代表受試者的血清中具有抗A抗體，而且沒有抗B抗體。一般而言，免疫系統不會視自體細胞為攻擊對象，因此「沒有抗B抗體＝自己為B型」。但是，為什麼B型的人明明沒有輸血經驗卻帶有抗A抗體呢？有種說法表示，這是因為我們生活的環境中存在著與紅血球的抗原構造類似的細菌，某些地方受到該細菌的影響而造成這樣的結果，但確切的原因仍然是個謎。

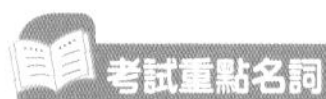

考試重點名詞

ABO血型
以紅血球表面有無A／B抗原將血液分成4個類型，這是20世紀初由蘭德施泰納醫師發明的。此外，坊間流傳利用血型進行的個性分析，這其實是沒有科學根據的。

A抗原／B抗原
紅血球表面的蛋白質。

抗A抗體／抗B抗體
與紅血球表面的抗原結合的抗體（IgM）。抗A抗體是與A抗原結合的抗體。人體內不會有與自身紅血球的抗原產生反應的抗體。這種不會與自身血液產生反應的抗體稱為規則抗體。

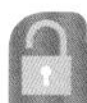

關鍵字

前向分型法與反向分型法
若只需要簡易的檢測，利用前向分型法即可；若要進行詳細的檢查，則需要進行前向分型法與反向分型法這兩種檢測。

筆記

血型分類不只有ABO
以紅血球抗原分類的血型，還有包括Rh型、MN型及Duffy型等多種血型系統。與自身血型產生反應的抗體稱為不規則抗體。

血型檢測的流程

前向分型法

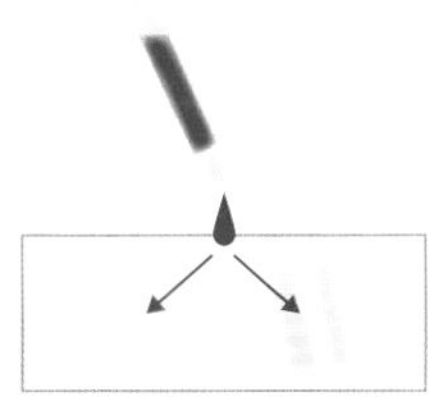

抗A抗體 抗B抗體

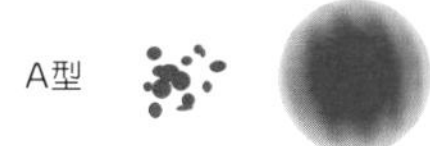
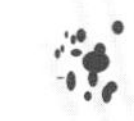
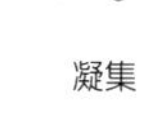

在受試者的血液中加入抗A抗體及抗B抗體的試劑，觀察是否產生凝集。凝集則代表具有該種抗原。

反向分型法

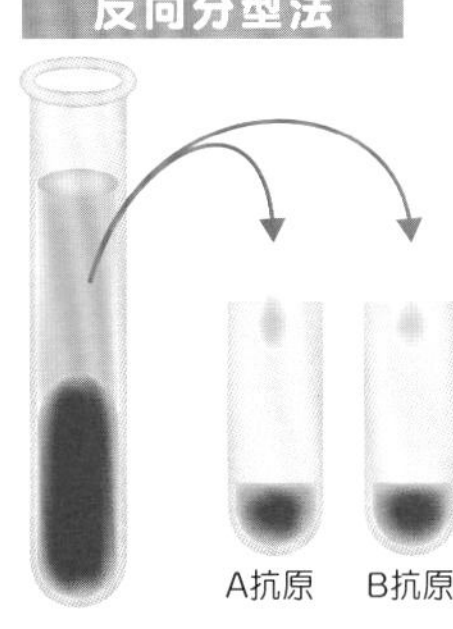

A抗原 B抗原

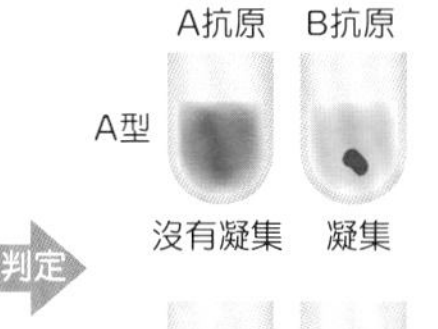
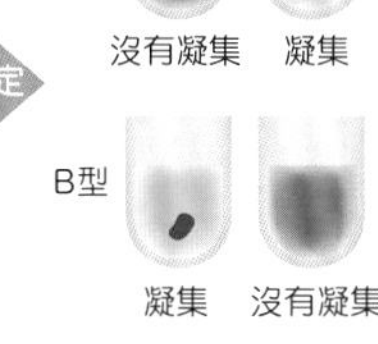
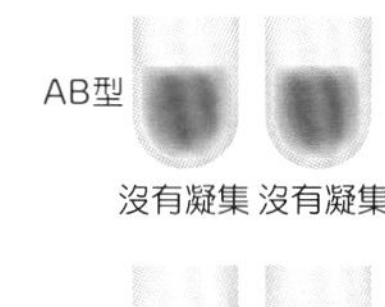
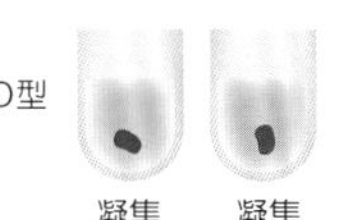

在受試者血液的血清中加入A抗原及B抗原的紅血球，觀察是否產生凝集。沒有凝集＝自身，因此沒有凝集的類型即代表受試者的血型。

血型判定

進行ABO血型檢測時，是利用上述的抗原抗體反應來觀察紅血球的凝集狀況加以判定。

前向分型法（檢查紅血球的抗原）		反向分型法（檢查血清的抗原）		判定
抗A抗體	抗B抗體	A抗原紅血球	B抗原紅血球	
＋	－	－	＋	A
－	＋	＋	－	B
＋	＋	－	－	AB
－	－	＋	＋	O

＋：凝集　－：沒有凝集

各個血型的紅血球抗原及血清中有無抗體

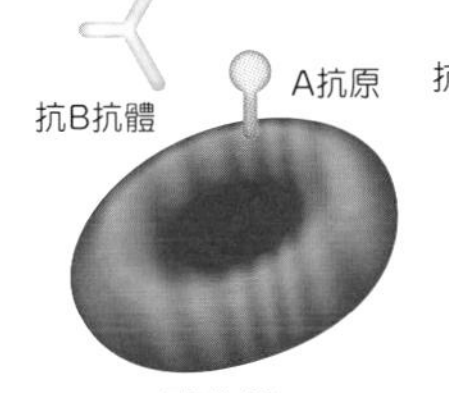

A型血液

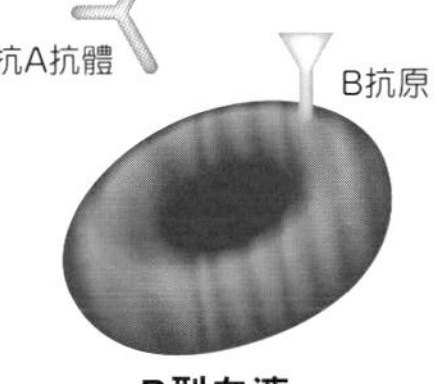

B型血液

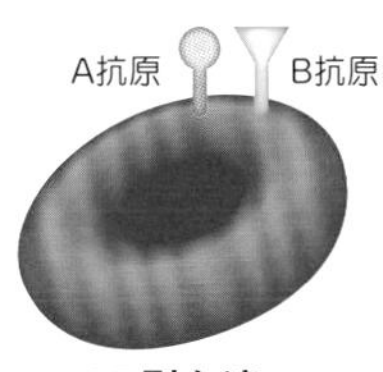

AB型血液

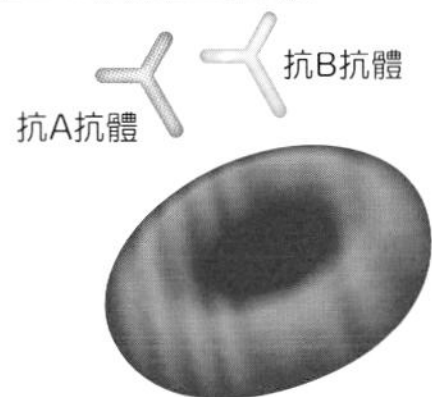

O型血液

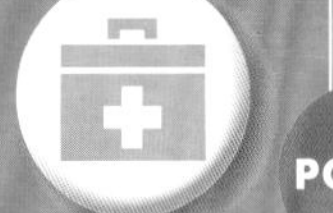

驗孕檢測

POINT

- 懷孕時，體內會分泌名為hCG的醣蛋白激素。
- 驗孕試劑的原理是檢查體內是否有懷孕時分泌的hCG。
- 驗孕試劑中加入了可以與hCG結合的抗體。

以抗原抗體反應標示出判定及完成的線

懷孕時，母體會從與胎兒連結的胎盤組織分泌一種名為人類絨毛膜促性腺激素（hCG）的醣蛋白激素，藉以維持懷孕。hCG會出現在尿液及血液中，因此尿液中若有hCG則代表可能懷孕了。驗孕試劑即是利用抗原抗體反應檢查尿液中是否含有hCG。因為使用的是尿液，不須以針刺採血也不會感到疼痛，不論在何時何地都能輕鬆地進行檢查。試劑可分為醫療用及一般市售的產品，兩者的差別在於精準度，檢驗的原理則是一樣的。

接下來我們就利用尿液中含有hCG（可能懷孕了）的反應來了解這個原理吧。吸尿口吸附的尿液會透過毛細現象移動，而尿液中的hCG會先與「抗hCG抗體敏化膠體金（抗hCG抗體及黃金微粒結合而成的物質）」結合，形成複合體。當含有這種複合體的尿液繼續移動，來到「其他抗hCG抗體」被固定的部分時，複合體就會與抗hCG抗體結合並被固定在該處。接著，該部分的膠體金就會呈現出紅線。這種狀態即代判定為「陽性」。沒有與hCG結合、剩餘的抗hCG抗體敏化膠體金會隨著尿液繼續移動，最後與「抗鼠抗體（與抗hCG抗體結合）」結合後，便會出現代表測試「完成」的線。

尿液中沒有hCG的話就不會引起最初與第二次的抗原抗體反應，在判定處不會有複合體固定，只會在完成處出現一條線。

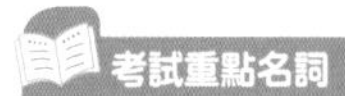

考試重點名詞

人類絨毛膜促性腺激素（hCG）
懷孕後，由構成胎盤的絨毛組織分泌的醣蛋白激素。具有維持懷孕等功能。

抗hCG抗體
這是與hCG結合的抗體。抗hCG抗體敏化膠體金是該抗體與黃金微粒結合而成的物質。有時候使用的不是膠體金，而是呈色酵素。

驗孕試劑
運用免疫反應檢查是否具有hCG的試劑。因為是以尿液進行檢查，任何人都可以操作。市售驗孕用品建議在預定的生理期時使用，醫療用驗孕用品則是可以在生理期數天前檢出。

毛細現象
液體經由極細物體的內側及空隙中滲透的物理現象。

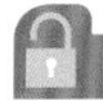

關鍵字

膠體金（Gold Colloid）
懸浮著黃金微粒的溶液。黃金是種安定的物質，依粒子的大小及數量會顯現出紫、紅、金等顏色。

以尿液中有無hCG判定是否懷孕的驗孕試劑

將驗孕試劑的吸尿口放在尿液中，再觀察判定窗中是否出現紅線。表現方式依各製造商不同會有些許差異，但是檢驗的原理是一樣的。

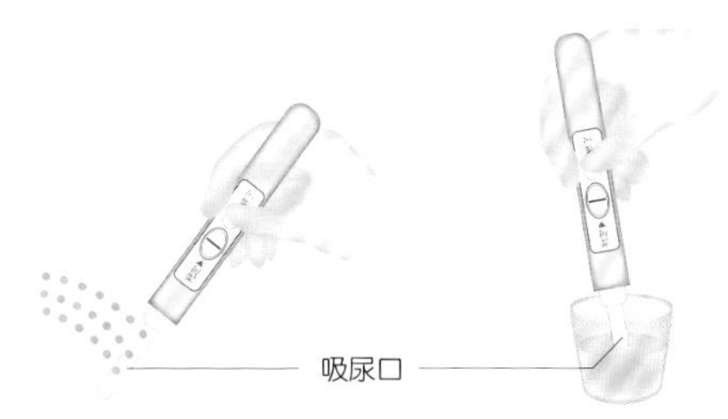

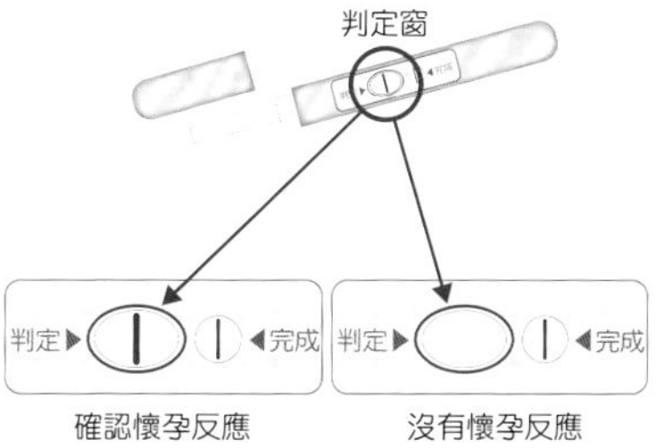

驗孕試劑的原理

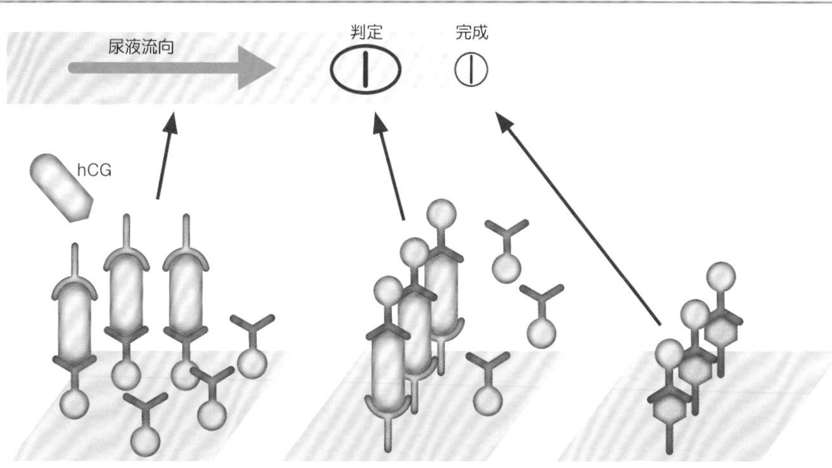

抗hCG抗體敏化膠體金

①hCG與抗hCG抗體敏化膠體金結合之後會形成複合體。其餘沒有結合的抗hCG抗體敏化膠體金則會繼續移動。

抗hCG抗體（被固定）

②hCG與抗hCG抗體敏化膠體金結合形成的複合體，則會與被固定住的抗hCG抗體結合，並產生顏色。其餘沒有結合的抗hCG抗體敏化膠體金會再繼續移動。

抗鼠抗體（被固定）

③其餘流至此處的抗hCG抗體敏化膠體金會與抗鼠抗體（試劑使用的是老鼠的抗體）結合，並產生顏色。

COLUMN

驗孕試劑呈陽性請至醫院就診

使用市售驗孕試劑檢測的結果為陽性時，請務必前往醫療機構就診，進行懷孕確認診斷及其他懷孕相關的檢查。hCG不只是正常懷孕時才有，子宮外孕及絨毛（構成胎盤的組織）生病時也會分泌，所以必須至醫院進行詳細的檢查。

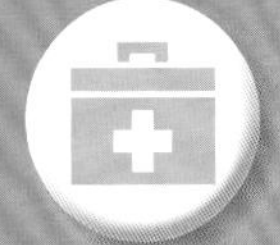

流行性感冒篩檢

POINT
- 必須在48小時內投藥，因此需要快速篩檢。
- 檢體內的病毒會與快篩試劑的抗A病毒抗體及抗B病毒抗體產生反應，並顯示為陽性。

從鼻腔等黏膜就能在短時間內檢出病毒

流行性感冒是經常在冬天流行的全國性病毒感染症，嬰幼兒、高齡者及孕婦若感染流感容易有重症化的傾向，最壞的情況有可能導致死亡，是種可怕的疾病。由於病毒容易產生變異，即使感染過一次而獲得免疫性也沒什麼意義，仍然有反覆感染的可能。因此預防接種也不是一次就能解決，建議在每年進入流行期之前，接受預測類型的疫苗接種。

流感的治療藥物，無論是哪一種都必須在發病後48小時內使用才能發揮效果。因此，若檢查需要花費數天才能知道結果就沒有意義了。隨著治療藥物的普及，也開發出可簡單在短時間內得出結果的快篩試劑。快篩試劑是利用病毒的核蛋白及與其相對應的抗體產生的抗原抗體反應製成，只要10～15分鐘左右就能知道結果。

其原理和上一節說明的驗孕試劑類似。以棉花棒採集鼻腔及喉嚨深處黏膜的黏液後置於快篩試劑上，檢體會藉由毛細現象滲入試劑中，分別與其中的抗A病毒抗體及抗B病毒抗體產生反應。病毒與抗體結合時會顯示出顏色，在A型或B型的區域顯示出線條時，就代表「檢體中具有該類型的病毒＝確定感染」。有些孩童會害怕將棉花棒伸入鼻腔深處，因此也開發出可以從擤出來的鼻涕中採集檢體的高敏感度快篩試劑。

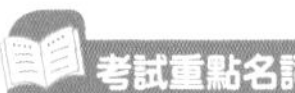

考試重點名詞

流行性感冒
流感病毒造成的感染症。A型流感的主要症狀為高燒，還會引發關節疼痛、全身倦怠感及呼吸器官症狀等。嚴重時會發展成腦炎，甚至有可能致死。日本會在A型流感的名稱中加上病毒檢出的區域，例如A香港型、A俄羅斯型等，此外，2009年大流行的甲型（H1N1）pdm09流感也屬於A型流感。而B型流感經常伴隨著腹瀉等消化器官症狀。

快速篩檢
在門診就能短時間知道檢查結果的檢測方式。進行病毒篩檢時，不是測定抗體，而是直接測定有無病毒抗原。

筆記

病毒的變異及免疫
流感病毒表面的蛋白質（＝抗原）構造容易產生變異。一旦蛋白質的構造改變，就等同於變成另一種抗原，之前獲得的免疫性也就沒有效果了。

由鼻腔及喉嚨的黏膜採集檢體進行篩檢

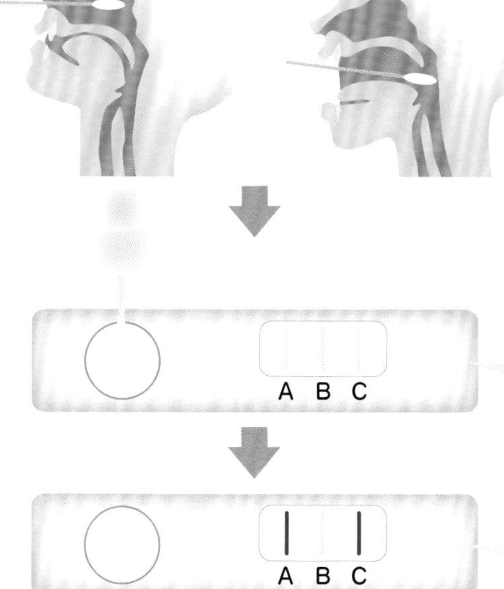

使用棉花棒伸入鼻腔及喉嚨深處採集檢體。為了不喜歡這種採檢方式的孩童，目前也開發出一種從擤出來的鼻涕中採集檢體的方式。

將依程序處理過的檢體滴在篩檢試劑的測試孔中，靜置一段時間。

在A或B處出現紅線，就代表具有該種病毒。C為控制線，代表檢查正常進行。

上圖顯示A型流感病毒篩檢呈現陽性。
※結果顯示方式有時會依各製造商而不同。

流感篩檢的原理

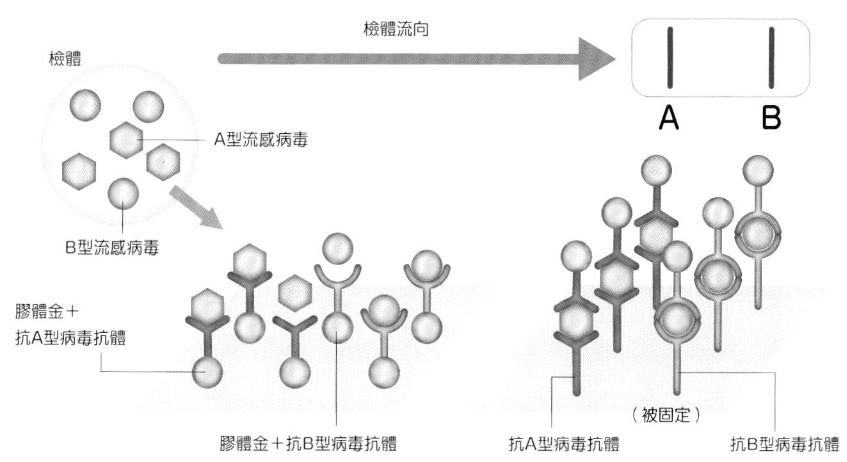

①檢體內的病毒及膠體金會與抗A．B病毒抗體結合，形成複合體。

②複合體與固定住的抗病毒抗體結合後會產生顏色，在快篩試劑上顯示出線條。

索引

6~10劃

11～15劃

16～20劃

21~24劃

【監修者介紹】

松本健治（Matsumoto Kenji）

1959年出生，畢業於高知醫科大學醫學部。醫學博士。國立成育醫療研究中心研究所免疫過敏・感染研究部部長。於高知醫科大學小兒科、公立三豐綜合醫院從事包含免疫過敏疾病的各種小兒疾病診療之後，曾任職於國立小兒科醫院小兒醫療研究中心免疫過敏研究部，接著又到美國約翰霍普金斯大學埋首於免疫過敏學的基礎研究。回國後於高知醫科大學的理化學研究所免疫過敏科學綜合研究中心進行診療，同時從事基礎研究。2002年起擔任國立成育醫療中心研究所免疫過敏研究部過敏研究室室長，2011年開始擔任部長（現職），致力於發展最先進的免疫過敏學基礎研究。

【日文版STAFF】

編輯　有限会社ヴュー企画（山本大輔）、岩井浩之（Mynavi出版）
日文版封面設計　伊勢太郎（アイセックデザイン）
內文設計　中尾剛（バズカットディレクション）
執筆協力　鈴木泰子、堀容優子
插畫　青木宣人、青木廉児、池田聡男

超圖解免疫學
認識身體防禦機制與提升保護力

2020年8月1日初版第一刷發行
2022年6月1日初版第二刷發行

監　　修　松本健治
譯　　者　徐瑜芳
副 主 編　陳正芳
特約設計　鄭佳容
發 行 人　南部裕
發 行 所　台灣東販股份有限公司
　　　　　<網址>http://www.tohan.com.tw
法律顧問　蕭雄淋律師
香港發行　萬里機構出版有限公司
　　　　　<地址>香港北角英皇道499號北角工業大廈20樓
　　　　　<電話>（852）2564-7511
　　　　　<傳真>（852）2565-5539
　　　　　<電郵>info@wanlibk.com
　　　　　<網址>http://www.wanlibk.com
　　　　　　　　　http://www.facebook.com/wanlibk
香港經銷　香港聯合書刊物流有限公司
　　　　　<地址>香港荃灣德士古道220-248號
　　　　　　　　　荃灣工業中心16樓
　　　　　<電話>（852）2150-2100
　　　　　<傳真>（852）2407-3062
　　　　　<電郵>info@suplogistics.com.hk
　　　　　<網址>http://www.suplogistics.com.hk

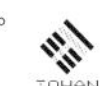

Printed in Taiwan, China.

UNDO・KARADA ZUKAI:
MENEKIGAKU NO KIHON
supervised by Kenji Matsumoto

Original Japanese edition published
by Mynavi Publishing Corporation

This Traditional Chinese edition is published
by arrangement with Mynavi Publishing Corporation,
Tokyo in care of Tuttle-Mori Agency, Inc., Tokyo.